艾灸穴位疗法图解丛书

艾灸穴位疗法

肌骨神经篇

戴力鹏 编著

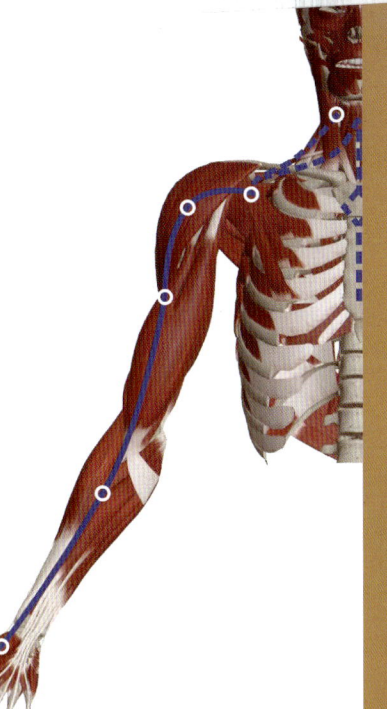

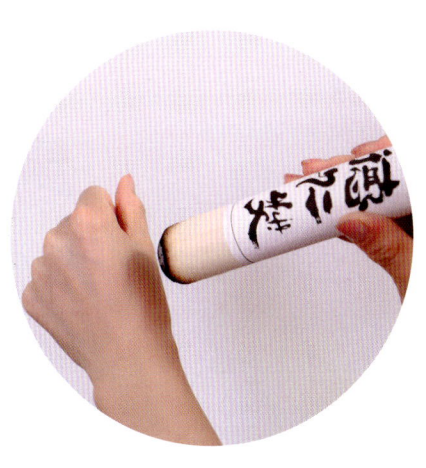

郑州大学出版社

图书在版编目（CIP）数据

艾灸穴位疗法. 肌骨神经篇 / 戴力鹏编著. -- 郑州：郑州大学出版社，2025.5(2025.7重印). -- (艾灸穴位疗法图解丛书). -- ISBN 978-7-5773-1007-7

Ⅰ．R245.81

中国国家版本馆 CIP 数据核字第 2025HL5603 号

艾灸穴位疗法：肌骨神经篇
AIJIU XUEWEI LIAOFA:JIGUSHENJINGPIAN

策划编辑	陈文静	封面设计	苏永生
责任编辑	陈文静	版式设计	苏永生
责任校对	赵佳雪　丁晓雯	责任监制	朱亚君

出版发行	郑州大学出版社	地　　址	河南省郑州市高新技术开发区长椿路11号(450001)
经　　销	全国新华书店		
发行电话	0371-66966070	网　　址	http://www.zzup.cn
印　　刷	河南文华印务有限公司		
开　　本	710 mm×1 010 mm　1 / 16		
印　　张	13.75	字　　数	248 千字
版　　次	2025 年 5 月第 1 版	印　　次	2025 年 7 月第 2 次印刷
书　　号	ISBN 978-7-5773-1007-7	定　　价	188.00 元

本书如有印装质量问题，请与本社联系调换。

作者简介

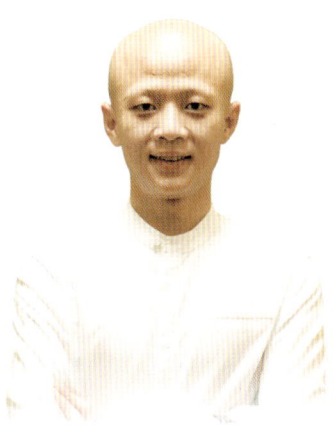

戴力鹏,又名戴宇珑。执业医师,毕业于浙江中医药大学。在中医领域,他对经络腧穴的针灸与艾灸疗法尤为精通;深谙经络与腧穴奥秘,精准运用针灸与艾灸为众多患者调理身体、治疗疾病。

佛道医儒武,山医命卜相,其均有涉猎。临床实践之余,宇珑医师具备前瞻性科研思维,创立艾仁德研发中心,专注于艾叶与艾灸设备、中药美容及中医食疗研发;深入研究艾叶、探寻优质艾灸设备,为传统艾灸提供工具;将中药融入美容,打造天然高效美容产品;将中医理念融入日常饮食,提供饮食调理新途径,展现中医在生活中的广泛应用。

他还认识到疾病与情绪紧密联系,重视"心法"理念。宇珑医师旨在传授中医心法,让人们理解疾病与情绪的内在联系,学会调节情绪,达到心身和谐。他深信,唯有内在圆满、心灵宁静、心身合一,方能真正抵御疾病,享受健康生活。

前言

在传统医学浩如烟海的宝库中，艾灸穴位疗法无疑是一颗璀璨的明珠。本书《艾灸穴位疗法：肌骨神经篇》分为三章，致力于深入挖掘艾灸在肌骨神经相关疾病治疗方面的应用，宛如为读者开启了一扇通往知识殿堂的大门，引领大家探索艾灸治疗此类疾病的奥秘。

第一章对艾灸治疗疼痛的机制展开了深度剖析。艾灸作为历史悠久的中医疗法，其科学性不容小觑。书中对其治疗机制进行了阐述，能够帮助读者从本质上理解艾灸在肌骨神经疾病治疗中的作用。

第二章与第三章，则是对各类肌骨相关疾病和神经疼痛症进行了全面细致的讲解。从落枕、枕神经痛、臀上皮神经损伤、坐骨神经痛，到头痛、牙痛、肋间神经痛等常见病症，均有讲述。针对每一种疾病，我们先从疾病的解剖开始写起，让读者清晰地了解疾病所涉及部位的生理结构。随后，对疾病的定义、病因、症状进行详尽解读，确保读者能够全面且深入地认识这些疾病。尤为关键的是灸疗部分，本书不仅列出了基础穴位，还依据不同症状给出了随症加穴的方案，并对灸法进行了细致介绍。如此一来，无论是专业的中医人士，还是期望借助艾灸进行自我保健和辅助治疗疾病的普通大众，都可将本书作为参考。

本书编写的目的在于传承与弘扬艾灸穴位疗法这一传统医学的瑰宝，助力人们驱散肌骨神经疾病带来的阴霾，重拾健康与安宁。然而，由于医学技术的不断更新与发展，加之作者能力有限，书中难免存在一些不足之处，在此诚恳地希望各位同行不吝赐教，提出宝贵的建议。

戴宇瓏

2025年3月

目录

第一章 艾灸治疗疼痛的机制分析 …………………………………… 1
　一、疼痛定义 ………………………………………………… 1
　二、现代医学对疼痛机制的认识 ……………………………… 1
　三、中医对疼痛机制的认识 …………………………………… 4
　四、中医与现代医学对疼痛机制认识的比较 ………………… 5
　五、艾灸治疗疼痛的机制 ……………………………………… 6

第二章 肌骨相关疾病 ……………………………………………… 9
　一、落枕 ………………………………………………………… 9
　二、颞下颌关节紊乱综合征 ………………………………… 14
　三、颈椎病 …………………………………………………… 19
　四、腕管综合征 ……………………………………………… 28
　五、桡骨茎突狭窄性腱鞘炎 ………………………………… 34
　六、肱骨外上髁炎（网球肘） ……………………………… 38
　七、肱二头肌长头肌腱炎 …………………………………… 42
　八、冈上肌腱炎 ……………………………………………… 47
　九、肩峰下滑囊炎 …………………………………………… 51
　十、肩周炎 …………………………………………………… 55
　十一、肩胛间区疼痛 ………………………………………… 61
　十二、腰肌劳损 ……………………………………………… 66
　十三、腰椎间盘突出症 ……………………………………… 72
　十四、急性腰扭伤 …………………………………………… 79

- 十五、梨状肌综合征 …… 82
- 十六、膝关节创伤性滑膜炎 …… 87
- 十七、膝关节骨性关节炎 …… 94
- 十八、踝关节疼痛 …… 101
- 十九、足跟痛 …… 106
- 二十、足趾痛 …… 110

第三章 神经疼痛症 …… 116

- 一、枕神经痛 …… 116
- 二、臀上皮神经损伤 …… 121
- 三、坐骨神经痛 …… 126
- 四、多发性神经炎 …… 131
- 五、头痛 …… 136
- 六、偏头痛 …… 145
- 七、眩晕 …… 152
- 八、失眠 …… 157
- 九、牙痛 …… 165
- 十、神经性皮炎 …… 170
- 十一、神经衰弱 …… 176
- 十二、三叉神经痛 …… 181
- 十三、变应性鼻炎 …… 188
- 十四、面肌痉挛 …… 194
- 十五、面神经麻痹 …… 199
- 十六、肋间神经痛 …… 204

参考文献 …… 211

第一章
艾灸治疗疼痛的机制分析

一、疼痛定义

疼痛是一种令人不快的感觉和情绪上的感受,伴随着现存的或潜在的组织损伤。无论是中医还是现代医学,都对疼痛的机制进行了深入的研究。

二、现代医学对疼痛机制的认识

(一)疼痛的生理机制

1. 伤害感受器激活　当身体组织受到损伤时,伤害感受器被激活。这些感受器分布在皮肤、肌肉、关节、内脏等部位,能够感受机械、温度、化学等刺激。伤害感受器将刺激转化为电信号,通过神经纤维传向脊髓和大脑。伤害感受器主要分为三类:机械伤害感受器、温度伤害感受器和多觉型伤害感受器。机械伤害感受器对机械刺激敏感,如压力、拉伸等;温度伤害感受器对冷热刺激敏感;多觉型伤害感受器则对多种刺激都有反应。

2. 神经传导　疼痛信号通过传入神经纤维传导至脊髓背角,在那里进行初步的整合和处理。然后,信号通过脊髓丘脑束等传导通路传至大脑皮质,产生疼痛的感觉。传入神经纤维主要分为Aδ纤维和C纤维。Aδ纤维传导速度较快,负责传递尖锐、刺痛的疼痛信号;C纤维传导速度较慢,负责传递钝痛、烧灼痛等疼痛信号(图1-1)。

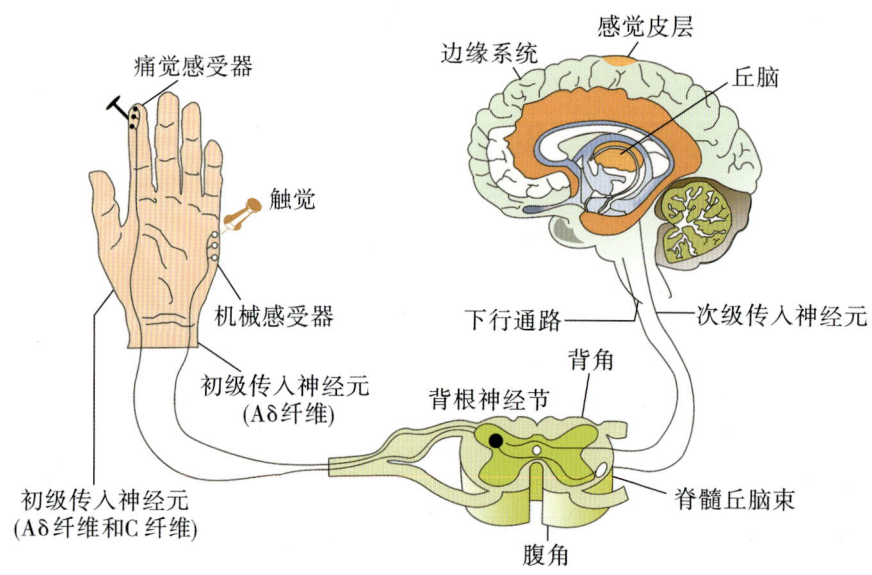

图1-1 疼痛信号的传导

3. 大脑的处理　大脑皮质对疼痛信号进行进一步的分析和处理,包括对疼痛的强度、位置、性质等进行感知,并产生情绪和行为反应。大脑中的多个区域参与疼痛的处理,如躯体感觉皮质、岛叶皮质、前扣带回皮质等。躯体感觉皮质主要负责感知疼痛的位置和强度;岛叶皮质参与情绪和自主神经反应;前扣带回皮质则与疼痛的情绪和认知方面有关(图1-2)。

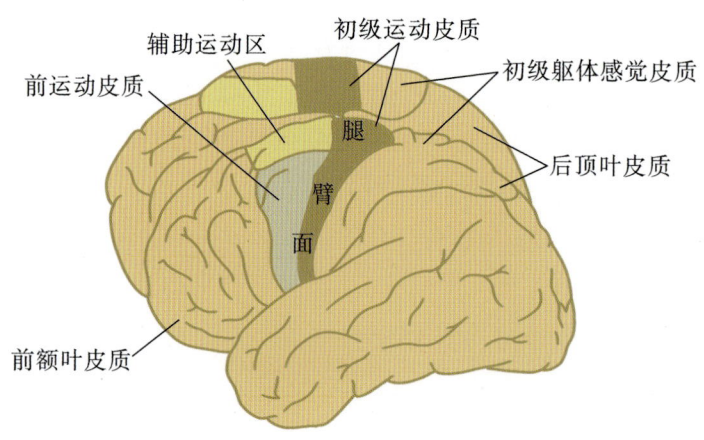

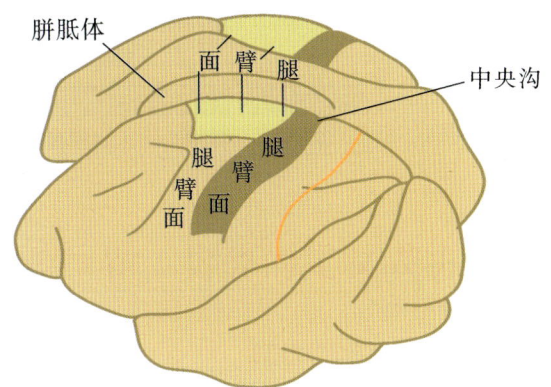

图1-2 躯体感觉皮质(猕猴标本)

(二)疼痛的病理机制

1. 炎症反应　炎症是引起疼痛的常见原因之一。当组织发生炎症时,释放出多种炎症介质,如前列腺素、缓激肽、组胺等。这些炎症介质可以直接刺激伤害感受器,使其敏感性增加,从而导致疼痛。此外,炎症还可以引起局部组织肿胀、压迫神经,进一步加重疼痛。

2. 神经损伤　神经损伤可以引起疼痛,称为神经病理性疼痛。神经损伤后,神经纤维发生异常放电、神经传导通路发生改变、神经递质释放异常等,都可以导致疼痛的产生。例如,周围神经损伤后,受损的神经纤维可以自发地产生异常放电,这种放电可以传至脊髓和大脑,引起疼痛。此外,神经损伤还可以导致脊髓和大脑中的神经可塑性变化,使疼痛信号的传递和处理增强(图1-3)。

3. 心理因素　心理因素如焦虑、抑郁、压力等也可影响疼痛的感受。心理因素可以通过影响大脑对疼痛的处理、调节神经内分泌系统等方式,加重或减轻疼痛的程度。例如,焦虑和抑郁可以使大脑对疼痛的敏感性增加,从而加重对疼痛的感受。此外,心理因素还可以影响患者对疼痛的应对方式和治疗效果。

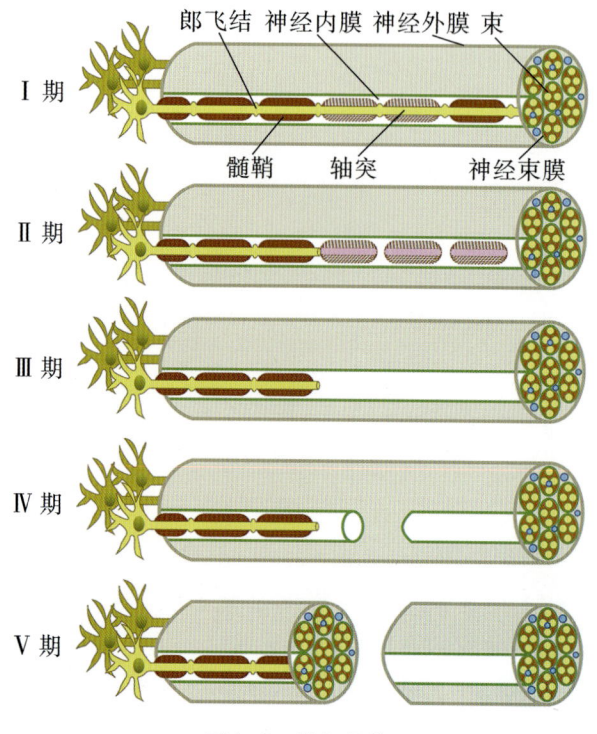

图 1-3　神经损伤

三、中医对疼痛机制的认识

(一) 中医疼痛的病因病机

1. **外感六淫**　风、寒、暑、湿、燥、火六淫邪气侵袭人体，可导致气血运行不畅，经络阻滞，从而产生疼痛。例如，风寒之邪侵袭人体，可使气血凝滞，不通则痛。风邪善行而数变，其性开泄，易袭阳位，常与其他邪气结合致病。寒邪凝滞收引，易伤阳气，可使气血运行不畅，经络阻滞不通，引起疼痛。暑邪炎热升散，耗气伤津，易夹湿邪致病。湿邪重浊黏滞，易阻遏气机，损伤阳气，其性趋下，易袭阴位。燥邪干涩，易伤津液，可使肌肤、孔窍失于濡润而产生疼痛。火邪炎热燔灼，易伤津耗气，生风动血，易致肿疡。

2. **内伤七情**　喜、怒、忧、思、悲、恐、惊七情失调，可影响脏腑功能，导致气血紊乱，产生疼痛。如肝郁气滞，可引起胁肋疼痛。喜则气缓，过度喜悦可使心气涣散，神不守舍。怒则气上，过度愤怒可使肝气上逆，血随气涌。

忧则气郁,过度忧愁可使肺气抑郁,气机不畅。思则气结,过度思虑可使脾气郁结,运化失常。悲则气消,过度悲伤可使肺气耗伤,意志消沉。恐则气下,过度恐惧可使肾气不固,气陷于下。惊则气乱,突然受惊可使心气紊乱,神无所依。

3. 饮食不节　饮食不节制,过食肥甘厚味、辛辣刺激之品,可损伤脾胃,导致气血生化不足,经络失养,产生疼痛。此外,饮食不洁、食物中毒等也可引起疼痛。例如,过食辛辣之品可使胃火炽盛,灼伤胃络,引起胃脘疼痛。过食肥甘厚味可使湿热内生,阻滞经络,引起肢体疼痛。

4. 劳逸失度　过度劳累或过度安逸,可损伤人体正气,导致气血不足,经络不通,产生疼痛。过度劳累包括劳力过度、劳神过度和房劳过度。劳力过度可损伤脾气,导致气血生化不足;劳神过度可耗伤心血,损伤脾气;房劳过度可损伤肾精,导致腰膝酸软、疼痛等症状。过度安逸则可使气血运行缓慢,经络不畅,脏腑功能减退,产生疼痛。

(二)中医疼痛的病理机制

1. 不通则痛　中医认为,疼痛的主要病理机制是"不通则痛"。气血运行不畅,经络阻滞,脏腑功能失调等,都可以导致经络不通,从而产生疼痛。例如,瘀血阻滞经络,可引起局部疼痛、刺痛、固定不移等症状。瘀血是指血液在体内运行不畅,停滞于局部而形成的病理产物。瘀血的形成可由多种原因引起,如外伤、气滞、寒凝、热邪等。瘀血阻滞经络,可使气血不通,不通则痛。此外,痰浊、结石等病理产物也可阻滞经络,引起疼痛。

2. 不荣则痛　"不荣则痛"也是中医疼痛的重要病理机制之一。气血不足,脏腑失养,经络空虚等,都可以导致不荣,从而产生疼痛。例如,气血虚弱,不能濡养筋脉,可引起肢体疼痛、麻木等症状。气血是人体生命活动的物质基础,气血充足则脏腑功能正常,经络通畅,人体无病。若气血不足,则脏腑失养,经络空虚,不荣则痛。此外,阴精亏损、阳气不足等也可导致不荣则痛。

四、中医与现代医学对疼痛机制认识的比较

中医和现代医学对疼痛机制的认识有一定的相似之处,也有不同之处。

1. 相似之处　二者都认识到疼痛与组织损伤、神经传导等因素有关。无论是中医的"不通则痛"还是现代医学的伤害感受器激活、神经传导等机制,都强调了疼痛与组织损伤和神经传导的关系。

二者都强调心理因素对疼痛的影响。中医认为七情失调可影响脏腑功

能,导致气血紊乱,产生疼痛;现代医学也认识到了心理因素如焦虑、抑郁、压力等可以影响疼痛的感受。

2. 不同之处　中医更强调整体观念,认为疼痛是人体整体功能失调的表现,与脏腑、气血、经络等密切相关。中医通过辨证论治,综合考虑患者的症状、体征、舌象、脉象等因素,判断疼痛的病因病机,然后采用相应的治疗方法。例如,肝郁气滞引起的胁肋疼痛,中医可采用疏肝理气的方法进行治疗。而现代医学更注重局部的病理变化,如炎症、神经损伤等。现代医学通过检查患者的身体局部组织,如血液检查、影像学检查等,确定疼痛的病因,然后采用相应的治疗方法,如药物治疗、物理治疗、手术治疗等。

中医治疗疼痛注重辨证论治,根据不同的病因病机采用不同的治疗方法。中医治疗疼痛的方法包括中药治疗、针灸、推拿、拔罐、艾灸等。中药治疗可根据患者的具体情况,选用活血化瘀、通络止痛、疏肝理气、补益气血等药物。针灸、推拿、拔罐、艾灸等疗法则通过刺激经络穴位,调节气血运行,达到止痛的目的。而现代医学治疗疼痛主要采用药物治疗、物理治疗、手术治疗等方法。药物治疗包括非甾体抗炎药、阿片类镇痛药、抗抑郁药、抗癫痫药等;物理治疗包括热敷、冷敷、按摩、牵引、电疗等;手术治疗主要用于治疗严重的疼痛疾病,如神经损伤、肿瘤等。总之,中医和现代医学对疼痛机制的认识各有特点,在临床实践中,可以结合两者的优势,综合运用中西医结合的方法治疗疼痛,提高治疗效果。例如,在治疗神经病理性疼痛时,可以采用现代医学的药物治疗和物理治疗,同时结合中医的针灸、推拿等疗法,调节患者的气血运行,缓解疼痛症状。此外,还可以通过心理治疗等方法,帮助患者缓解焦虑、抑郁等情绪,减轻患者对疼痛的感受。

五、艾灸治疗疼痛的机制

疼痛是一种复杂的生理和心理现象,给患者带来极大的痛苦和不适。艾灸作为一种传统的中医疗法,在治疗疼痛方面有着悠久的历史和显著的疗效。现从中医和现代医学的角度,深入分析艾灸治疗疼痛的机制,重点强调穴位在其中的作用。

(一)艾灸治疗疼痛的中医机制

在中医理论中,穴位是人体经络气血输注出入的特殊部位。经络系统犹如一张庞大的网络,连接着人体的各个脏腑、组织和器官。通过刺激特定的穴位,可以调节经络气血的运行,从而达到治疗疾病的目的。

1. 经络气血运行与疼痛　中医认为"不通则痛""不荣则痛"。当经络气血运行不畅,出现阻滞时,就会产生疼痛。而艾灸通过温热刺激穴位,能够温通经络,促进气血运行,消除阻滞,从而缓解疼痛。例如,对于因寒湿阻滞经络引起的关节疼痛,艾灸膝关节周围的穴位如犊鼻、足三里、阳陵泉等,可以温通经络,驱散寒湿,缓解疼痛。

2. 穴位与脏腑的关联　每个穴位都与特定的脏腑有着密切的联系。通过刺激相应的穴位,可以调节脏腑的功能,从而治疗与该脏腑相关的疼痛。比如,中脘穴与胃腑相关,对于胃脘疼痛,艾灸中脘穴可以温中散寒,和胃止痛。神阙穴位于肚脐中央,与脾肾关系密切,对于因脾肾阳气不足引起的腹部冷痛,艾灸神阙穴可以温补脾肾,散寒止痛。

3. 艾灸的作用原理

(1)温通阳气:艾灸具有温热之性,能够温通阳气。阳气是人体生命活动的动力,具有温煦、推动、防御等作用。当人体阳气不足时,容易受到寒湿等邪气的侵袭,导致经络气血阻滞,产生疼痛。艾灸通过温热刺激穴位,能够补充人体阳气,增强阳气的温煦和推动作用,使经络气血通畅,疼痛得以缓解。例如,对于阳虚体质的人,容易出现腰膝冷痛、畏寒肢冷等症状,艾灸关元、命门等穴位,可以温补肾阳,强壮腰膝,缓解疼痛。

(2)散寒除湿:寒湿是导致疼痛的常见病因之一。艾灸的温热作用可以驱散寒湿之邪,使经络气血通畅,疼痛得以缓解。比如,对于因寒湿痹阻引起的关节疼痛,艾灸局部穴位和阿是穴,可以温通经络,散寒除湿,消肿止痛。

(3)活血化瘀:瘀血也是引起疼痛的重要因素。艾灸可以促进血液循环,活血化瘀,消除瘀血阻滞,从而缓解疼痛。例如,对于跌打损伤引起的局部疼痛,艾灸受伤部位的穴位和周围的阿是穴,可以活血化瘀,消肿止痛。

(4)扶正祛邪:艾灸可以增强人体的正气,提高机体的免疫力和抗病能力,从而抵御外邪的侵袭,缓解疼痛。比如,对于体质虚弱、容易感冒的人,艾灸足三里、关元等穴位,可以扶正固本,增强体质,减少感冒的发生,从而缓解因感冒引起的头痛、全身酸痛等症状。

(二)艾灸治疗疼痛的现代医学机制

1. 局部热效应　艾灸产生的温热刺激可以使局部皮肤温度升高,扩张血管,促进血液循环,增加局部组织的营养供应和代谢产物的排出,从而缓解疼痛。例如,对于肌肉劳损引起的疼痛,艾灸可以使局部肌肉放松,改善血液循环,减轻肌肉紧张和痉挛,缓解疼痛。

2. 神经调节作用　①刺激神经末梢:艾灸的温热刺激可以刺激皮肤和皮下组织的神经末梢,通过神经反射调节人体的生理功能,从而缓解疼痛。例如,艾灸可以刺激局部的痛觉神经末梢,使疼痛信号传递受到抑制,从而缓解疼痛。②调节神经递质:艾灸可以调节人体神经系统中的神经递质,如内啡肽、5-羟色胺等,这些神经递质具有镇痛作用。例如,艾灸可以刺激人体产生内啡肽,内啡肽是一种天然的镇痛物质,可以与阿片受体结合,产生镇痛效果。

3. 免疫调节作用　艾灸可以调节人体的免疫系统,增强机体的免疫力和抗病能力,从而缓解疼痛。例如,对于慢性炎症引起的疼痛,艾灸可以调节免疫系统,减轻炎症反应,缓解疼痛。

4. 心理调节作用　艾灸的温热刺激和舒适感可以使患者身心放松,缓解紧张和焦虑情绪,从而减轻疼痛的感受。例如,对于因心理压力引起的头痛、失眠等疼痛症状,艾灸可以通过心理调节作用,缓解疼痛。

(三)结论

综上所述,艾灸作为一种传统的中医疗法,在治疗疼痛方面具有独特的优势。从中医角度看,艾灸通过刺激穴位,温通经络、散寒除湿、活血化瘀、扶正祛邪,调节人体的气血阴阳平衡,从而缓解疼痛。从现代医学角度看,艾灸的温热刺激可以产生局部热效应、神经调节作用、免疫调节作用和心理调节作用,从而缓解疼痛。在临床应用中,应根据患者的具体情况,选择合适的穴位和艾灸方法,以达到最佳的治疗效果。同时,艾灸治疗疼痛也可以与现代医学的其他治疗方法相结合,提高治疗的综合效果。

第二章 肌骨相关疾病

一、落枕

(一)解剖与功能

1. 解剖

(1)颈椎:由 7 节椎体组成,连接头部和躯干;颈椎之间有椎间盘、关节突关节等结构,周围有肌肉、韧带等软组织附着。

(2)主要肌肉:包括胸锁乳突肌、斜方肌和肩胛提肌。

胸锁乳突肌:位于颈部两侧,主要作用是使头向同侧倾斜、向对侧旋转(图 2-1)。

斜方肌:覆盖在颈部和背部上方,可使头和肩胛骨活动(图 2-2)。

肩胛提肌:起于肩胛骨上角,止于颈椎横突,可上提肩胛骨并使头向同侧侧屈(图 2-3)。

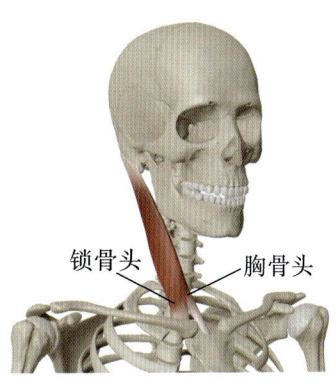

图 2-1　胸锁乳突肌

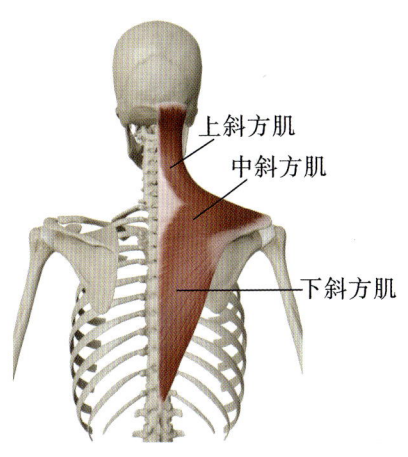

图 2-2　斜方肌

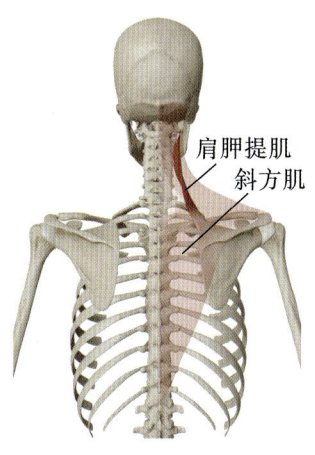

图 2-3　肩胛提肌

(3)韧带:①项韧带,连接颈椎棘突,维持颈椎的稳定性。②棘上韧带和棘间韧带,加强脊柱的连接(图2-4)。

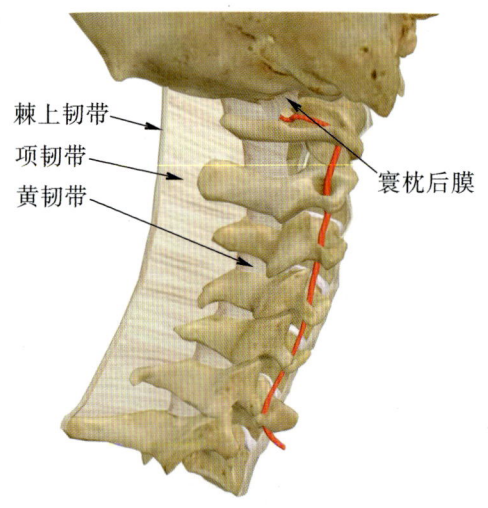

棘上韧带
项韧带
黄韧带
寰枕后膜

图2-4 颈部韧带

2.功能

(1)颈椎:颈椎可以进行前屈、后伸、侧屈和旋转等活动。落枕通常是由于睡眠姿势不当、颈部受寒等原因,导致颈部肌肉、韧带处于紧张状态或发生痉挛,限制了颈椎的正常活动,引起疼痛和活动受限。

(2)肌肉:正常情况下,颈部肌肉协同作用,维持颈椎的稳定和正常活动。落枕时,相关肌肉可能出现紧张、疼痛、僵硬,影响颈部的运动功能。例如,胸锁乳突肌紧张可导致头部向一侧倾斜困难;斜方肌紧张可引起颈部和肩部疼痛。

(3)韧带:韧带对颈椎起固定和保护作用。落枕时,韧带可能因肌肉的异常牵拉而受到损伤,进一步加重颈部的不适。

(二)定义

落枕亦称为失枕,是由颈肩部肌肉(以斜方肌、胸锁乳突肌、肩胛提肌为主)痉挛、肌张力骤然增高,或颈椎小关节紊乱,造成颈肩部疼痛、活动受限的一种急性疾病。

本病较为常见,可发生于任何年龄,病程由数日至数周不等。在现代医学中应归类于急性颈椎关节周围炎或颈肩部肌肉筋膜炎。

(三)病因

(1)睡枕过高、过低或过硬时将会使颈部处于过伸、过屈状态,引起肌肉痉挛劳损。

(2)睡眠姿势不当也会引起头颈部肌肉过度偏转、拉伸或扭伤。

(3)长期缺乏锻炼、低头伏案引起颈椎不稳导致的小关节紊乱。

(4)头颈部活动不当,如突然回头引起的扭伤、肩扛重物造成的肌肉拉伤等。

(5)颈部受风寒、劳累、淋雨、熬夜、喝酒等是常见诱发因素。

(四)症状

1. 主要特征　以睡醒后颈肩部、上背部疼痛、颈部活动受限为主要特征。发病时患者头部转向患侧时会发生疼痛,由于颈肩部不能自由活动,会影响日常生活及工作。

2. 典型症状　睡前无异常,起床后感觉颈部疼痛不适,多为单侧疼痛,多数患者有近期颈肩部劳累或受风寒的情况。当身体由平躺改为直立时,可加重疼痛,甚至累及肩部及上背部。颈部活动明显受限,不能自由旋转,严重者低头、抬头可能也会有困难。由于肌肉强直,可能会导致患者头部偏向患侧,将头转向患侧时疼痛明显加重。部分患者会出现患侧肌肉僵硬,为肌肉痉挛或紧张导致。

(五)灸疗

1. 基础穴位

大椎穴:位于第7颈椎棘突下凹陷中(图2-5)。

天柱穴:在颈后部横平第2颈椎棘突上际,斜方肌外缘凹陷中,约后发际正中旁开1.3寸(图2-6)。

后溪穴:微握拳,第5指掌关节后尺侧的近端掌横纹头赤白肉际处(图2-7)。

悬钟穴:在小腿外侧,外踝尖上3寸,腓骨前缘(图2-8)。

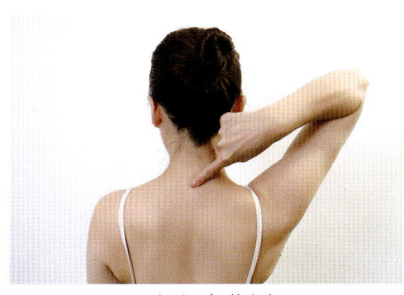 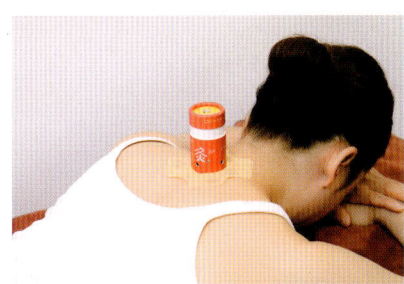

(a)定位图　　　　　　　　(b)艾灸图

图2-5　大椎穴

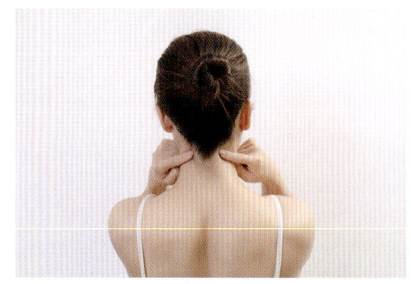
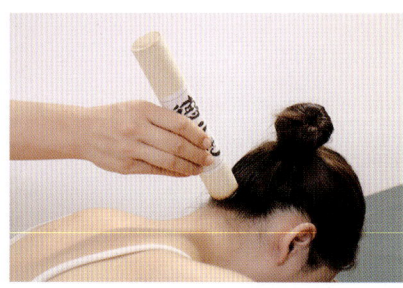

(a)定位图　　　　　　　　(b)艾灸图

图 2-6　天柱穴

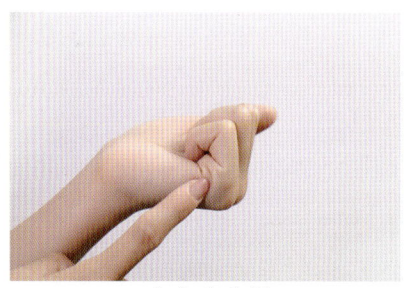
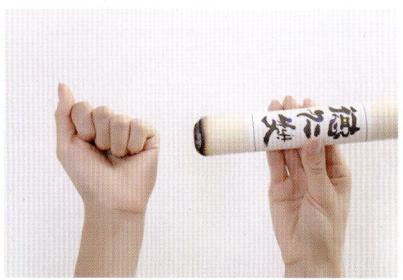

(a)定位图　　　　　　　　(b)艾灸图

图 2-7　后溪穴

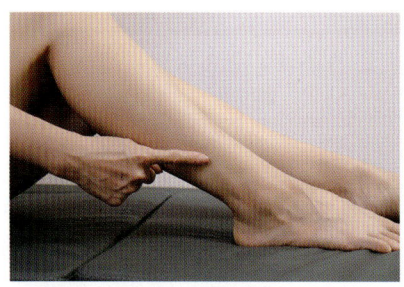
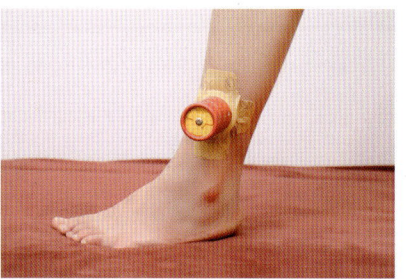

(a)定位图　　　　　　　　(b)艾灸图

图 2-8　悬钟穴

2. 随症加穴

(1)若伴有疼痛选阿是穴。

阿是穴：即疼痛部位(图 2-9)。

(2)若伴有上肢麻木选肩井穴。

肩井穴：位于大椎与肩峰端连线的中点上，前直对乳中(图 2-10)。

（3）若伴有头晕选风池穴。

风池穴：在项部，当枕骨之下，与风府相平，胸锁乳突肌与斜方肌上端之间的凹陷处（图2-11）。

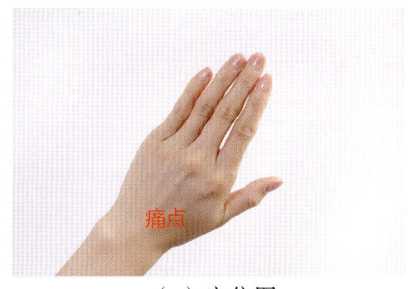

（a）定位图

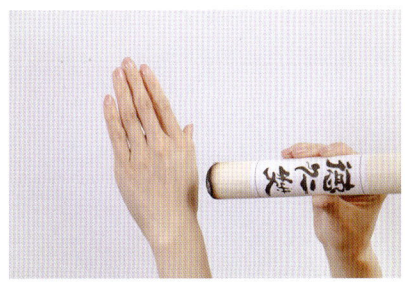

（b）艾灸图

图2-9　阿是穴

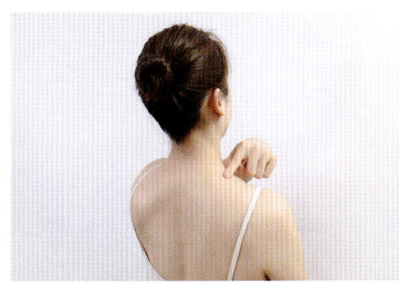

（a）定位图

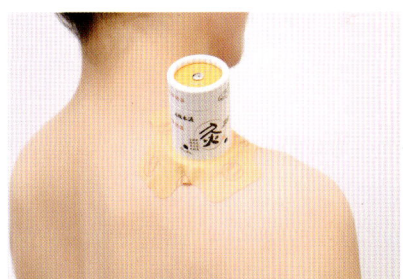

（b）艾灸图

图2-10　肩井穴

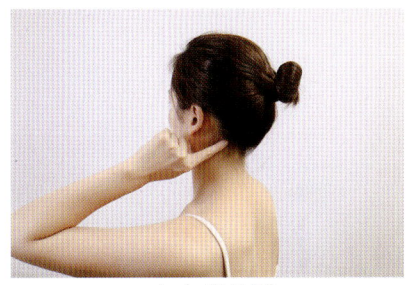

（a）定位图

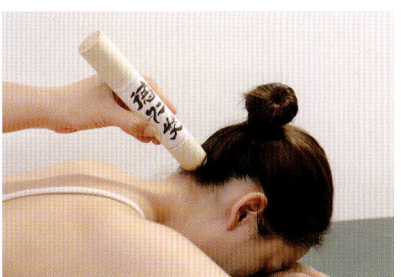

（b）艾灸图

图2-11　风池穴

3. 灸法

（1）温和灸：点燃艾条，对准穴位，距离皮肤2～3 cm熏烤，使局部有温热感而无灼痛，每穴灸10～15 min，至皮肤红晕。

(2)隔姜灸:将生姜切成薄片,扎孔后放在穴位上,再放艾炷点燃施灸,每穴灸3~5壮。

(六)预防

1. 选择合适的枕头　高度适中,软硬适度,使颈部在睡眠中得到良好支撑。

2. 保持正确睡姿　避免趴着睡或长时间侧卧,尽量仰卧或侧卧时保持颈部自然伸直。

3. 注意颈部保暖　避免颈部受寒,尤其在睡眠和空调房中。

4. 避免长时间低头　定时活动颈部,缓解颈部肌肉疲劳。

5. 加强颈部锻炼　如简单的颈部伸展运动,增强颈部肌肉力量。

二、颞下颌关节紊乱综合征

(一)解剖与功能

1. 解剖

(1)颞骨的关节窝和下颌骨的髁突:关节窝位于颞骨的鳞部下方,呈凹形,为下颌骨髁突提供了容纳空间;髁突位于下颌骨的上端,呈椭圆形,与颞骨的关节窝构成颞下颌关节(图2-12)。

(2)关节盘:位于关节窝和髁突之间,呈双凹形的纤维软骨盘。它将关节腔分为上下两部分,有助于缓冲关节压力、协调关节运动。

(3)关节囊和韧带:①关节囊,包裹着颞下颌关节,加强关节的稳定性。②外侧韧带,防止髁突向外侧过度移动。③内侧韧带,限制髁突过度向内运动。

(4)肌肉:闭口肌有颞肌、咬肌、翼内肌,张口肌有翼外肌、舌骨上肌群。

2. 功能

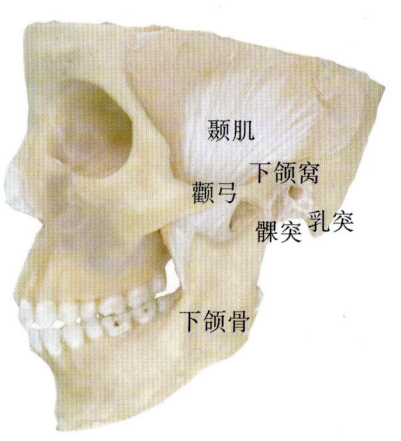

图2-12　颞下颌关节

(1)咀嚼功能:颞下颌关节是参与咀嚼运动的关键关节。通过髁突在关节窝内的滑动、转动和旋转等运动,配合咀嚼肌的收缩,实现张口、闭口、咀嚼食物等动作。

(2)言语功能:在说话时,颞下颌关节的运动有助于调整口腔的形状和大小,从而产生不同的语音。例如,开口度的变化可以影响元音的发音,而髁突的侧向运动则有助于辅音的发音。

（3）吞咽功能：在吞咽过程中，颞下颌关节与舌、咽等部位协同作用，将食物从口腔推送至食管。闭口时，髁突的稳定位置有助于保持口腔的闭合，防止食物反流。

（4）表情功能：一些面部表情的产生也与颞下颌关节的运动有关。例如，微笑时，下颌骨的下降和口角的上扬需要颞下颌关节的配合。

（二）定义

颞下颌关节紊乱综合征，近年来国际上广为接受应用的名称为颞下颌关节紊乱病。本病并非指单一疾病，而是一类病因尚未完全清楚又有相同或相似临床症状的一组疾病的总称(图2-13)。

（三）病因

颞下颌关节紊乱病的发病原因尚未完全阐明，多数学者根据实验和临床研究提出和本病发病有关的因素，且都认为该病是多因素发病，一般认为与以下因素有关。

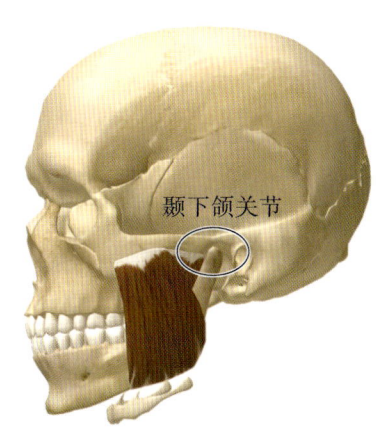

图2-13 易出现颞下颌关节紊乱综合征的位置

1. 心理社会因素　患者常有情绪焦急、易怒、精神紧张、容易激动以及失眠等。

2. 𬌗因素　如后牙缺失及𬌗面过度磨耗致垂直距离过低等。

3. 免疫因素　一些免疫因素也会引起颞下颌关节紊乱。

4. 关节负荷过重　如不良生活习惯导致的左右咬合不对称等。

5. 其他　外伤如韧带损伤等。

（四）症状

1. 下颌运动异常　包括开口度异常（过大或过小）；开口型异常（偏斜或歪曲）；开闭运动出现关节绞锁等。

2. 疼痛　主要表现在开口和咀嚼运动时关节区或关节周围肌群的疼痛。一般无自发痛。一些经久不愈、病程迁延的患者，常常有关节区发沉、酸胀，咀嚼肌容易疲劳，以及面颊、颞区、枕区等慢性疼痛和感觉异常。

3. 弹响和杂音　正常关节在下颌运动时无明显弹响和杂音。本病常见的异常声音有弹响音、破碎音、摩擦音等。

(五)灸疗

1. 基础穴位

下关穴:在面部,颧弓下缘中央与下颌切迹之间凹陷中(图2-14)。

颊车穴:在面部,下颌角前上方约1横指(中指),当咀嚼时咬肌隆起,按之凹陷处(图2-15)。

合谷穴:在手背,第2掌骨桡侧的中点处(图2-16)。

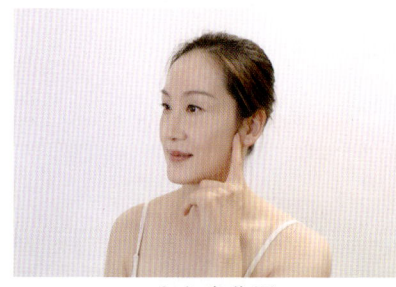
(a)定位图

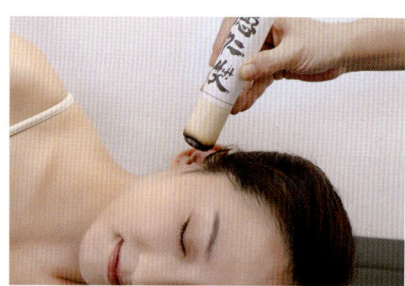
(b)艾灸图

图2-14　下关穴

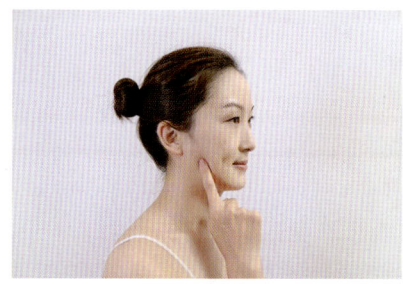
(a)定位图

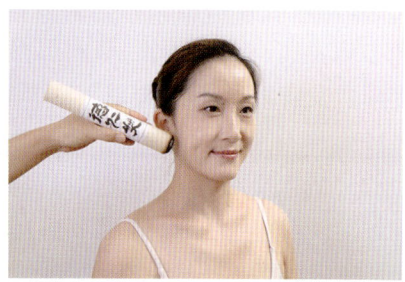
(b)艾灸图

图2-15　颊车穴

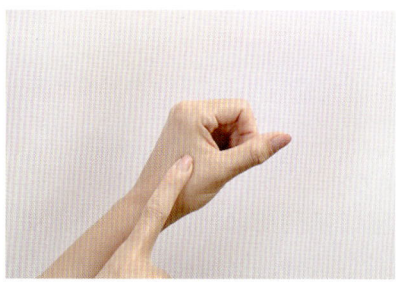
(a)定位图

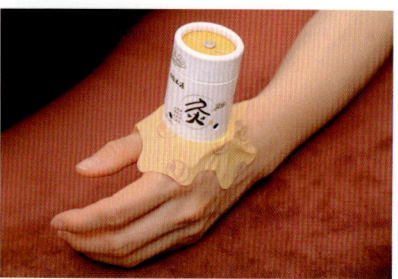
(b)艾灸图

图2-16　合谷穴

2. 随症加穴

（1）若伴有耳部疼痛选耳门穴。

耳门穴：在耳区，耳屏上切迹与下颌骨髁突之间的凹陷中（图2-17）。

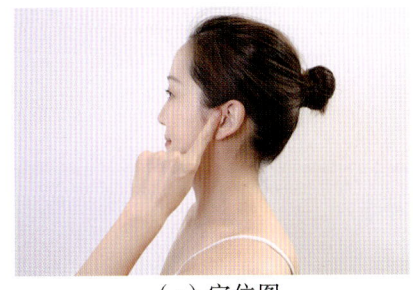 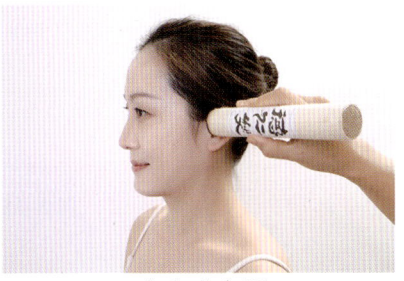

（a）定位图　　　　　　　　（b）艾灸图

图2-17　耳门穴

（2）若伴有耳鸣选听宫穴。

听宫穴：在面部，耳屏正中与下颌骨髁突之间的凹陷中（图2-18）。

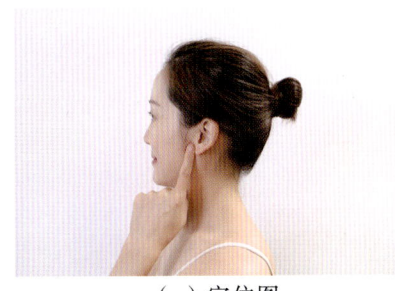 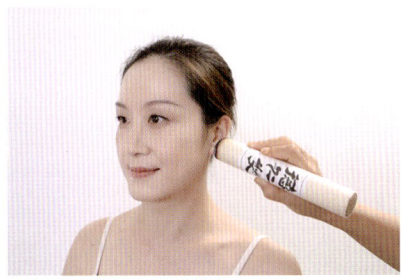

（a）定位图　　　　　　　　（b）艾灸图

图2-18　听宫穴

（3）若张口受限明显选地仓穴。

地仓穴：在面部，口角旁开0.4寸（图2-19）。

（4）若伴有头痛选太阳穴。

太阳穴：在头部，当眉梢与目外眦之间，向后约1横指的凹陷处（图2-20）。

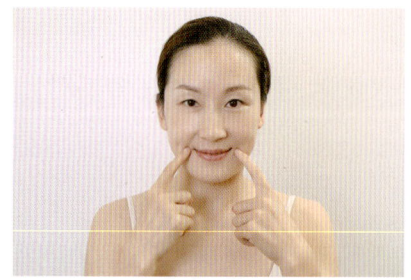 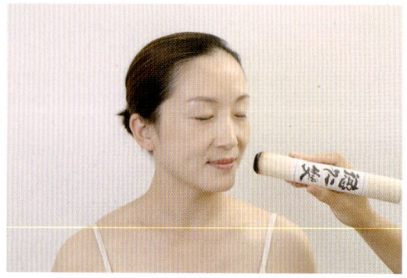

（a）定位图　　　　　　　　（b）艾灸图

图 2-19　地仓穴

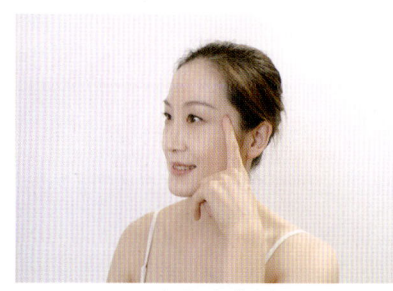 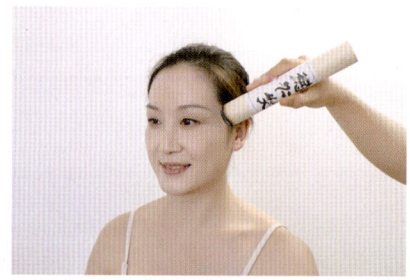

（a）定位图　　　　　　　　（b）艾灸图

图 2-20　太阳穴

3.灸法

（1）温和灸：将艾条点燃后，对准选定的穴位，距离皮肤 2~3 cm 进行熏烤，使局部有温热感而无灼痛为宜，每穴艾灸 10~15 min。

（2）隔姜灸：将生姜切成薄片，用针在姜片上扎若干小孔，放在穴位上，再将艾炷放在姜片上点燃施灸，每穴灸 3~5 壮。

（六）预防

1.避免单侧咀嚼　保持双侧均衡咀嚼，防止一侧关节过度使用。

2.避免过度张口　打哈欠、大笑等时注意不要过度张口，以免损伤关节。

3.注意口腔卫生　保持良好的口腔清洁，避免口腔疾病影响关节。

4.减轻精神压力　避免长期处于紧张、焦虑状态，防止精神因素引发关节问题。

5.避免咬硬物　如坚果壳、冰块等，减少对关节的损伤。

三、颈椎病

(一)解剖与功能

1. 解剖

(1)颈椎的结构:颈椎(图2-21)由7个椎体组成,椎体之间有椎间盘连接。椎间盘由髓核、纤维环和软骨板组成,具有缓冲压力、维持脊柱稳定性的作用。每个颈椎椎体的两侧有横突,横突上有横突孔,椎动脉、椎静脉和交感神经丛等通过横突孔。

颈椎的后方有棘突,棘突之间有棘间韧带和棘上韧带连接,起到稳定颈椎的作用。颈椎的关节包括椎间关节和钩椎关节。椎间关节由上下关节突构成,可进行屈伸、侧屈和旋转运动。钩椎关节由椎体外侧缘的钩突与相邻椎体的斜坡构成,可限制椎体向侧方移位。

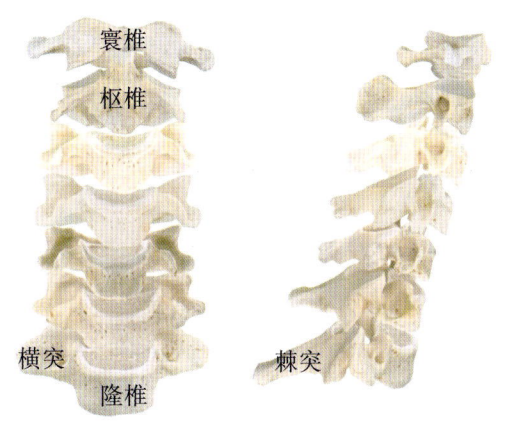

图2-21 颈椎的结构

(2)颈部的肌肉:颈部的肌肉(图2-22)主要分为浅层和深层。浅层肌肉包括斜方肌、胸锁乳突肌等,主要负责头部和颈部的运动。深层肌肉包括头夹肌、颈夹肌、头半棘肌、颈半棘肌等,主要负责维持颈椎的稳定性。颈部的肌肉还包括一些小的肌肉,如多裂肌、回旋肌等,这些肌肉对颈椎的精细运动和稳定性起着重要作用。

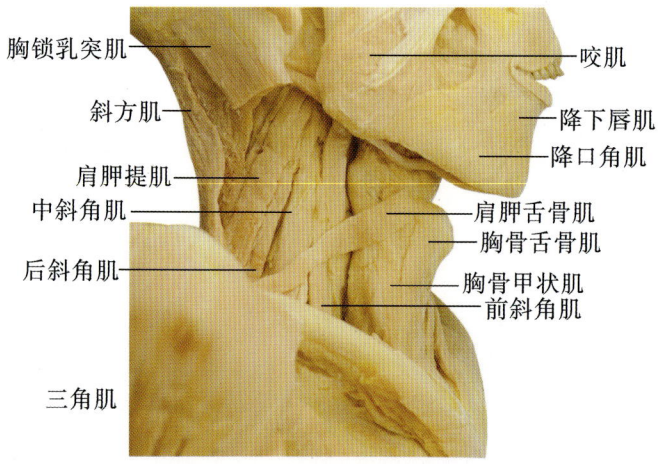

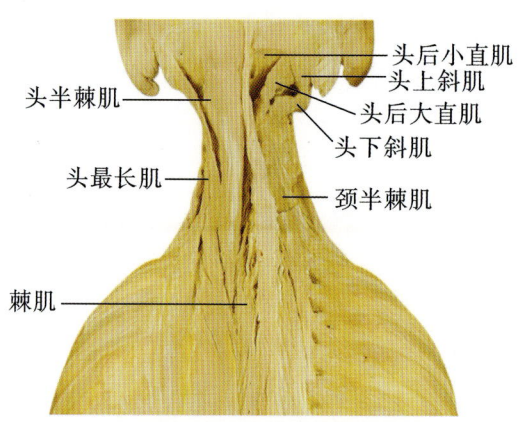

图 2-22　颈部的肌肉

（3）颈部的神经：颈部的神经主要包括颈丛和臂丛。颈丛（图 2-23）由第 1～4 颈神经的前支组成，主要分布在颈部和肩部。臂丛（图 2-24）由第 5～8 颈神经和第 1 胸神经的前支组成，主要分布在上肢。颈椎的病变可压迫颈部的神经，引起上肢的疼痛、麻木、无力等症状。

第二章 肌骨相关疾病

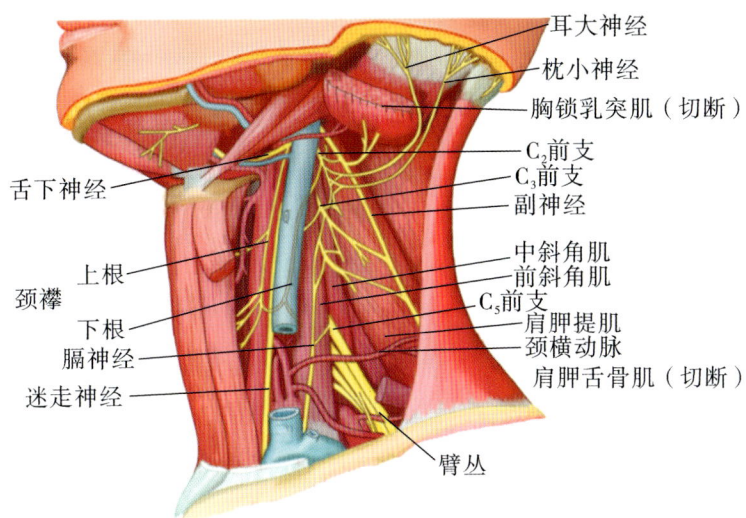

图 2-23 颈丛

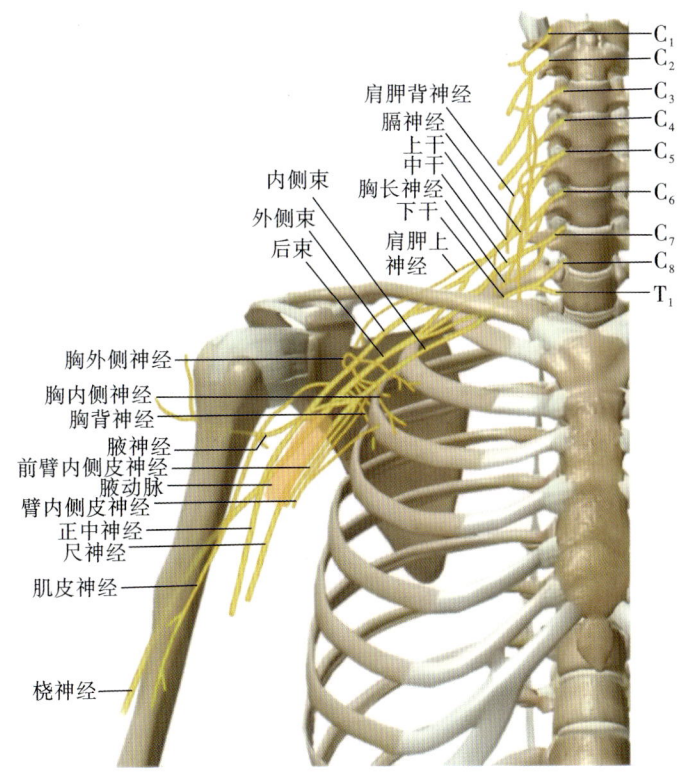

图 2-24 臂丛

(4)颈部的血管：颈部的血管主要包括椎动脉和颈动脉。椎动脉是锁骨下动脉的分支，左右各一，穿行于颈椎的横突孔中，向上进入颅内，供应脑部的血液。颈动脉是颈总动脉的分支，左右各一，分布在颈部的前方，供应头部的血液。颈椎的病变可压迫颈部的血管，引起脑部供血不足，出现头晕、视力模糊、耳鸣等症状。

2. 功能

(1)支撑头部：颈椎是头部的支撑结构，承受着头部的重量。正常情况下，颈椎的生理曲度可以有效地分散头部的重量，减少对颈椎的压力。

(2)运动功能：颈椎可以进行屈伸、侧屈、旋转等运动，使头部能够进行各方向的活动。这些运动对于日常生活中的各种活动，如抬头、低头、转头等非常重要。

(3)保护神经和血管：颈椎的椎间孔和横突孔为神经和血管提供了通道，保护它们免受外界的损伤。同时，颈椎的稳定性也有助于维持神经和血管的正常功能。

(4)参与呼吸和吞咽：颈椎的运动可以影响呼吸和吞咽功能。例如，在吸气时，颈椎的伸展可以增加胸腔的容积，促进呼吸。在吞咽时，颈椎的运动可以协调食管和气管的位置，防止食物误入气管。

(二)定义

颈椎病是由于颈椎椎间盘退行性变、椎间关节退行性变(如骨质增生)、椎管内后纵韧带肥厚或骨化及黄韧带肥厚所致的颈脊髓、神经根、交感神经和颈椎血管受压而引起的以颈肩痛和肢体麻木为主要表现的综合征。

(三)病因

1. 颈椎退行性病变　由于椎间盘退变，导致椎间隙狭窄，关节囊、韧带松弛，此时脊柱的稳定性下降，进而引起椎体、关节突关节、钩椎关节、前纵韧带、后纵韧带或黄韧带等的变性、增生和/或钙化。

2. 慢性劳损　工作、生活中长期不良的姿势，不良的睡眠体位(枕头过高、过低，颈椎长期处于非生理姿势状态)，体育活动中的不良姿势。

3. 头颈部外伤　如车祸、摔倒等暴力所致颈椎脱位与骨折。

4. 其他　受凉、衰老等。

(四)症状

1. 颈肩部症状

(1)疼痛：多表现为颈部、肩部及上背部的酸痛、胀痛、刺痛等，可在长时间低头、伏案工作后加重。部分患者可能出现放射性疼痛,沿上肢向手部放射。

(2)僵硬:颈部活动受限,感觉肌肉紧张,转动头部时不灵活,有时会伴有"咔咔"的响声。

2.上肢症状

(1)麻木和无力:一侧或双侧上肢出现麻木感,从手指开始逐渐向上蔓延,严重时可影响整个上肢。手部握力下降,拿东西不稳,精细动作困难。

(2)放射性疼痛:神经根型颈椎病可引起上肢的放射性疼痛,如同过电一样,疼痛程度可因姿势和活动而变化。

3.头部症状

(1)头晕:多因椎动脉受压迫导致脑部供血不足引起,可在转头、起床等动作时发作,严重时可伴有恶心、呕吐。

(2)视力模糊:部分患者可能出现视力下降、眼睛干涩、视物模糊等症状,可能与颈椎病影响眼部供血或神经有关。

(3)头痛:多为偏头痛或后枕部疼痛,可能与颈部肌肉紧张、神经受压等因素有关。

4.其他症状

(1)心慌、胸闷:交感神经型颈椎病可引起心脏症状,如心悸、心律失常、胸闷等。

(2)大小便功能障碍:严重的颈椎病可能压迫脊髓,导致大小便失禁、排便困难等。

(3)步态不稳:当脊髓受压严重时,可出现下肢无力、走路不稳,如同踩在棉花上的感觉。

(五)灸法

1.基础穴位

大椎穴:位于第7颈椎棘突下凹陷处(图2-25)。

风池穴:在项部,枕骨之下,与风府相平,胸锁乳突肌与斜方肌上端之间的凹陷处(图2-26)。

天柱穴:在颈部,后发际正中旁开1.3寸处,斜方肌外缘凹陷中(图2-27)。

后溪穴:微握拳,第5指掌关节后尺侧的近端掌横纹头赤白肉际处(图2-28)。

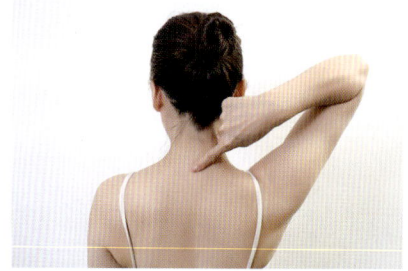
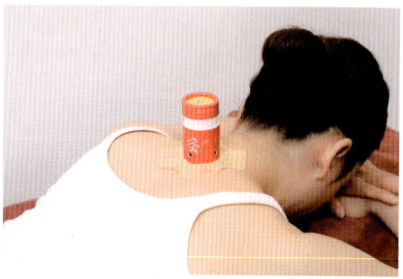

(a)定位图　　　　　　　　(b)艾灸图

图2-25　大椎穴

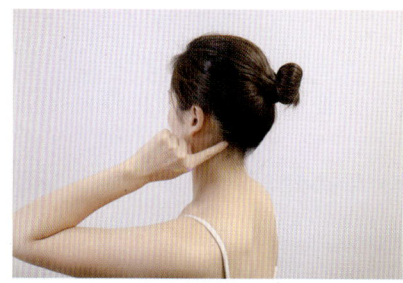
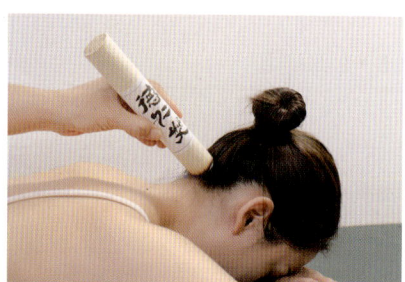

(a)定位图　　　　　　　　(b)艾灸图

图2-26　风池穴

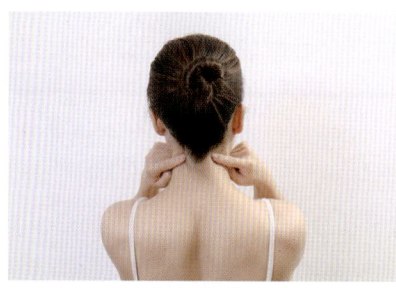
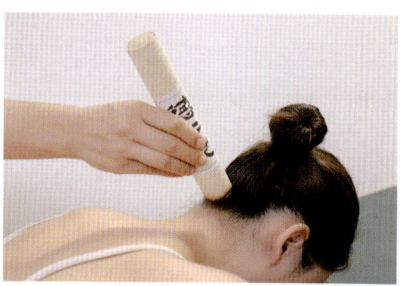

(a)定位图　　　　　　　　(b)艾灸图

图2-27　天柱穴

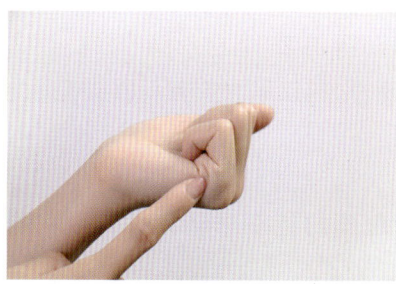
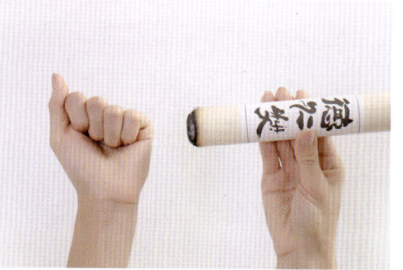

(a)定位图　　　　　　　　(b)艾灸图

图2-28　后溪穴

2. 随症加穴

（1）若伴有上肢麻木疼痛选曲池穴和外关穴。

曲池穴：在肘横纹外侧端，屈肘，尺泽与肱骨外上髁连线中点（图2-29）。

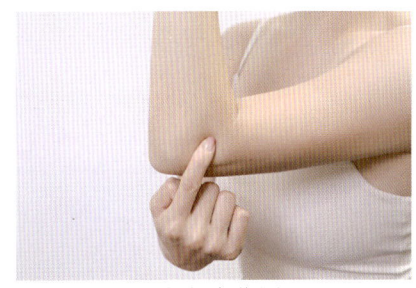
（a）定位图

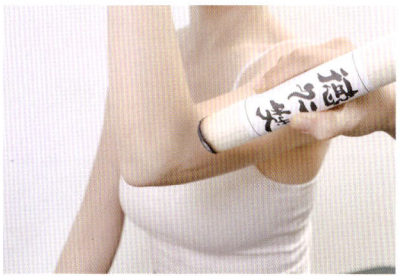
（b）艾灸图

图2-29　曲池穴

外关穴：在前臂背侧，阳池与肘尖的连线上，腕背横纹上2寸，尺骨与桡骨之间（图2-30）。

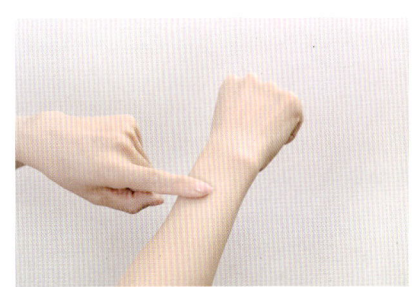
（a）定位图

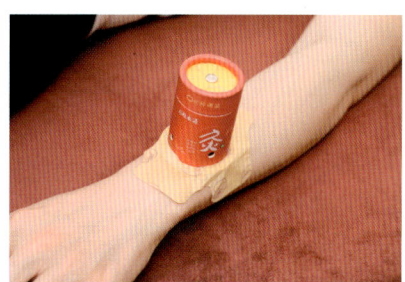
（b）艾灸图

图2-30　外关穴

（2）若伴有头晕选百会穴和四神聪穴。

百会穴：在头部，前发际正中直上5寸，或两耳尖连线的中点处（图2-31）。

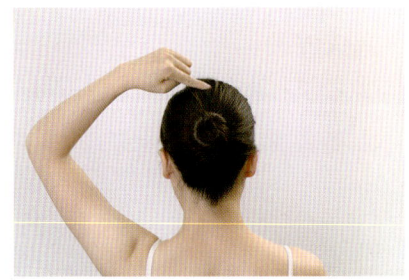
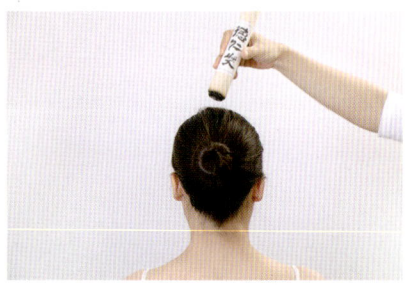

（a）定位图　　　　　　　　（b）艾灸图

图2-31　百会穴

四神聪穴：在头顶部，百会前后左右各1寸，共4穴（图2-32）。

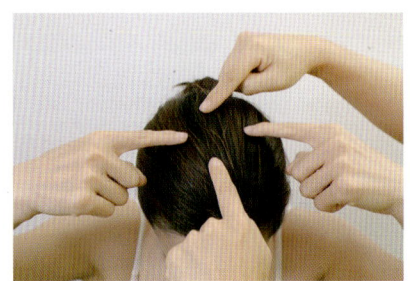
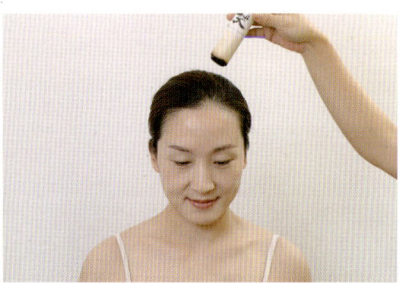

（a）定位图　　　　　　　　（b）艾灸图

图2-32　四神聪穴

（3）若伴有视力模糊选睛明穴和攒竹穴。

睛明穴：在面部，目内眦角稍上方凹陷处（图2-33）。

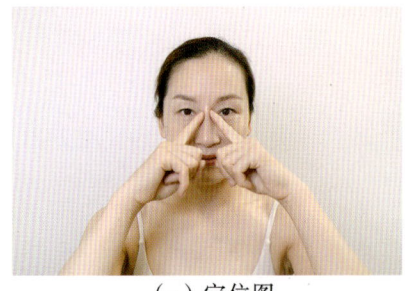
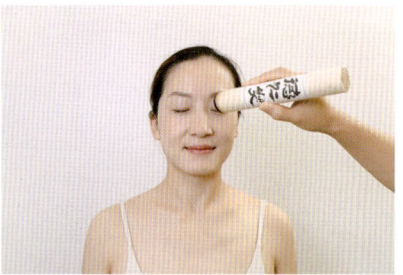

（a）定位图　　　　　　　　（b）艾灸图

图2-33　睛明穴

攒竹穴:在面部,眉头陷中,眶上切迹处(图2-34)。

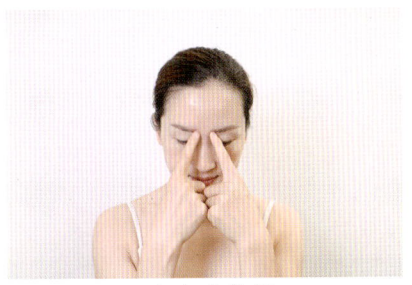
（a）定位图
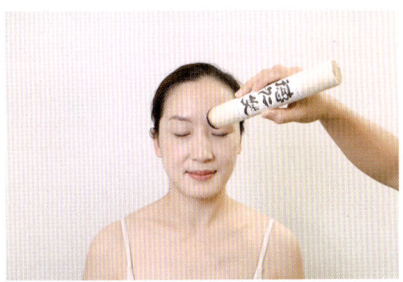
（b）艾灸图

图2-34　攒竹穴

(4)若伴有恶心呕吐选内关穴。

内关穴:在前臂掌侧,曲泽与大陵的连线上,腕横纹上2寸,掌长肌腱与桡侧腕屈肌腱之间(图2-35)。

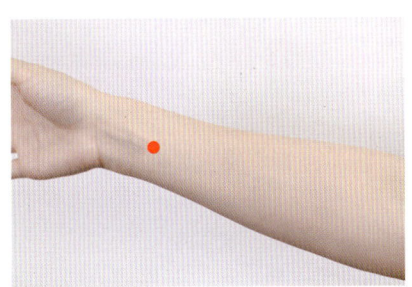
（a）定位图
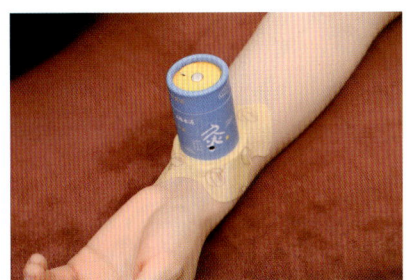
（b）艾灸图

图2-35　内关穴

3.灸法

(1)温和灸:将艾条点燃后,对准选定的穴位,距离皮肤2～3 cm进行熏烤,使局部有温热感而无灼痛为宜。一般每穴艾灸10～15 min。

(2)隔姜灸:将生姜切成薄片,用针在姜片上扎若干小孔,放在穴位上,再将艾炷放在姜片上点燃施灸。每穴灸3～5壮。

(六)预防

1.保持正确姿势　避免长时间低头,看电脑、手机时保持视线与屏幕平行,定时活动颈部。

2.选择合适枕头　高度适中,能支撑颈部生理曲度,软硬适度。

3. **注意颈部保暖** 避免受寒,外出可佩戴围巾等。
4. **适度颈部锻炼** 如颈部伸展、米字操等,增强颈部肌肉力量。
5. **避免单肩背包过重** 尽量选择双肩包,减轻颈部压力。
6. **保持良好睡眠** 睡眠充足,避免趴着睡等不良睡姿。

四、腕管综合征

(一)解剖与功能

1. 解剖 腕管是由腕骨和屈肌支持带构成的骨纤维管道,内有正中神经和九条屈指肌腱等组织。正中神经在腕管最浅层,与腕横韧带接触,从手臂经前臂入腕管后向手掌分支(图2-36)。

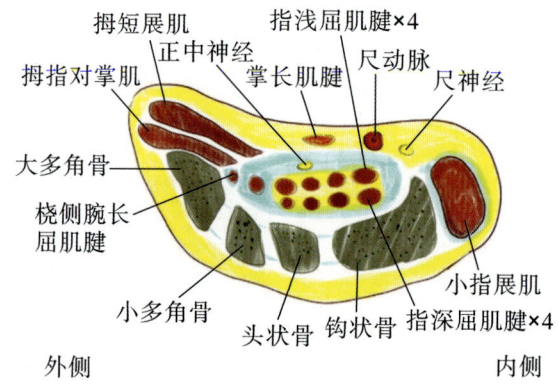

(a)腕管横断面模式图

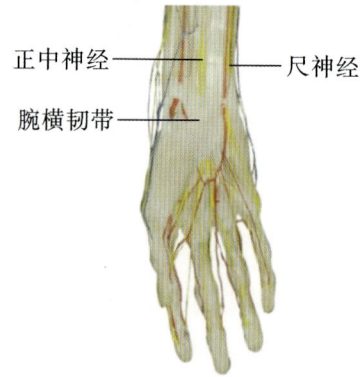

(b)腕管韧带解剖图

图2-36 腕管

2. 功能

(1)正中神经:感觉功能,负责手掌侧大拇指、示指(即食指)、中指及无名指桡侧半的感觉;运动功能,支配前臂大部分屈肌、大鱼际肌等肌肉,参与手部精细动作(图2-37)。

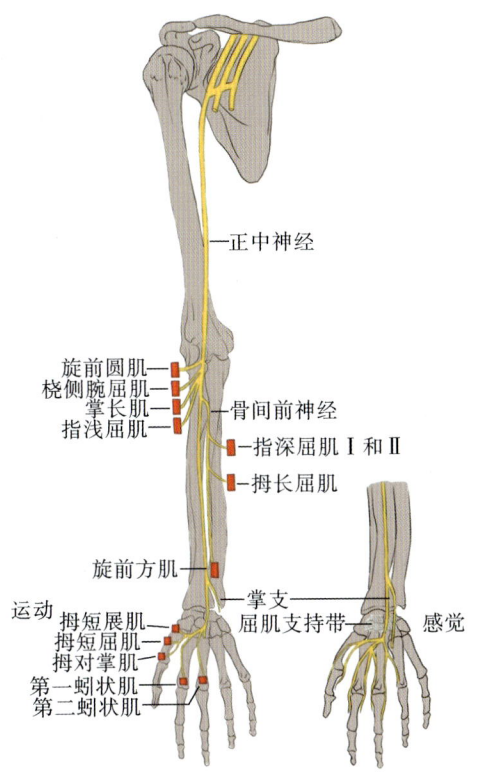

图2-37 正中神经

(2)屈指肌腱:负责弯曲手指各关节,使手部能进行抓握等动作。

(二)定义

腕管综合征,俗称"鼠标手",是正中神经在腕管内遭到挤压而引起的一种周围神经卡压综合征。其主要症状表现为腕前部疼痛及手部麻木无力,常见于正中神经分布的拇指、示指、中指区域(图2-38)。

(三)病因

1. 外源性压迫　由于外源性的压力可通过腕横韧带直接传导到腕管,因此当手腕部受到长期压迫时容易引起腕管内正中神经受压,从而引起腕管综合征。此处皮肤有严重的瘢痕或者良性肿瘤的压迫也可导致腕管综合征,不过这种情况较为少见。

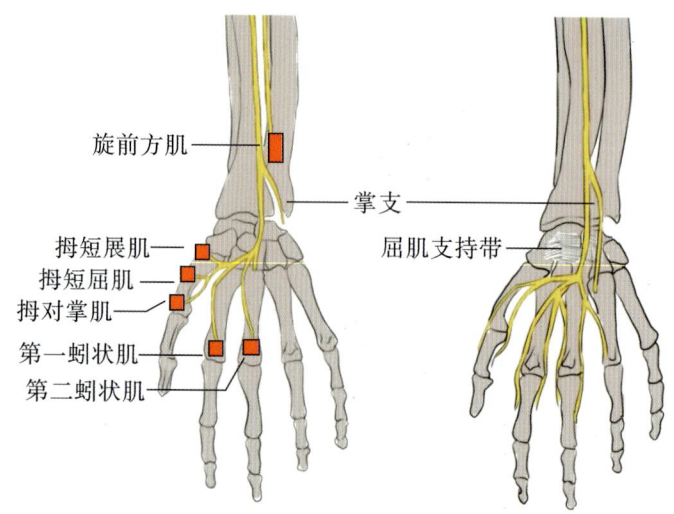

图 2-38 正中神经的分布

2. 腕管管腔变小　腕横韧带可因肢端肥大症、黏液性水肿等内分泌病变或伤后瘢痕形成而增厚,使管腔变小。桡骨骨折、腕骨骨折等腕部的骨折、脱位畸形愈合,可使腕管后壁或侧壁凸向管腔,使腕管狭窄。

3. 管腔内容物增多、体积增大　当腕管内出现腱鞘囊肿、神经鞘膜瘤、脂肪瘤及伤后血肿等疾病时,将占据管腔内容积,使腕管内组织结构相互挤压、摩擦,从而刺激或压迫正中神经。

4. 职业因素　如程序员、木工、厨工等职业,长期过度使用腕部,腕管内压力反复出现变化,将引起正中神经慢性损伤。

(四)症状

患者常会感到拇指、示指、中指指端麻木或疼痛,持物无力,症状以中指为甚,夜间或清晨症状比较明显。一些症状严重者,疼痛可达前臂、上臂甚至肩部(须排除其他疾病的影响,如颈椎病)。

初期:以间歇性手、腕部感觉异常和感觉迟钝为特征,且频率逐渐增加。深夜可因烧灼样剧烈疼痛而痛醒,伴麻木及针刺感,适当抖动手腕可减轻不适和恢复知觉。

中期:出现持续性手指疼痛、麻木,随后发生感觉减退,甚至丧失,精细动作的灵巧性下降,如捏硬币、扣纽扣等活动障碍。严重时麻木、疼痛症状会延伸至手肘或肩膀。

后期:可出现大鱼际部肌肉萎缩,肌力减退,伸展困难,最严重时可出现正中神经支配的区域感觉完全丧失,但极为少见。

(五)灸法

1. 基础穴位

内关穴:在前臂掌侧,曲泽与大陵的连线上,腕横纹上 2 寸,掌长肌腱与桡侧腕屈肌腱之间(图 2-39)。

大陵穴:在腕掌横纹的中点处,掌长肌腱与桡侧腕屈肌腱之间(图 2-40)。

阳池穴:在腕背横纹中,指总伸肌腱的尺侧缘凹陷处(图 2-41)。

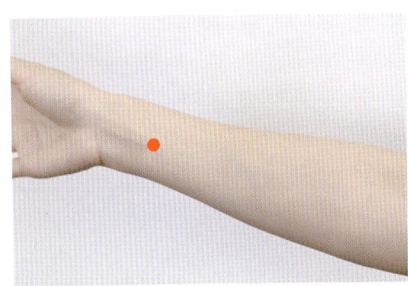

(a)定位图

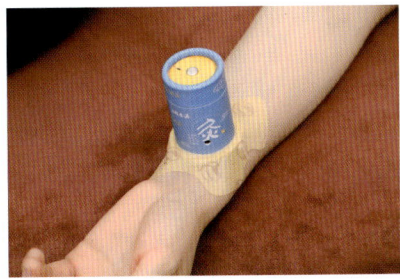

(b)艾灸图

图 2-39 内关穴

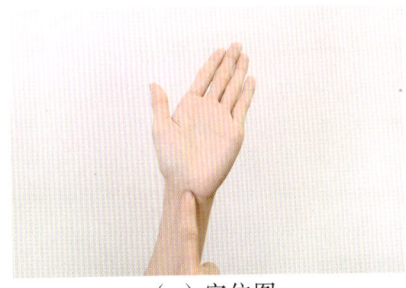

(a)定位图

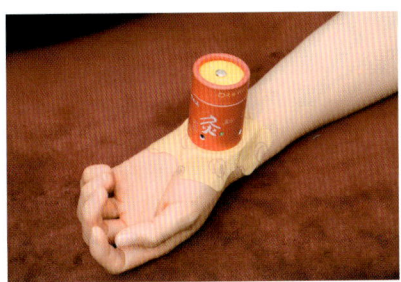

(b)艾灸图

图 2-40 大陵穴

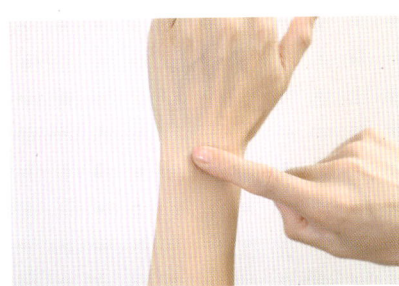

(a)定位图

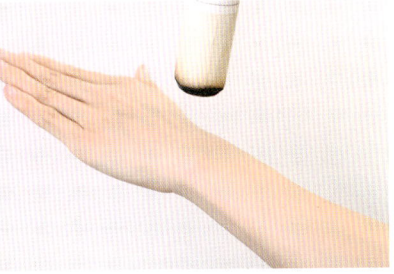

(b)艾灸图

图 2-41 阳池穴

2.随症加穴

(1)若手指麻木疼痛明显选合谷穴和外关穴。

合谷穴:位于手背,第2掌骨桡侧的中点处(图2-42)。

外关穴:在前臂后区,腕背侧远端横纹上2寸,尺骨与桡骨间隙中点(图2-43)。

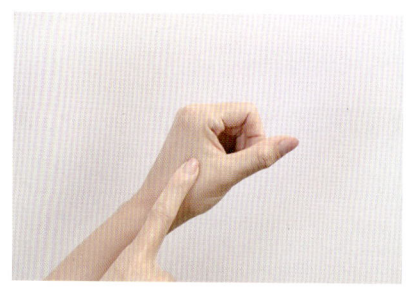 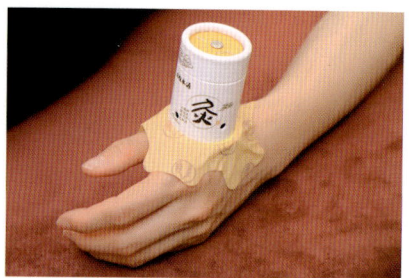

(a)定位图　　　　　　　　　(b)艾灸图

图2-42　合谷穴

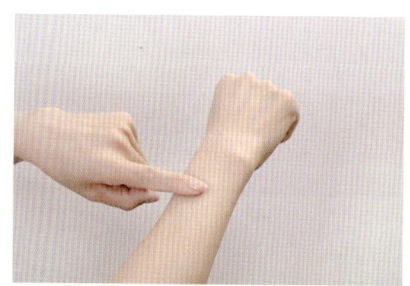 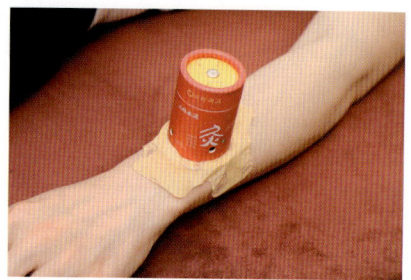

(a)定位图　　　　　　　　　(b)艾灸图

图2-43　外关穴

(2)若夜间症状加重选神门穴。

神门穴:在腕部腕掌侧横纹尺侧端,尺侧腕屈肌腱的桡侧凹陷处(图2-44)。

(3)伴有前臂疼痛选曲池穴。

曲池穴:在肘区,尺泽与肱骨外上髁连线中点凹陷处(图2-45)。

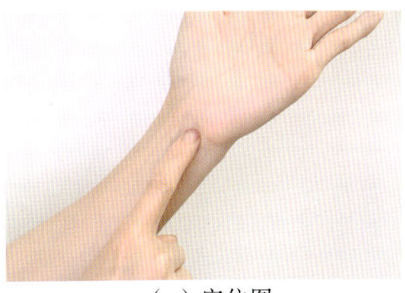
(a) 定位图

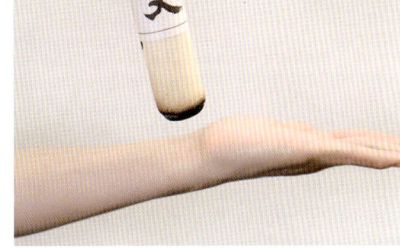
(b) 艾灸图

图 2-44　神门穴

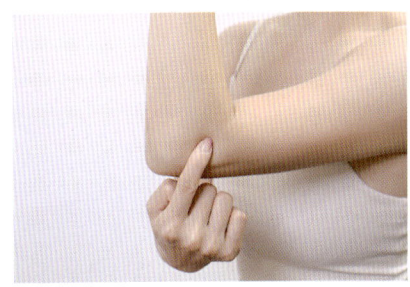
(a) 定位图

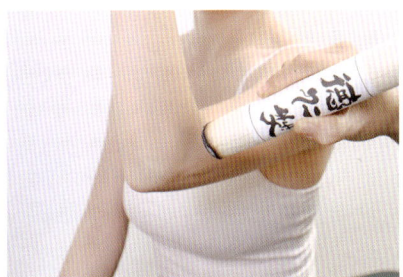
(b) 艾灸图

图 2-45　曲池穴

3. 灸法

(1) 温和灸：点燃艾条，距离穴位 2～3 cm 进行熏烤，使局部有温热感而无灼痛，每穴灸 10～15 min。

(2) 隔姜灸：将生姜切成薄片并扎孔，置于穴位上，再放上艾炷点燃施灸，每穴灸 3～5 壮。

(六) 预防

1. 保持正确的姿势　在使用电脑、打字或进行手工劳动时，保持手腕自然伸直，避免过度弯曲或伸展。

2. 适当休息　避免长时间连续使用手腕，定时休息，活动手腕和手指。

3. 选择合适的工具　使用符合人体工程学的键盘、鼠标等工具，减少对手腕的压力。

4. 避免过度用力　在进行手部活动时，避免过度用力，以免加重手腕负担。

5. 进行手部锻炼　如握拳、伸展手指、旋转手腕等简单的手部运动，增强手部肌肉力量和灵活性。

五、桡骨茎突狭窄性腱鞘炎

(一)解剖与功能

1. 解剖

(1)部位:桡骨茎突狭窄性腱鞘炎主要发生在桡骨茎突处。桡骨茎突是桡骨远端外侧的骨性突起(图2-46)。

(2)腱鞘结构:此处有一个腱鞘,称为桡骨茎突腱鞘。它是由纤维层和滑膜层组成的双层套管样结构。纤维层坚韧,起到固定和保护作用;滑膜层分泌滑液,减少肌腱在腱鞘内滑动时的摩擦。

(3)涉及组织:该腱鞘炎主要涉及拇长展肌和拇短伸肌的肌腱。这两条肌腱通过桡骨茎突腱鞘,从前臂伸至手部(图2-47)。

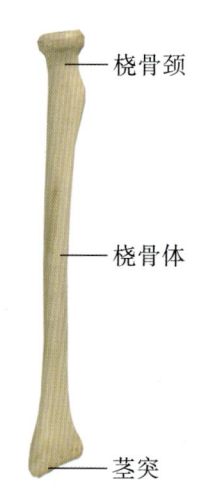

图2-46 桡骨茎突

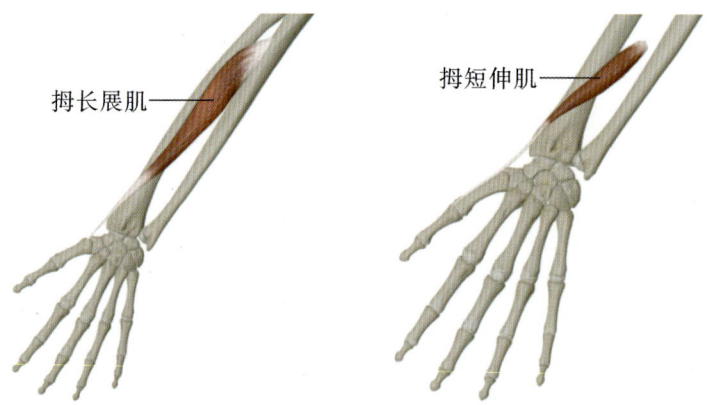

图2-47 拇长展肌和拇短伸肌

2. 功能

(1)肌腱功能:分为拇长展肌和拇短伸肌。

拇长展肌:主要作用是使拇指外展,即向远离手掌的方向运动。在手部的各种动作中,如拿捏物品、做手势等,拇指外展是重要的组成部分。

拇短伸肌:负责拇指的伸展,即伸直拇指。在抓握物体后放开、伸展拇指以进行其他操作时,拇短伸肌发挥关键作用。

(2)腱鞘功能:保护肌腱、约束肌腱及润滑作用。

保护肌腱:防止肌腱在运动过程中受到外部的摩擦和损伤。

约束肌腱:确保肌腱在特定的路径上运动,维持肌肉与骨骼之间的连接和力的传递。

润滑作用:分泌滑液,减少肌腱与腱鞘之间的摩擦,使肌腱能够顺畅地滑动,保证拇指的灵活运动。

(二)定义

狭窄性腱鞘炎是一种常见的腱鞘疾病,发生在拇短伸肌和拇长展肌腱鞘,称为桡骨茎突狭窄性腱鞘炎;发生在拇指或手指的指屈肌腱称为"扳机指"。

该病多见于手部劳动较多人群,腱鞘因机械性摩擦引起慢性无菌性炎症,使患指局部疼痛,伸屈受限。

(三)病因

狭窄性腱鞘炎基本病因为手腕或手指活动过多。手指长期快速活动,如织毛衣、管弦乐的练习或者演奏等,手指长期用力活动,如洗衣服、书写文稿、打字、电脑操作等慢性劳损是主要原因。如病人本身有先天性肌腱异常(小儿拇长屈肌腱鞘炎)、类风湿关节炎、产后、病后虚弱无力等更易患此病(图2-48)。

诱因包括疲劳、感冒、产后虚弱无力、急性损伤、冻伤、感染等。

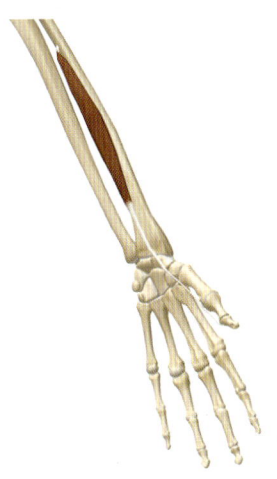

图2-48 拇长屈肌

（四）症状

腕关节桡侧疼痛，逐渐加重，无力提物。检查时皮肤无炎症表现，在桡骨茎突表面或其远侧有局限性压痛，有时可触及痛性结节。此外，肿胀压迫神经可引起麻木症状。

（五）灸法

1. 基础穴位

阳溪穴：在腕区，腕背侧远端横纹桡侧，桡骨茎突远端，解剖学"鼻烟窝"凹陷中（图2-49）。

列缺穴：在前臂，腕掌侧远端横纹上1.5寸，拇短伸肌腱和拇长展肌腱之间，拇长展肌腱沟的凹陷中（图2-50）。

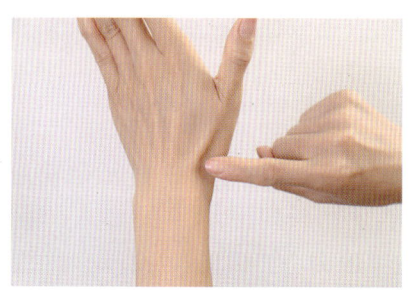 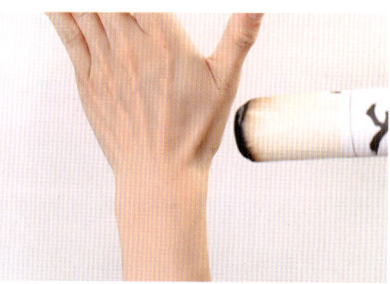

（a）定位图　　　　　　　（b）艾灸图

图2-49　阳溪穴

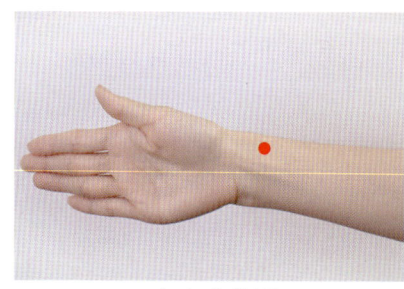 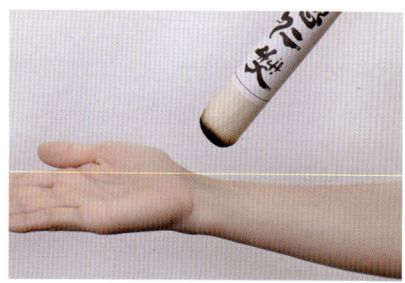

（a）定位图　　　　　　　（b）艾灸图

图2-50　列缺穴

2. 随症加穴

（1）若屈伸不利选曲池穴。

曲池穴：在肘区，尺泽与肱骨外上髁连线中点凹陷处（图2-51）。

(2)若伴有肿胀选阴陵泉穴。

阴陵泉穴：在小腿内侧，胫骨内侧髁下缘与胫骨内侧缘之间的凹陷中（图 2-52）。

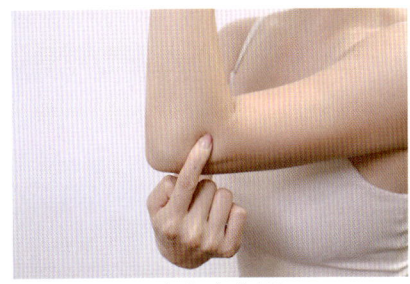 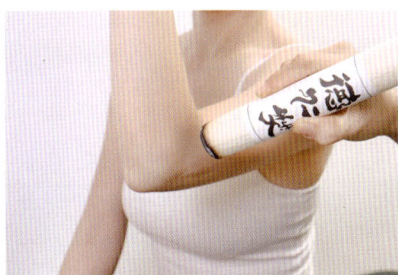

(a) 定位图　　　　　　　　　(b) 艾灸图

图 2-51　曲池穴

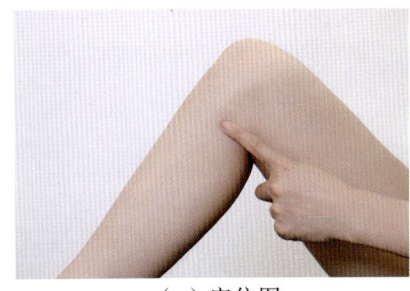 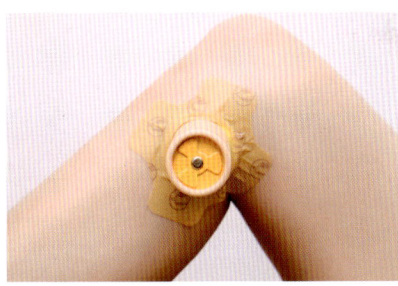

(a) 定位图　　　　　　　　　(b) 艾灸图

图 2-52　阴陵泉穴

3. 灸法

(1)温和灸：点燃艾条，对准穴位，距离皮肤 2~3 cm 进行熏烤，使局部有温热感而无灼痛为宜。每穴艾灸 10~15 min。

(2)隔姜灸：将生姜切成薄片，用针在上面扎若干小孔，放在穴位上，再将艾炷放在姜片上点燃施灸。每穴灸 3~5 壮。

(六) 预防

1. 避免过度用腕　减少长时间频繁屈伸、旋转手腕。
2. 保持正确姿势　使用工具时让手腕处于自然位置。
3. 适当休息　进行重复性手腕动作后及时活动放松。
4. 适度锻炼　如握拳、转腕等动作增强肌肉力量和关节灵活性。
5. 注意保暖　寒冷天气戴护腕，防止手腕受寒致血液循环不良引发腱鞘炎。

六、肱骨外上髁炎(网球肘)

(一)解剖与功能

1. 解剖

(1)肱骨外上髁的位置:肱骨外上髁是位于肘关节外侧的肱骨远端的骨性突起(图2-53)。

(2)相关肌肉和肌腱:主要涉及桡侧腕短伸肌、桡侧腕长伸肌、指总伸肌、小指固有伸肌等肌肉的肌腱附着点。这些肌腱在肱骨外上髁处汇聚,形成了一个相对集中的应力区域(图2-54)。

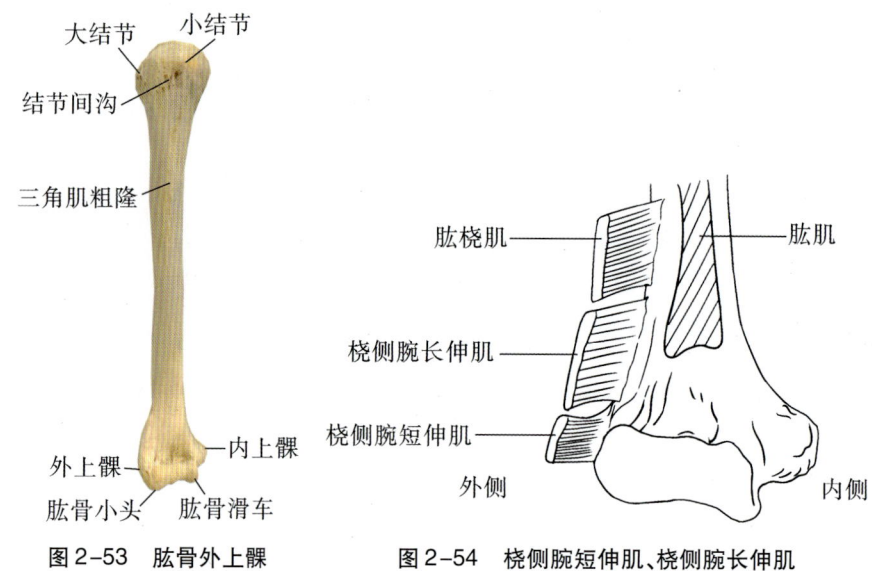

图2-53 肱骨外上髁　　图2-54 桡侧腕短伸肌、桡侧腕长伸肌

2. 功能

(1)肌肉功能:具体如下。

桡侧腕短伸肌和桡侧腕长伸肌:主要负责腕关节向桡侧(外侧)伸展以及辅助腕关节的背伸(向后伸展);在进行如网球发球、羽毛球扣杀等运动时,这两块肌肉协同作用,产生强大的腕关节伸展力量。

指总伸肌:负责手指的伸直动作,在抓放物品、打字等活动中起关键作用。

小指固有伸肌:专门负责小指的伸直动作。

(2)整体功能:具体如下。

参与上肢的运动：肱骨外上髁处的肌肉和肌腱共同协作，使肘关节和腕关节能够进行灵活的伸展、旋转等动作，从而完成各种复杂的上肢运动，如体育运动、日常劳动等。

维持上肢的稳定性：这些肌肉和肌腱在运动过程中，通过收缩和舒张来调整上肢的姿势和位置，维持上肢的稳定性，防止关节过度活动或受伤。

(二)定义

肱骨外上髁炎，又称网球肘，是指发生在肘关节外上髁处伸肌总腱肌腱附着点和/或肌腱连接部的慢性损伤和退行性病变，多由前臂伸肌总腱起点长期的慢性损伤所致。

(三)病因

1. 慢性劳损　慢性劳损是导致肱骨外上髁炎的主要原因。前臂过度旋前或旋后位，被动牵拉伸肌(握拳、屈腕)和主动收缩伸肌(伸腕)动作会对肱骨外上髁处的伸肌总腱起点产生较大张力，如长期重复上述动作，可引起该处的慢性损伤，逐渐形成无菌性炎症反应，造成肌腱止点的退行性改变，形成肱骨外上髁炎。好发于网球、羽毛球、乒乓球等球类运动员。

2. 其他　少数情况下，如平时活动量少的老年人、肌肉软弱无力、短期提重物、进行大量运动也可导致肱骨外上髁炎。

(四)症状

疼痛多局限于肱骨外上髁处，持续数周至数月，运动或工作中重复性手腕部动作会诱发或加重疼痛，严重时可累及前臂及手腕。可分为三期。

Ⅰ期：表现为肘关节外侧轻微疼痛，可在运动、劳累后诱发，休息后可以缓解。

Ⅱ期：表现为活动后明显疼痛或静息状态下疼痛，适当休息后可以缓解。此时出现血管纤维性增生，病理改变为不可逆的。

Ⅲ期：表现为静息状态下以及夜晚肘关节外侧剧烈疼痛，难以进行拧毛巾、扫地等日常活动。此时有广泛血管纤维性增生，可能伴有肌腱断裂。

(五)灸法

1. 基础穴位

曲池穴：在肘区，尺泽与肱骨外上髁连线中点凹陷处(图2-55)。

手三里穴：在前臂，肘横纹下2寸，阳溪与曲池连线上(图2-56)。

合谷穴：位于手背，第2掌骨桡侧的中点处(图2-57)。

艾灸穴位疗法:肌骨神经篇

外关穴:在前臂后区,腕背侧远端横纹上2寸,尺骨与桡骨间隙中点(图2-58)。

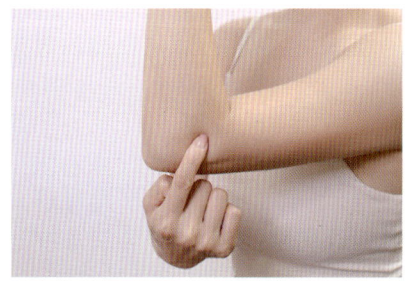 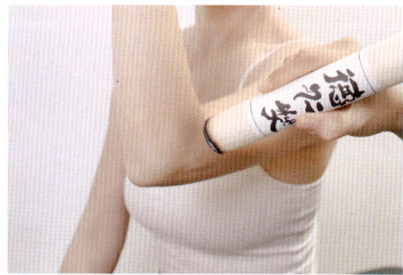

(a)定位图　　　　　　　　(b)艾灸图

图2-55　曲池穴

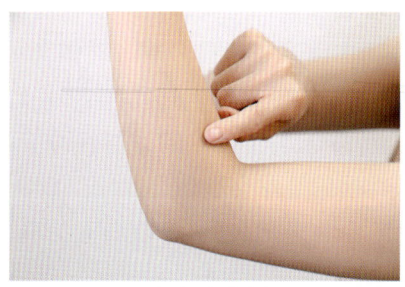 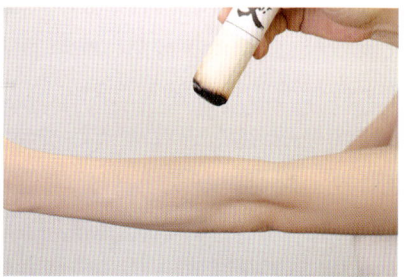

(a)定位图　　　　　　　　(b)艾灸图

图2-56　手三里穴

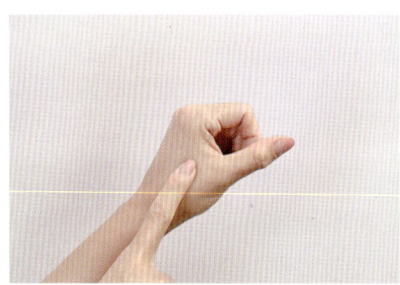 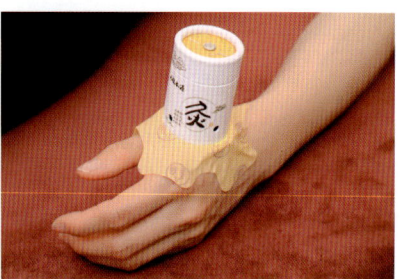

(a)定位图　　　　　　　　(b)艾灸图

图2-57　合谷穴

第二章 肌骨相关疾病

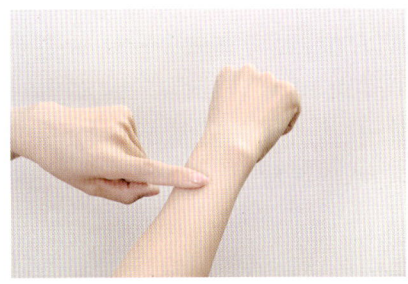 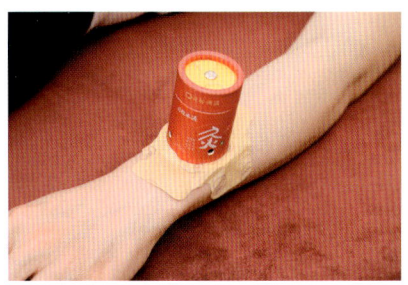

（a）定位图　　　　　　　　　（b）艾灸图

图 2-58　外关穴

2.随症加穴

（1）若屈伸不利选尺泽穴。

尺泽穴：在肘区，肘横纹上，肱二头肌腱桡侧缘凹陷中（图 2-59）。

（2）若伴有上肢麻木选肩髃穴。

肩髃穴：在三角肌区，肩峰外侧缘前端与肱骨大结节两骨间凹陷中（图 2-60）。

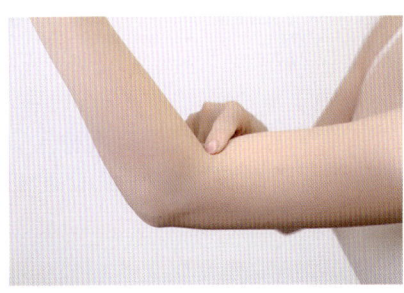 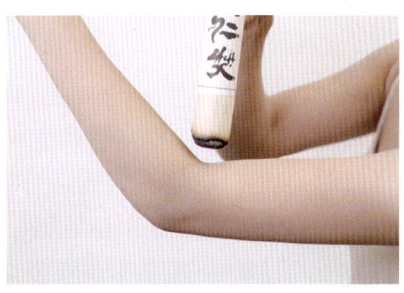

（a）定位图　　　　　　　　　（b）艾灸图

图 2-59　尺泽穴

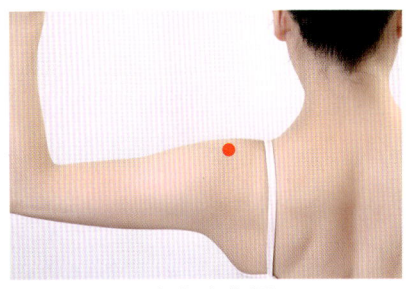 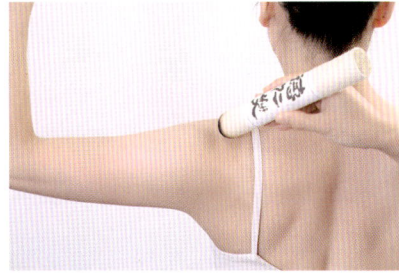

（a）定位图　　　　　　　　　（b）艾灸图

图 2-60　肩髃穴

3.灸法

（1）温和灸：点燃艾条，对准选定的穴位，距离皮肤 2~3 cm 进行熏烤，使局部有温热感而无灼痛为宜。每穴艾灸 10~15 min。

（2）隔姜灸：把生姜切成薄片，用针在姜片上扎若干小孔，放在穴位上，再将艾炷放在姜片上点燃施灸。每穴灸 3~5 壮。

（六）预防

1. 避免过度用力　减少频繁且过度使用手臂进行重复性动作，如过度挥拍、提重物等。

2. 掌握正确姿势　进行运动或劳动时，保持正确的手臂姿势，避免手臂过度扭曲或用力不当。

3. 适当休息　在进行高强度手臂活动后，及时休息，放松手臂肌肉。

4. 适度锻炼　进行手臂和肩部的适度伸展、旋转等练习，增强肌肉力量和关节灵活性。

5. 注意保暖　避免手臂受寒，在寒冷天气可佩戴护臂等保暖装备。

七、肱二头肌长头肌腱炎

（一）解剖与功能

1.解剖

（1）肱二头肌长头肌腱的位置：肱二头肌长头肌腱起于肩胛骨盂上结节，通过肩关节囊，在肱骨结节间沟与横韧带形成的骨纤维管道中通过，下行至肱骨中部，与肱二头肌短头合并为肌腹。

（2）周围结构：与肩关节关系密切，在肩关节活动时，肱二头肌长头肌腱在结节间沟内滑动。结节间沟的外侧有肱骨大结节等骨性结构，内侧有肱骨小结节等。沟内有滑膜鞘包裹肌腱，起到润滑和减少摩擦的作用（图 2-61）。

2.功能

（1）参与肩关节和肘关节的运动：在肩关节处，肱二头肌长头肌腱主要起到辅助肩关节前屈、内收和内旋的作用。例如，将手臂向前抬起、向身体内侧收拢以及向内旋转手臂等动作，肱二头肌长头肌腱都参与其中。在肘关节处，肱二头肌主要负责肘关节的屈曲，即弯曲手臂。当肱二头肌收缩时，通过其长头肌腱和短头肌腱的共同作用，拉动前臂向肩部靠近，实现肘关节的屈曲动作。

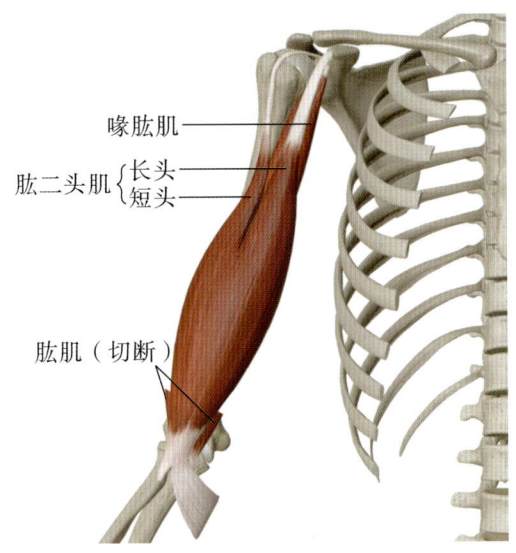

图2-61 肱二头肌

（2）维持肩关节的稳定性：作为肩关节周围的重要结构之一，肱二头肌长头肌腱与其他肌肉、韧带等共同协作，维持肩关节的稳定。在肩关节活动时，它可以限制肱骨头的过度位移，防止肩关节脱位等损伤的发生。

（二）定义

肱二头肌长头肌腱在经过结节间沟时被腱鞘包裹，外伤及长期慢性劳损等不良因素容易使这部分腱鞘发生充血、粘连和炎症，引起的疾病就称为肱二头肌长头肌腱炎。

（三）病因

该病多数是由于肌腱长期遭受磨损而发生的退行性变。由于肱二头肌长头肌腱腱鞘与肩关节腔相通，故任何肩关节的慢性炎症均可引起肌腱腱鞘充血、水肿、增厚等改变，从而出现相应的症状。

1. 常见病因　急性外伤、慢性劳损或机械磨损、肩部受到寒冷刺激、长期进行体育锻炼或体力劳动的人群（日常对肱二头肌的磨损较多）。

2. 危险因素　反复使用肱二头肌腱的动作，如搬重物、水平推拉重物或是反复敲打的工作；长时间维持手肘弯曲姿势的活动，如拉小提琴、弹吉他、拿平板或手机等；喜欢手肘弯曲支撑身体重量的坐姿；睡眠时手肘习惯处于收缩姿势等。

(四)症状

1. 主要特征　肱二头肌长头肌腱炎主要临床表现为肩关节疼痛,夜间疼痛明显,肩关节活动后疼痛易加重,休息后可缓解。

早期肩关节活动受限不明显,可有外展、后伸、旋转时疼痛,晚期可出现肩关节活动受限。

2. 典型症状

(1)肩关节疼痛:疼痛主要位于肩前部,尤其在结节间沟及其上方疼痛明显,疼痛范围可牵涉至上臂前外侧(图2-62)。一般在活动后或夜间较为明显,休息后可减轻。

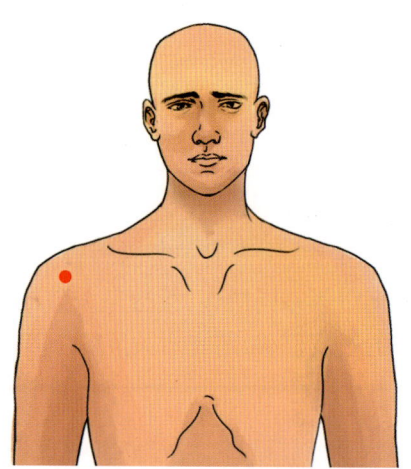

图2-62　肩关节疼痛

(2)关节活动受限:早期肩关节活动无明显受限,随着病情的进展,部分患者可出现肩关节活动受限,严重者可出现肩关节僵硬、肌肉萎缩甚至冻结肩等。

(五)灸法

1. 基础穴位

肩髃穴:在三角肌区,肩峰外侧缘前端与肱骨大结节两骨间凹陷中(图2-63)。

肩髎穴:在三角肌区,肩峰角与肱骨大结节两骨间凹陷中(图2-64)。

合谷穴:位于手背,第2掌骨桡侧的中点处(图2-65)。

外关穴:在前臂后区,腕背侧远端横纹上2寸,尺骨与桡骨间隙中点(图2-66)。

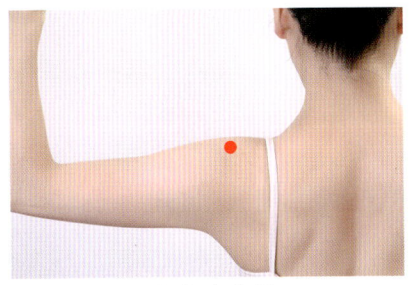 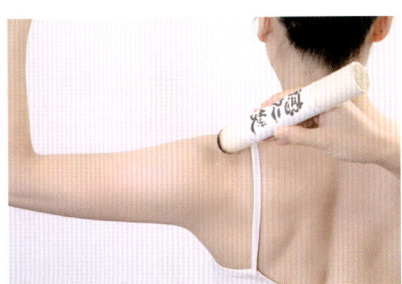

(a)定位图　　　　　　　　（b)艾灸图

图2-63　肩髃穴

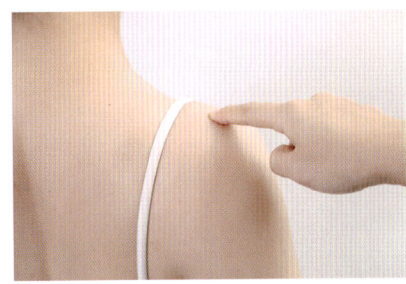 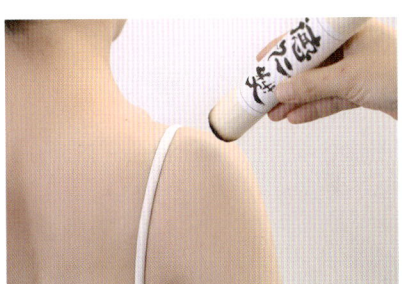

(a)定位图　　　　　　　　（b)艾灸图

图2-64　肩髎穴

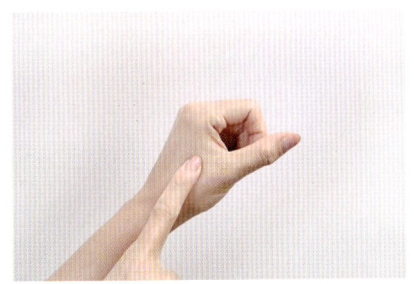 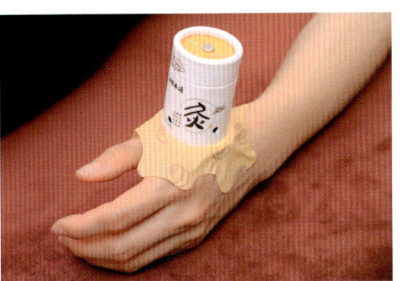

(a)定位图　　　　　　　　（b)艾灸图

图2-65　合谷穴

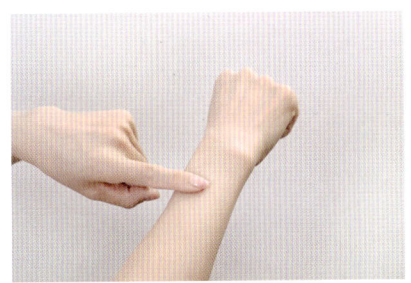 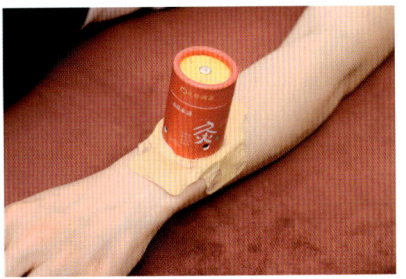

(a)定位图　　　　　　　　（b)艾灸图

图2-66　外关穴

2. 随症加穴

（1）若活动受限选曲池穴。

曲池穴：在肘区，尺泽与肱骨外上髁连线中点凹陷处（图2-67）。

（2）若伴有上肢麻木选肩贞穴。

肩贞穴：在肩胛区，肩关节后下方，腋后纹头直上1寸（图2-68）。

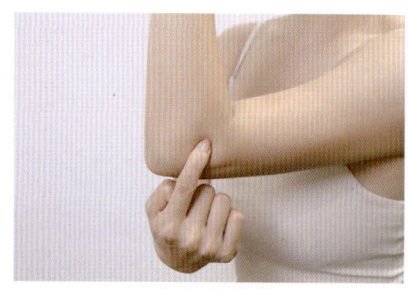 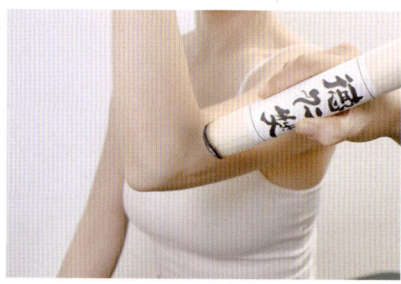

（a）定位图　　　　　　　　（b）艾灸图

图2-67　曲池穴

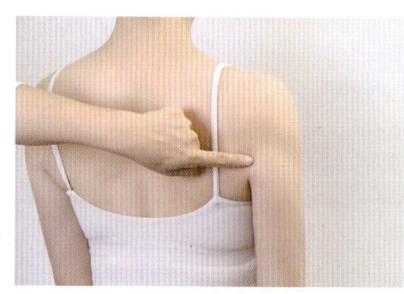 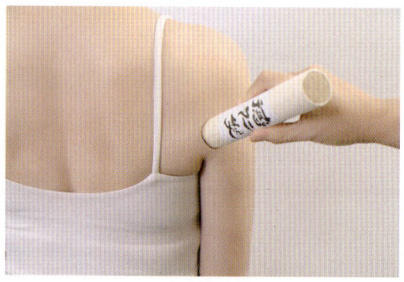

（a）定位图　　　　　　　　（b）艾灸图

图2-68　肩贞穴

3. 灸法

（1）温和灸：点燃艾条，对准穴位，距离皮肤2~3 cm进行熏烤，使局部有温热感而无灼痛为宜。每穴艾灸10~15 min。

（2）隔姜灸：将生姜切成薄片，用针在姜片上扎若干小孔，放在穴位上，再将艾炷放在姜片上点燃施灸。每穴灸3~5壮。

（六）预防

1. 避免过度使用上肢　减少长时间进行重复性的上肢动作，如频繁举重物、过度挥臂等。

2. 保持正确姿势　在进行各种活动时，保持上肢自然、舒适的姿势，避免过度扭曲或拉伸。

3. 适当休息　进行上肢活动一段时间后,要及时休息,放松肌肉。

4. 适度锻炼　进行上肢的适度伸展和力量训练,增强肌肉力量和关节稳定性。

5. 注意保暖　避免上肢受寒,在寒冷天气中可穿戴合适的衣物保护上肢。

八、冈上肌腱炎

(一)解剖与功能

1. 解剖

(1)冈上肌的位置:冈上肌位于肩胛骨的冈上窝内,肌纤维向外上方走行,穿过肩关节上方的肩峰下间隙,止于肱骨大结节的上部(图2-69)。

(2)冈上肌腱:是冈上肌的肌腱部分,连接冈上肌和肱骨大结节。在肩关节的活动中,冈上肌腱起着重要的作用。

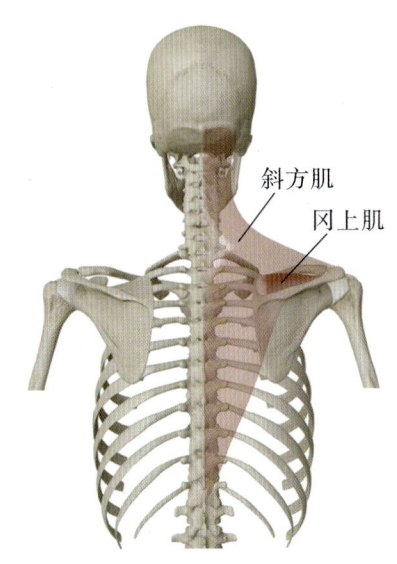

图2-69　冈上肌

(3)周围结构:上方有肩峰和喙肩韧带,下方为肩关节囊和肱骨大结节。肩峰下间隙是一个狭窄的空间,其中有冈上肌腱、肩峰下滑囊等结构(图2-70)。

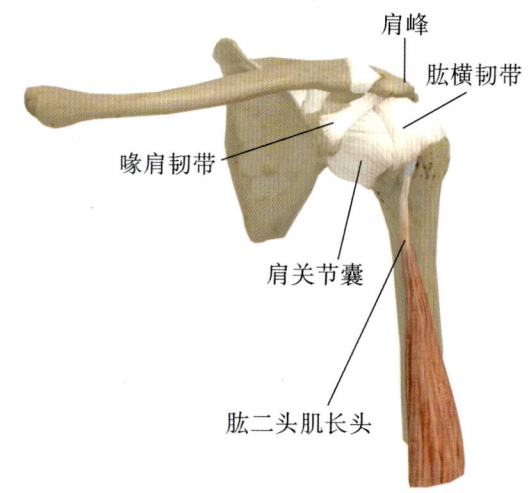

图 2-70 周围结构

2.功能

(1)参与肩关节的运动:冈上肌主要负责肩关节的外展动作,即手臂从身体侧方向外抬起。当冈上肌收缩时,通过冈上肌腱的牵拉,使肱骨大结节向上移动,从而带动手臂向外展开。在肩关节的外展过程中,冈上肌腱与其他肩部肌肉和结构协同作用,保证肩关节的稳定和运动的顺畅。

(2)维持肩关节的稳定性:冈上肌腱与周围的肌肉、韧带等一起,对肩关节起到稳定作用。在肩关节外展时,冈上肌腱承受着较大的拉力,防止肱骨大结节过度移位,维持肩关节的正常位置关系。同时,冈上肌腱还与肩峰下滑囊等结构相互作用,减少摩擦,保证肩关节的正常活动。

(二)定义

冈上肌腱炎又称冈上肌综合征、外展综合征,是指劳损和轻微外伤或受寒后逐渐引起的肌腱退行性改变,属无菌性炎症,以疼痛、功能障碍为主要临床表现的疾患。该病好发于中青年及年龄较大的体力劳动者、家庭主妇、运动员等。

(三)病因

1.血供不良 冈上肌的血液供应较差,肌肉需求比血供所能提供的营养可能要大得多。当冈上肌受到损伤或长期劳累时,其修复能力可能会受到影响,从而导致炎症的持续存在和恶化。

2.长期挤压和摩擦 冈上肌是肩袖肌中唯一经过肩峰下"隧道"的肌

肉。当肩外展至90°时,肩峰下滑囊完全缩进肩峰下面,冈上肌腱很容易受到喙肩韧带和肩峰的挤压、摩擦,这种反复的摩擦和挤压容易导致冈上肌腱的退行性改变,从而引发肌腱炎。

3.肌腱钙化　少数患者的冈上肌腱因劳损而渐趋粗糙,甚至肌腱内有钙盐沉积,导致冈上肌腱钙化,而变得脆弱,如遭受暴力可造成肌腱断裂。这种断裂往往发生在肌腱的附着处,由于血液供应较差,恢复起来也较为困难。

(四)症状

冈上肌腱炎的主要症状包括疼痛、压痛和肩部活动受限,尤其是在肩外展60°~120°时,疼痛会明显加剧。此外,患者可能会感到肩部僵硬,肩部活动时有弹响,且疼痛严重时可能会影响睡眠。疼痛区域还可能牵涉上臂至腕外侧。

(五)灸法

1. 基础穴位

肩髃穴:在三角肌区,肩峰外侧缘前端与肱骨大结节两骨间凹陷中(图2-71)。

肩髎穴:在三角肌区,肩峰角与肱骨大结节两骨间凹陷中(图2-72)。

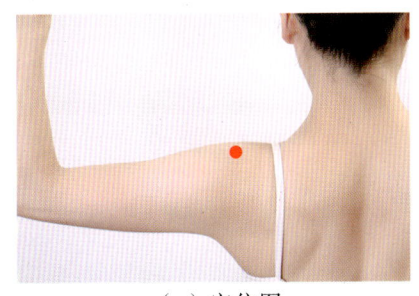 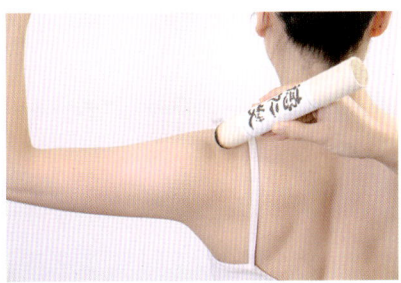

(a)定位图　　　　　　　　　(b)艾灸图

图2-71　肩髃穴

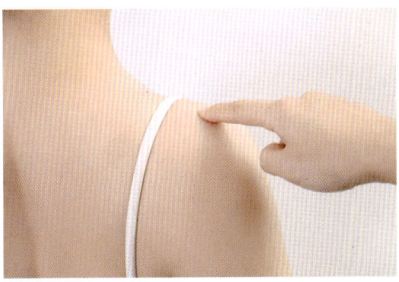 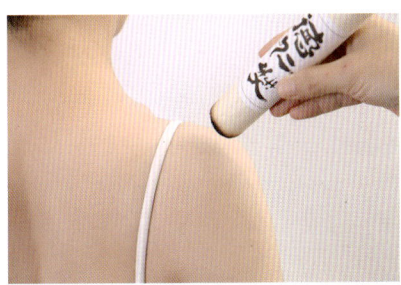

(a)定位图　　　　　　　　　(b)艾灸图

图2-72　肩髎穴

合谷穴:位于手背,第2掌骨桡侧的中点处(图2-73)。

外关穴:在前臂后区,腕背侧远端横纹上2寸,尺骨与桡骨间隙中点(图2-74)。

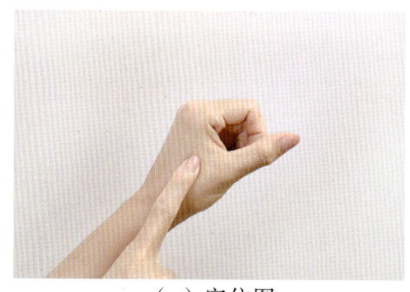
(a)定位图

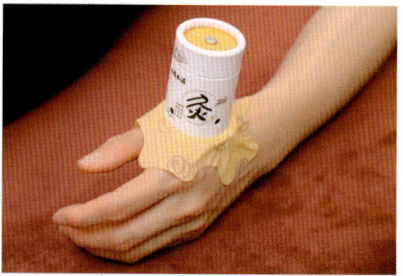
(b)艾灸图

图2-73　合谷穴

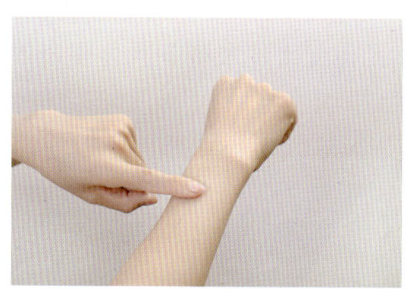
(a)定位图

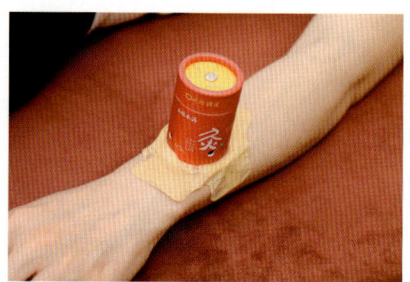
(b)艾灸图

图2-74　外关穴

2.随症加穴

(1)若活动受限明显选曲池穴。

曲池穴:在肘区,尺泽与肱骨外上髁连线中点凹陷处(图2-75)。

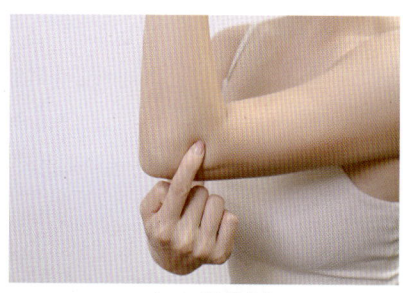
(a)定位图

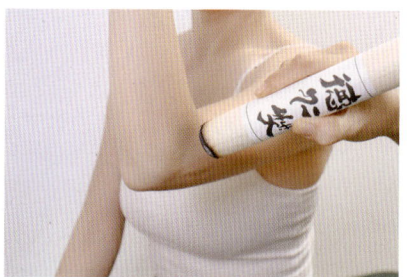
(b)艾灸图

图2-75　曲池穴

(2)若伴有上肢麻木选肩贞穴。

肩贞穴:在肩胛区,肩关节后下方,腋后纹头直上1寸(图2-76)。

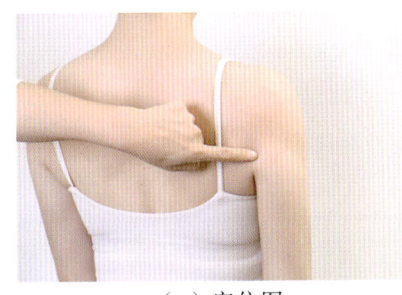
（a）定位图

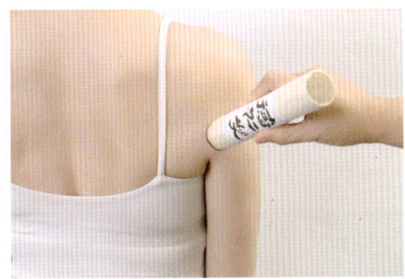
（b）艾灸图

图2-76　肩贞穴

3.灸法

(1)温和灸:点燃艾条,对准选定的穴位,距离皮肤2~3 cm进行熏烤,使局部有温热感而无灼痛为宜。每穴艾灸10~15 min。

(2)隔姜灸:把生姜切成薄片,用针在姜片上扎若干小孔,放在穴位上,再将艾炷放在姜片上点燃施灸。每穴灸3~5壮。

（六）预防

1.避免过度肩部活动　减少长时间、高强度的肩部运动,如过度抬举重物、频繁挥臂等。

2.保持正确姿势　站立和坐姿要端正,避免长时间耸肩、含胸等不良姿势。

3.适当休息　肩部活动一段时间后要休息,活动肩部肌肉,缓解疲劳。

4.适度锻炼　进行肩部的适度伸展和旋转练习,增强肩部肌肉力量和关节灵活性。

5.注意保暖　避免肩部受寒,在寒冷天气中可佩戴护肩等保暖措施。

九、肩峰下滑囊炎

（一）解剖与功能

1.解剖

(1)位置:肩峰下滑囊位于肩峰与肱骨大结节之间,是一个扁平的滑囊结构。

(2)周围结构:上方为肩峰,下方为肱骨大结节,外侧为三角肌,内侧为冈上肌腱；滑囊被肩袖和三角肌覆盖，与肩关节腔相通。

2. 功能

（1）减少摩擦：在肩关节活动时，肩峰下滑囊起到减少肩峰与肱骨大结节之间以及周围肌肉、肌腱等结构之间摩擦的作用，保证肩关节的顺畅活动。

（2）缓冲压力：承受来自上方肩峰和周围肌肉、肌腱的压力，起到缓冲作用，保护下方的肱骨大结节和周围组织。

（3）协助运动：有助于肩关节的外展、前屈、后伸等各种运动，使肩关节能够灵活地完成不同的动作。

（二）定义

因肩部的急慢性损伤、炎症刺激肩峰下滑囊，从而引起肩部疼痛和活动受限为主症的一种病症，称为肩峰下滑囊炎。

（三）病因

尽管肩峰下滑囊比其他所有滑囊更容易出现炎症，但炎症却极少是原发性的，现多认为肩峰下滑囊炎大多继发于邻近组织的病变，肩袖撕裂即是其中的一个重要原因（图2-77）。

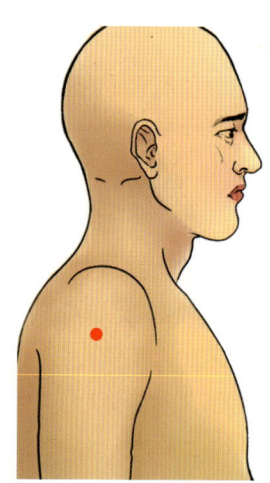

图2-77　肩峰下滑囊炎疼痛位置

1. 引起肩峰下滑囊炎的病因　肩关节邻近结构损伤；退行性改变导致的关节间隙异常；解剖位置异常；局部应力增加，加重磨损，产生无菌性炎症。

2. 易患肩峰下滑囊炎的人群　如体力劳动者、运动员等，肩关节活动幅度、强度均大于大多数成人。

（四）症状

肩峰下滑囊炎病的临床表现为疼痛、活动受限、有局限性压痛。疼痛逐渐加剧,夜间疼痛明显,影响夜间睡眠。肩关节外展、外旋时加重,疼痛常位于肩部深处并涉及三角肌的止点,亦可向肩胛部、颈、手等处放射;压痛点多在肩关节、肩峰下、大结节等处。

一般预后较好,但严重者可并发肩关节纤维性强直。

（五）灸法

1. 基础穴位

肩髃穴:在三角肌区,肩峰外侧缘前端与肱骨大结节两骨间凹陷中（图 2-78）。

肩髎穴:在三角肌区,肩峰角与肱骨大结节两骨间凹陷中（图 2-79）。

合谷穴:位于手背,第 2 掌骨桡侧的中点处（图 2-80）。

外关穴:在前臂后区,腕背侧远端横纹上 2 寸,尺骨与桡骨间隙中点（图 2-81）。

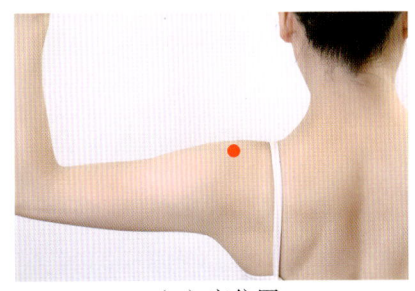
（a）定位图

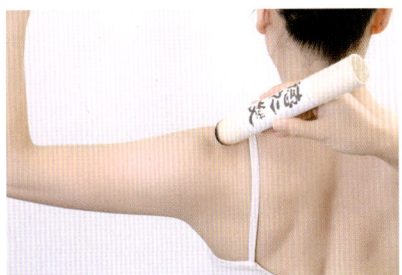
（b）艾灸图

图 2-78　肩髃穴

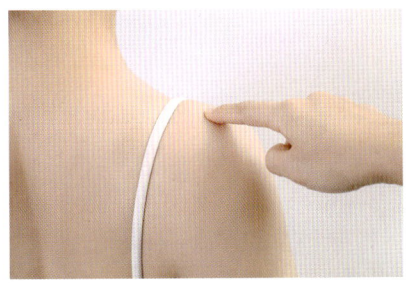
（a）定位图

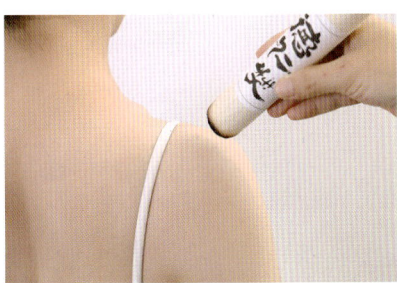
（b）艾灸图

图 2-79　肩髎穴

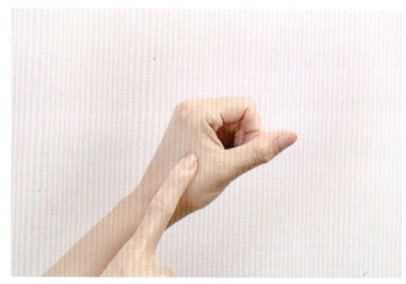 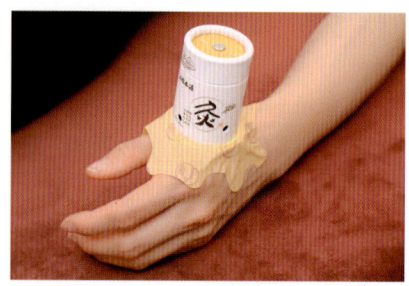

（a）定位图　　　　　　　　　（b）艾灸图

图2-80　合谷穴

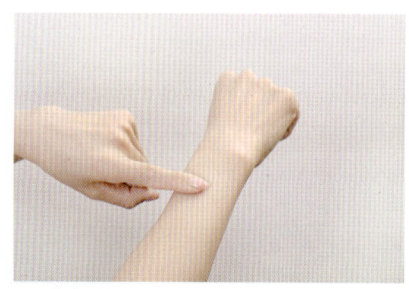 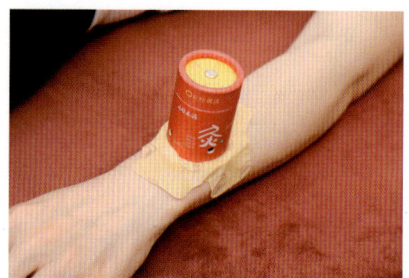

（a）定位图　　　　　　　　　（b）艾灸图

图2-81　外关穴

2.随症加穴

（1）若活动受限明显选曲池穴。

曲池穴：在肘区，尺泽与肱骨外上髁连线中点凹陷处（图2-82）。

（2）若伴有上肢麻木选肩贞穴。

肩贞穴：在肩胛区，肩关节后下方，腋后纹头直上1寸（图2-83）。

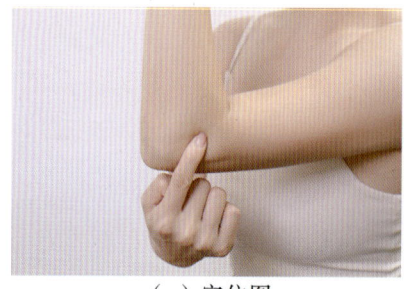 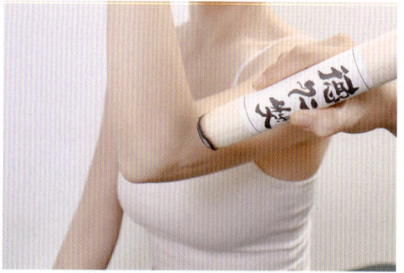

（a）定位图　　　　　　　　　（b）艾灸图

图2-82　曲池穴

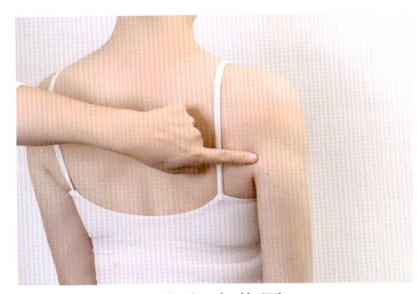
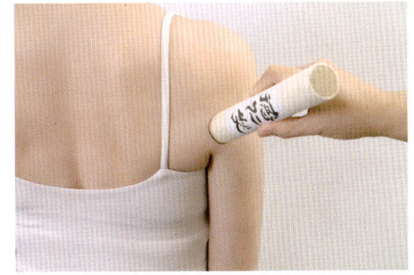

（a）定位图　　　　　　（b）艾灸图

图2-83　肩贞穴

3. 灸法

（1）温和灸：点燃艾条，对准穴位，距离皮肤 2～3 cm 进行熏烤，使局部有温热感而无灼痛为宜。每穴艾灸 10～15 min。

（2）隔姜灸：将生姜切成薄片，用针在姜片上扎若干小孔，放在穴位上，再将艾炷放在姜片上点燃施灸。每穴灸 3～5 壮。

（六）预防

1. 避免肩部过度劳累　减少长时间重复抬举手臂等肩部高强度活动。
2. 保持正确姿势　站立或坐姿时，肩部自然放松，避免含胸驼背。
3. 适度运动锻炼　进行肩部的伸展、旋转等运动，增强肩部肌肉力量。
4. 注意保暖　避免肩部受寒，天冷时可穿厚衣服或使用披肩。
5. 防止外伤　避免肩部受到外力撞击或扭伤。

十、肩周炎

（一）解剖与功能

1. 解剖

（1）肩关节的结构：由肩胛骨的关节盂和肱骨头构成，是典型的球窝关节。关节盂浅而小，肱骨头大而圆，关节囊薄而松弛，周围有韧带、肌肉等加强结构。关节囊内有滑膜层，分泌滑液，减少关节运动时的摩擦。关节周围有盂唇等结构，加深关节窝，增加关节的稳定性（图2-84）。

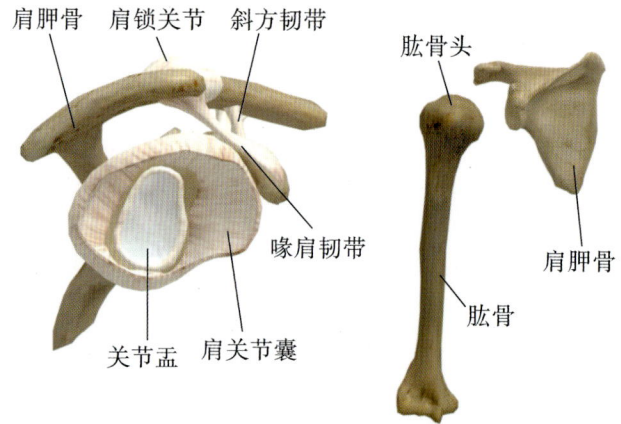

图 2-84 肩关节结构

(2) 相关肌肉和肌腱:肩部周围有众多肌肉,如三角肌、冈上肌、冈下肌、小圆肌、大圆肌、肩胛下肌等,这些肌肉通过肌腱附着在肩胛骨、肱骨等骨骼上。其中,肩袖肌群(冈上肌、冈下肌、小圆肌、肩胛下肌)对肩关节的稳定和运动起着重要作用(图 2-85)。

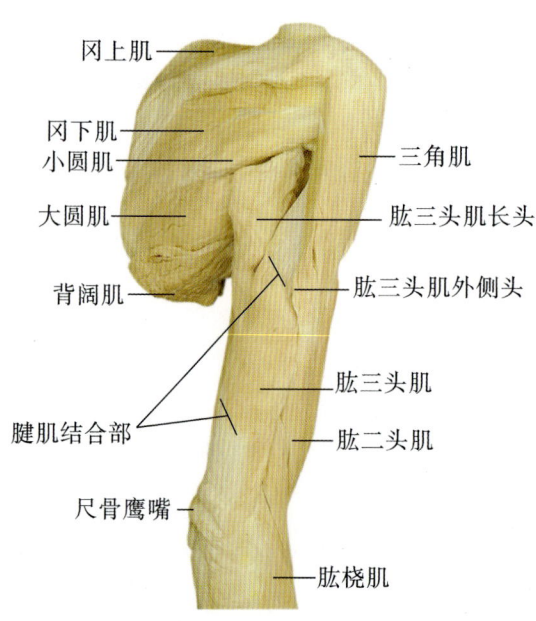

图 2-85 肩关节周围肌肉

2. 功能

（1）运动功能：肩关节是人体活动度最大的关节，能够进行前屈、后伸、外展、内收、内旋、外旋等多种运动。前屈可使手臂向前抬起，如够取高处物品；后伸使手臂向后伸展；外展将手臂向外侧抬起，如向侧面打招呼；内收则是手臂向身体内侧移动；内旋和外旋可使手臂旋转，如拧螺丝等动作。

（2）稳定功能：肩部的肌肉、韧带和关节囊等结构共同协作，维持肩关节的稳定性。在运动过程中，防止肱骨头从关节盂中脱出，保证关节的正常运动。同时，这些结构还能承受上肢的重量和各种外力，保护肩关节免受损伤。

（二）定义

肩周炎是由于多种原因导致的肩盂肱关节囊炎性粘连，属于无菌性炎症，俗称"五十"肩。

（三）病因

1. 软组织退行因素　肩周炎大多发生在50岁左右，此时人体软组织退行性病变，对各种外力的承受力减弱。

2. 肩周组织损伤　长期过度活动、姿势不良等所产生的慢性损伤；上肢外伤后肩部固定过久，肩周组织继发萎缩、粘连；肩部急性损伤、牵拉伤后治疗不当。

3. 其他　心肺疾病或颈椎病引发肩部牵扯，原发病长期不愈导致肩部持续性痉挛、缺血形成炎性病灶。

（四）症状

1. 疼痛期　患者通常出现渐进性的弥散性肩关节疼痛，这个过程持续2~9个月。疼痛经常在夜间加重，并且在患侧卧位、肩关节受压时症状更加明显。一旦患者使用患肢减少，就导致肩关节僵硬。

2. 僵硬期　一般可持续4~12个月。此期患者肩关节的疼痛会渐渐改善，但肩关节僵硬症状仍存在或有恶化，肩关节活动范围会缩小。

3. 缓解期　一般可持续5~26个月，部分患者可在12~18个月内完全恢复正常。此期患者肩部僵硬的情况逐渐改善，肩关节活动度会慢慢恢复。但也有些患者不能完全康复，肩痛及僵硬持续数年，或残留部分受限。

此外，还可能伴有怕冷、压痛和肌肉痉挛与萎缩等症状。

(五)灸法

1. 基础穴位

肩髃穴:在三角肌区,肩峰外侧缘前端与肱骨大结节两骨间凹陷中(图2-86)。

肩髎穴:在三角肌区,肩峰角与肱骨大结节两骨间凹陷中(图2-87)。

合谷穴:位于手背,第2掌骨桡侧的中点处(图2-88)。

外关穴:在前臂后区,腕背侧远端横纹上2寸,尺骨与桡骨间隙中点(图2-89)。

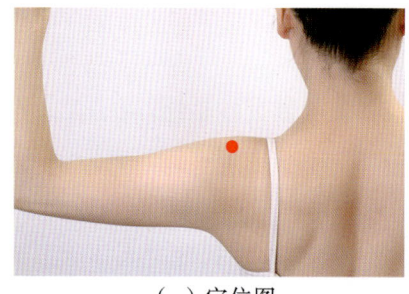 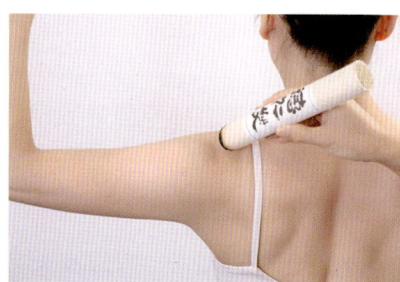

(a)定位图　　　　　　　　　(b)艾灸图

图2-86　肩髃穴

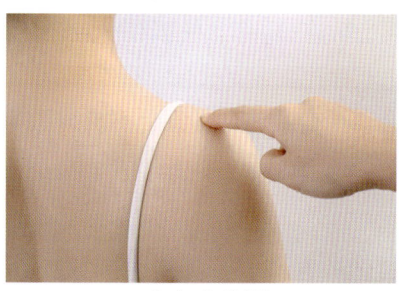 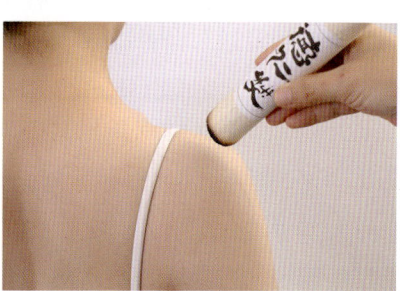

(a)定位图　　　　　　　　　(b)艾灸图

图2-87　肩髎穴

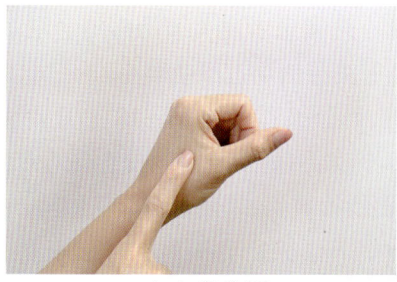 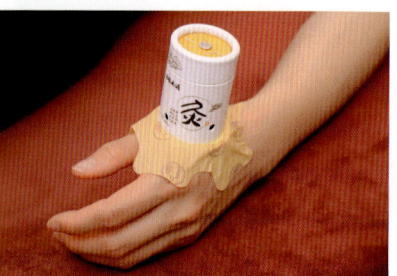

(a)定位图　　　　　　　　　(b)艾灸图

图2-88　合谷穴

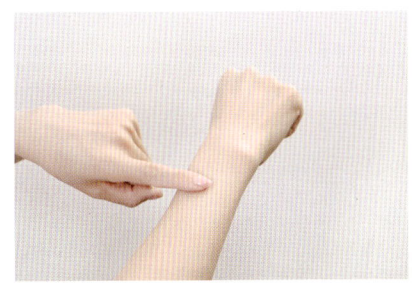
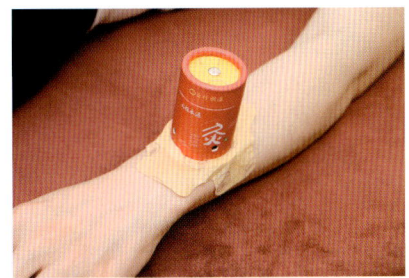

（a）定位图　　　　　　（b）艾灸图

图2-89　外关穴

2. 随症加穴

(1) 若活动受限明显选曲池穴和阳陵泉穴。

曲池穴：在肘区，尺泽与肱骨外上髁连线中点凹陷处（图2-90）。

阳陵泉穴：在小腿外侧，腓骨头前下方凹陷中（图2-91）。

(2) 若伴有上肢麻木选肩贞穴和后溪穴。

肩贞穴：在肩胛区，肩关节后下方，腋后纹头直上1寸（图2-92）。

后溪穴：在手内侧，第5掌指关节尺侧近端赤白肉际凹陷中（图2-93）。

(3) 若夜间疼痛加重选神门穴。

神门穴：在腕部，腕掌侧横纹尺侧端，尺侧腕屈肌腱的桡侧凹陷处（图2-94）。

(4) 若伴有畏寒怕冷选关元穴。

关元穴：在下腹部，脐中下3寸，前正中线上（图2-95）。

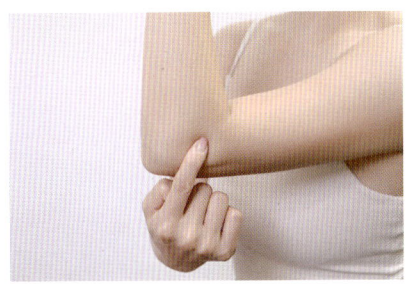
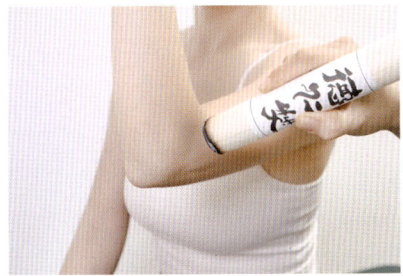

（a）定位图　　　　　　（b）艾灸图

图2-90　曲池穴

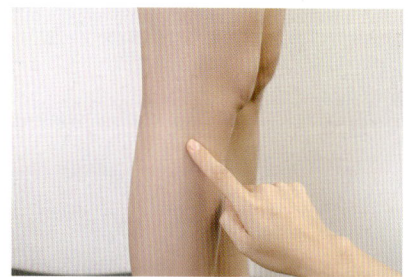
（a）定位图

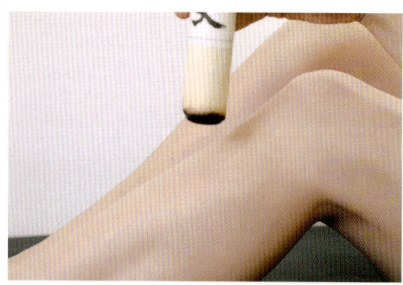
（b）艾灸图

图 2-91　阳陵泉穴

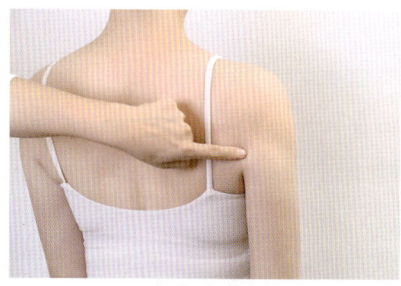
（a）定位图

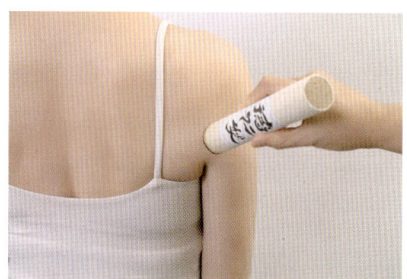
（b）艾灸图

图 2-92　肩贞穴

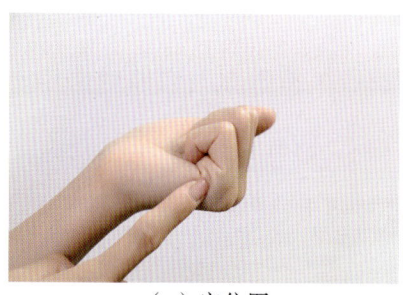
（a）定位图

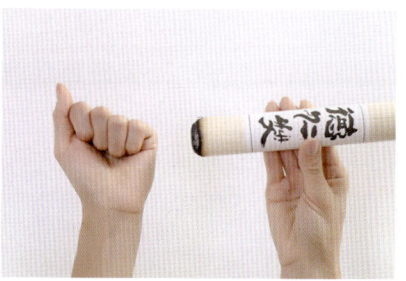
（b）艾灸图

图 2-93　后溪穴

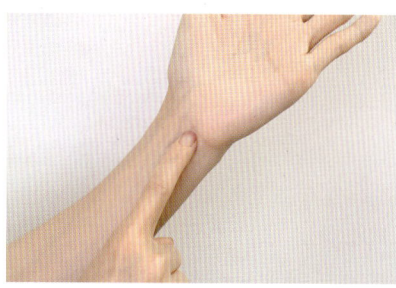
（a）定位图

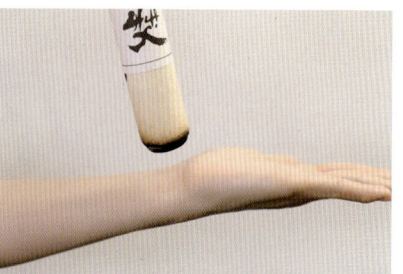
（b）艾灸图

图 2-94　神门穴

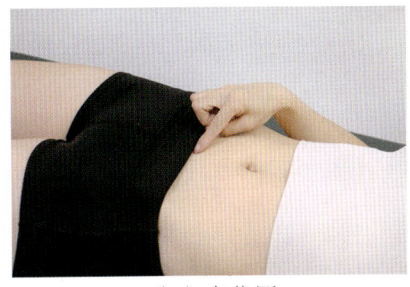 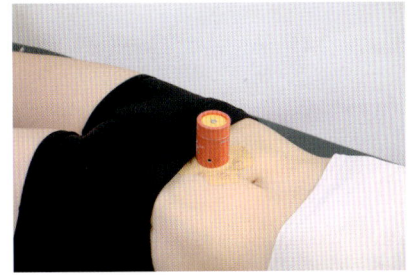

（a）定位图　　　　　　　　（b）艾灸图

图 2-95　关元穴

3. 灸法

（1）温和灸：点燃艾条，对准选定的穴位，距离皮肤 2~3 cm 进行熏烤，使局部有温热感而无灼痛为宜。每穴艾灸 10~15 min。

（2）隔姜灸：把生姜切成薄片，用针在姜片上扎若干小孔，放在穴位上，再将艾炷放在姜片上点燃施灸。每穴灸 3~5 壮。

（六）预防

1. 避免肩部过度劳累　减少长时间提重物、过度伸展肩部等行为，防止肩部肌肉疲劳。

2. 保持正确姿势　无论是坐姿还是站姿，都要保持肩部自然放松，避免含胸驼背。

3. 注意肩部保暖　避免肩部受寒，在寒冷天气中可穿厚衣服或使用披肩保护肩部。

4. 适度锻炼肩部　进行肩部的伸展、旋转等运动，增强肩部肌肉力量和关节灵活性。

5. 及时治疗肩部损伤　若肩部有外伤或劳损，应及时治疗，避免发展成肩周炎。

十一、肩胛间区疼痛

（一）解剖与功能

1. 解剖

（1）位置：肩胛间区主要是指两肩胛骨之间的区域（图 2-96）。

（2）骨骼：包括脊柱的胸椎部分以及两侧的肩胛骨。胸椎由椎体、椎弓

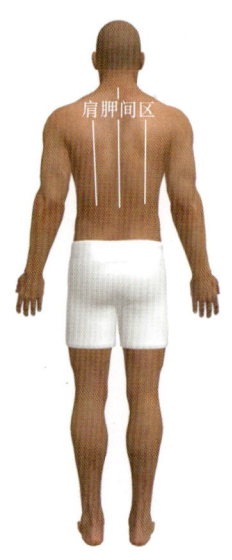

图 2-96　肩胛间区

和突起组成,起着支撑身体、保护脊髓等作用。肩胛骨为三角形扁骨,贴于胸廓后外面,参与构成肩关节。

(3)肌肉:此区域有斜方肌、菱形肌、背阔肌、竖脊肌等众多肌肉。

2. 功能

(1)肌肉功能:斜方肌、菱形肌等肌肉(图2-97)协同作用,维持肩胛骨的稳定,参与上肢的各种运动,如肩关节的外展、内收、前屈、后伸等。背阔肌和竖脊肌在维持身体姿势、进行躯干的运动等方面发挥重要作用。

(2)整体功能:肩胛间区的骨骼和肌肉共同协作,为上肢运动提供稳定的支撑,保证上肢运动的准确性和力量传递。同时,该区域的肌肉还参与呼吸运动,辅助胸廓的扩张和收缩。对胸腔内的脏器,如心脏、肺等也有一定的保护作用。

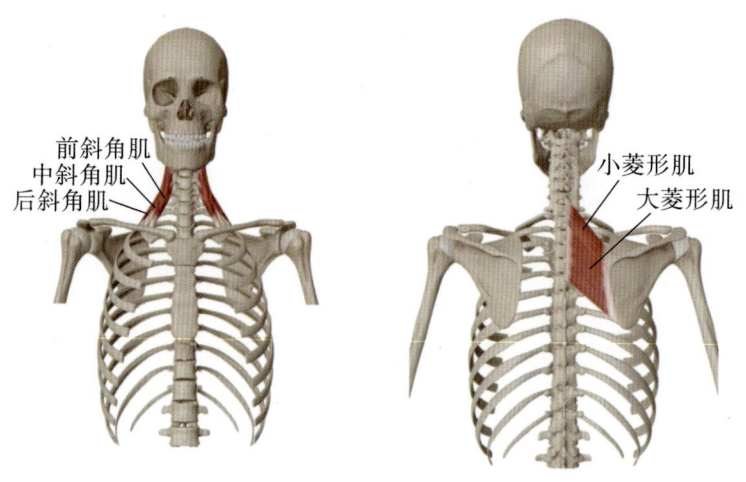

图 2-97　斜角肌和菱形肌

(二)定义

肩胛间区疼痛是指两侧肩胛骨之间区域出现的疼痛症状。这个区域包括了脊柱的胸椎部分、肩胛骨周围的肌肉、筋膜、神经等组织。疼痛可能由多种原因引起,如肌肉劳损、筋膜炎症、神经受压、脊柱病变等。疼痛的性质可以是酸痛、刺痛、胀痛、钝痛等,疼痛程度也因人而异。肩胛间区疼痛可能会影响到上肢的活动、姿势以及呼吸等功能。

(三)病因

1. 肌肉骨骼问题

(1)肌肉劳损:不良姿势或过度使用上肢致斜方肌等肌肉劳损,产生疼痛。

(2)筋膜炎症:受寒、外伤等致筋膜炎,引起疼痛及局部压痛、肌肉僵硬。

(3)脊柱病变:颈椎病可压迫神经根致放射性疼痛,胸椎病变也可导致疼痛。

(4)肩胛骨损伤:骨折、脱位或周围软组织损伤可引起疼痛。

2. 内脏疾病牵涉痛

(1)心脏疾病:如冠心病等可放射至肩胛间区,伴心悸等症状。

(2)肺部疾病:胸膜炎等可引起疼痛,随呼吸或咳嗽加重;肺癌侵犯胸膜也可致痛。

(3)消化系统疾病:胆囊炎等可放射至右肩胛间区;胃食管反流可引起胸骨后及肩胛间区疼痛。

3. 其他因素

(1)心理因素:长期情绪问题可致躯体化症状,出现疼痛。

(2)风寒湿邪侵袭:可痹阻经络,引起疼痛,遇寒加重。

(四)症状

1. 疼痛特点　性质多样,程度不一,可为酸痛、刺痛等;范围主要在肩胛间区,可向周围扩散;可为持续性或间歇性,特定情况可加重。

2. 伴随症状　肌肉紧张、僵硬,触之有压痛。与颈椎病有关时,部分患者可能出现上肢麻木、无力,活动受限,头晕、视力模糊等症状;若为内脏疾病牵涉痛,可能伴有相应内脏疾病症状,如心脏疾病可伴心悸等、肺部疾病可伴咳嗽等、消化系统疾病可伴恶心等。

(五)灸法

1. 基础穴位

大椎穴:在脊柱区,第7颈椎棘突下凹陷中,后正中线上(图2-98)。

风门穴:在脊柱区,第2胸椎棘突下,后正中线旁开1.5寸(图2-99)。

合谷穴:位于手背,第2掌骨桡侧的中点处(图2-100)。

外关穴:在前臂后区,腕背侧远端横纹上2寸,尺骨与桡骨间隙中点(图2-101)。

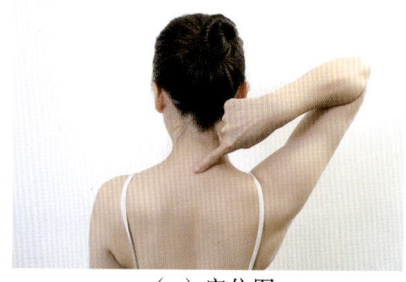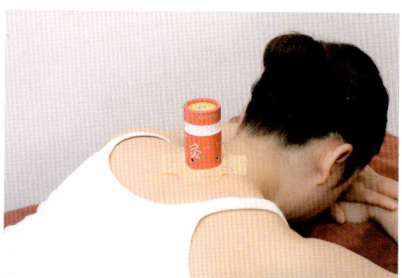

(a)定位图　　　　　　　　(b)艾灸图

图2-98　大椎穴

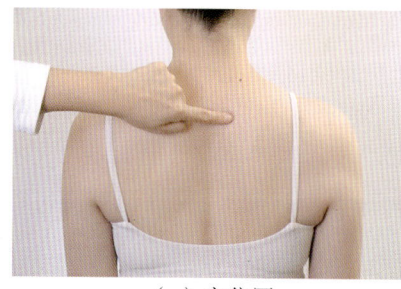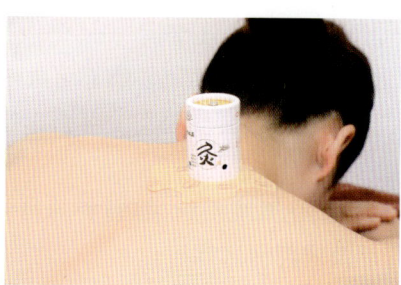

(a)定位图　　　　　　　　(b)艾灸图

图2-99　风门穴

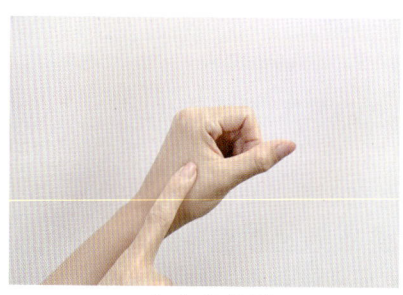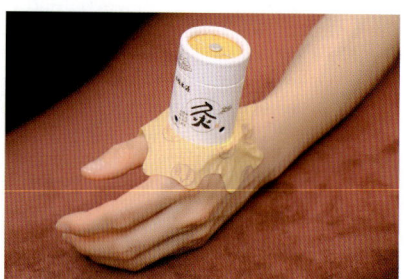

(a)定位图　　　　　　　　(b)艾灸图

图2-100　合谷穴

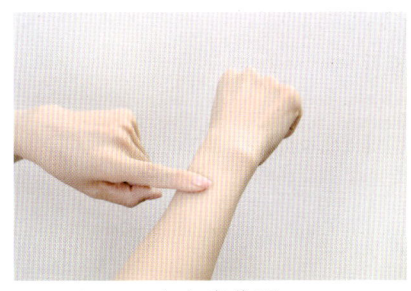
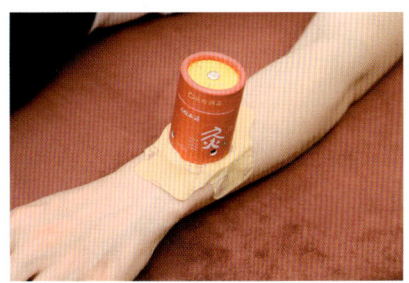

(a)定位图　　　　　　　　　（b)艾灸图

图2-101　外关穴

2.随症加穴

(1)若肌肉紧张僵硬选阳陵泉穴。

阳陵泉穴:在小腿外侧,腓骨头前下方凹陷中(图2-102)。

(2)伴有上肢麻木选肩贞穴。

肩贞穴:在肩胛区,肩关节后下方,腋后纹头直上1寸(图2-103)。

(3)若内脏疾病牵涉痛(如心脏疾病)选内关穴。

内关穴:在前臂前区,腕掌侧远端横纹上2寸,掌长肌腱与桡侧腕屈肌腱之间(图2-104)。

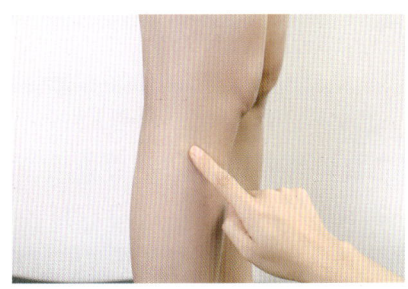
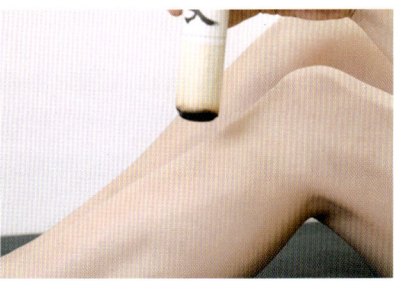

(a)定位图　　　　　　　　　（b)艾灸图

图2-102　阳陵泉穴

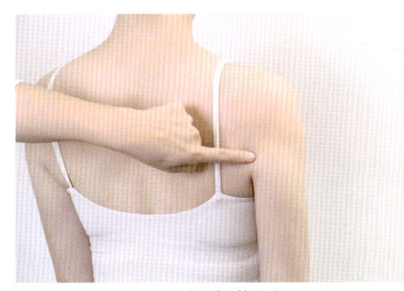
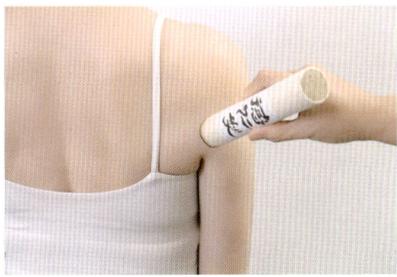

(a)定位图　　　　　　　　　（b)艾灸图

图2-103　肩贞穴

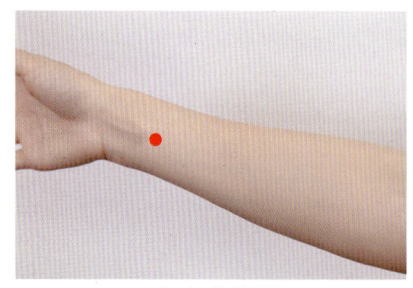 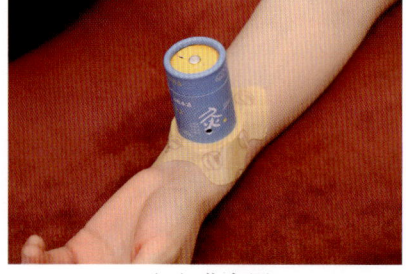

（a）定位图　　　　　　　　（b）艾灸图

图2-104　内关穴

3.灸法

（1）温和灸：点燃艾条，对准穴位，距离皮肤2～3 cm进行熏烤，使局部有温热感而无灼痛为宜。每穴艾灸10～15 min。

（2）隔姜灸：将生姜切成薄片，用针在姜片上扎若干小孔，放在穴位上，再将艾炷放在姜片上点燃施灸。每穴灸3～5壮。

（六）预防

1.保持正确姿势　避免长时间低头、弯腰驼背，坐着和站着时都要保持脊柱挺直，肩膀自然下垂。

2.适度运动　定期进行全身运动，尤其是针对肩背部的伸展和锻炼，如瑜伽、游泳等，增强肌肉力量和柔韧性。

3.避免过度劳累　不要长时间进行重复性的肩部动作，如提重物、搬东西等，注意劳逸结合。

4.注意保暖　避免肩胛间区受寒，在寒冷天气可穿厚衣服或使用披肩。

5.正确使用枕头　选择合适高度的枕头，保证睡眠时颈部和肩部的舒适。

十二、腰肌劳损

（一）解剖与功能

1.解剖

（1）腰部肌肉：主要包括竖脊肌、腰方肌、髂腰肌等。竖脊肌位于脊柱两侧，是一组强大的伸肌；腰方肌位于腰椎两侧，主要参与脊柱侧屈运动；髂腰肌由髂肌和腰大肌组成，主要作用是屈髋。这些肌肉通过肌腱附着在腰椎、骨盆等骨骼上，形成了一个复杂的肌肉系统，共同维持腰部的稳定性和运动功能(图2-105)。

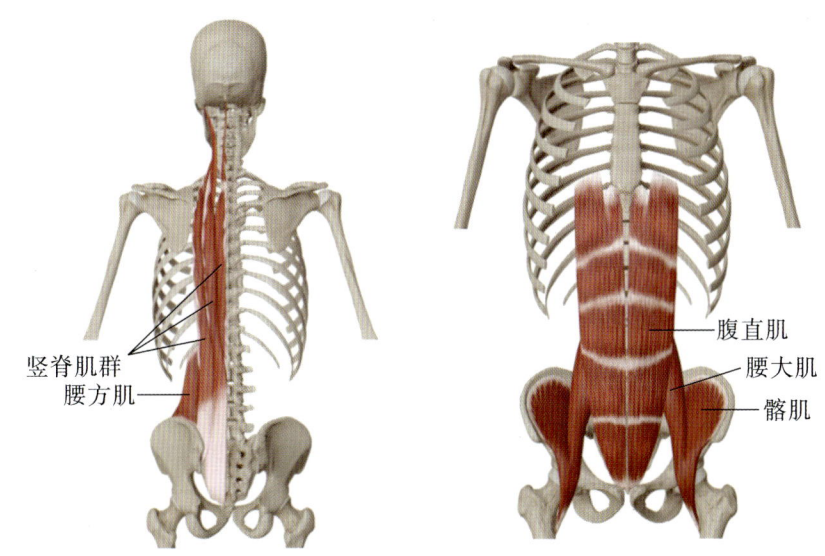

图2-105　腰部肌肉

(2)腰椎结构：腰椎由椎体、椎弓、关节突等组成。椎体之间有椎间盘,起到缓冲和支撑的作用。关节突关节连接相邻的椎体,允许腰椎进行一定程度的屈伸、侧屈和旋转运动(图2-106)。

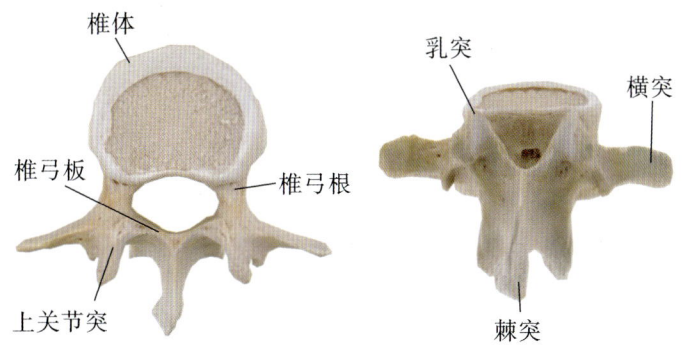

图2-106　腰部结构

2.功能

(1)维持身体姿势：腰部肌肉协同作用,维持身体的直立姿势,抵抗重力的作用。在站立、行走、坐着等各种姿势下,腰部肌肉都需要持续收缩以保持身体的平衡和稳定。

(2)参与腰部运动:腰部肌肉参与腰椎的屈伸、侧屈和旋转运动。例如,弯腰、后仰、侧屈身体等动作都需要腰部肌肉的收缩和舒张来完成。同时,腰部肌肉还与髋部和腹部肌肉协同作用,完成更加复杂的动作,如弯腰搬重物、转身等。

(3)保护腰椎:腰部肌肉可以为腰椎提供支撑和保护,减少腰椎受到的外力冲击。在运动或受到外力作用时,腰部肌肉能够迅速收缩,稳定腰椎,防止腰椎受伤。

(二)定义

腰肌劳损是由于腰部肌肉及其附着点的积累性损伤,引起的局部慢性无菌性炎症。

(三)病因

1. 慢性炎症　腰部长期负荷过重或姿势不良使腰部肌肉组织长期处于紧张状态,刺激局部形成损伤性炎症,导致腰肌劳损发生。

2. 腰部突发扭转　突发扭转导致局部肌肉、韧带组织受损,若未得到合适的治疗,则有可能迁延为慢性损伤,导致腰肌劳损。

3. 其他　先天畸形、久坐久站、长期伏案工作等也会增加腰部负担,诱发腰肌劳损。

(四)症状

1. 腰痛　由于腰部肌肉长期紧绷或者发生损伤,患者会有持续性腰部不适和腰背部疼痛。常表现为酸痛、胀痛、隐痛、钝痛或腰肌无力,于劳累后加重,休息后减轻。

2. 活动受限　如果病情较严重,可能会表现为活动受限,如屈曲、伸展角度变小,左右旋转不灵活,不能久坐、久站,不能长时间弯腰等。

(五)灸法

1. 基础穴位

肾俞穴:在脊柱区,第2腰椎棘突下,后正中线旁开1.5寸(图2-107)。

委中穴:在膝后区,腘横纹中点(图2-108)。

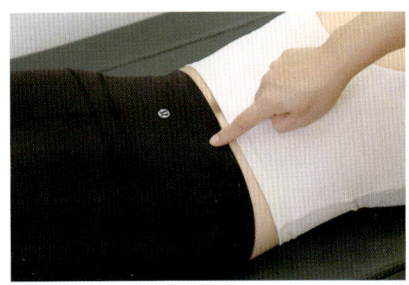
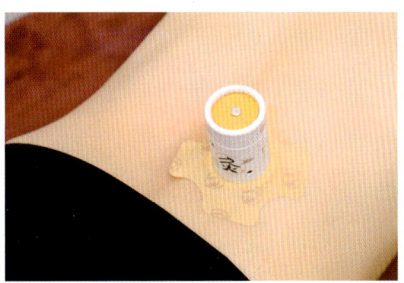

(a)定位图　　　　　　　　　（b）艾灸图

图 2-107　肾俞穴

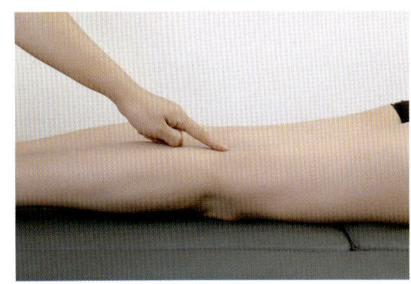
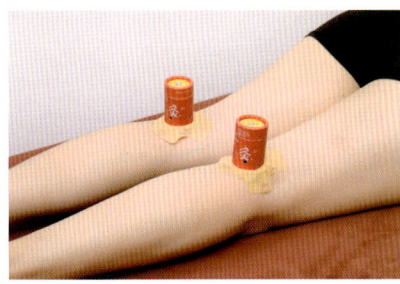

(a)定位图　　　　　　　　　（b）艾灸图

图 2-108　委中穴

2. 随症加穴

(1)若腰部僵硬明显选以下穴位。

阳陵泉穴：在小腿外侧,腓骨头前下方凹陷中(图 2-109)。

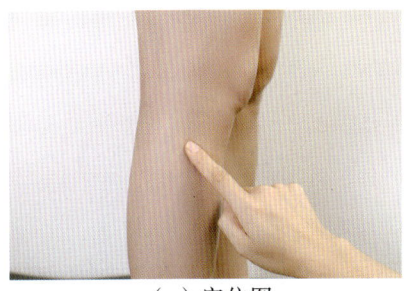
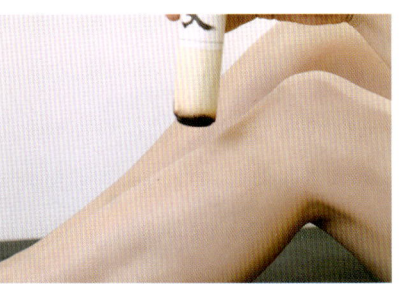

(a)定位图　　　　　　　　　（b）艾灸图

图 2-109　阳陵泉穴

承山穴：在小腿后区,腓肠肌两肌腹与肌腱交角处(图 2-110)。
昆仑穴：在踝区,外踝尖与跟腱之间的凹陷中(图 2-111)。

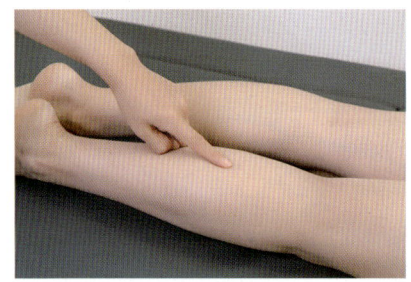 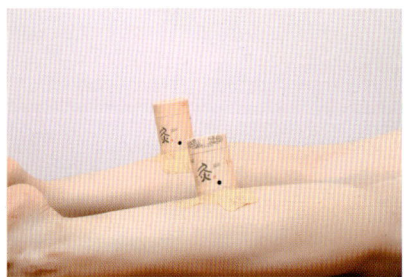

（a）定位图　　　　　　　　　（b）艾灸图

图2-110　承山穴

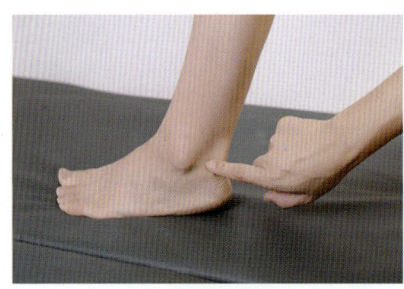 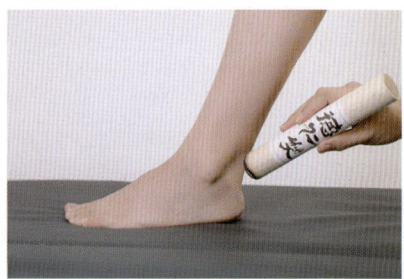

（a）定位图　　　　　　　　　（b）艾灸图

图2-111　昆仑穴

（2）若伴有下肢麻木选以下穴位。

环跳穴：在臀区，股骨大转子最凸点与骶管裂孔连线的外1/3与内2/3交点处（图2-112）。

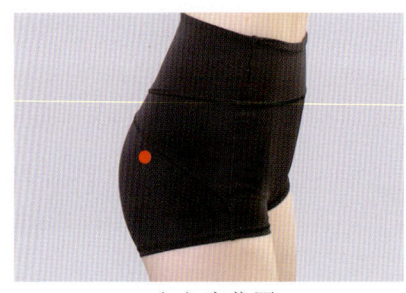 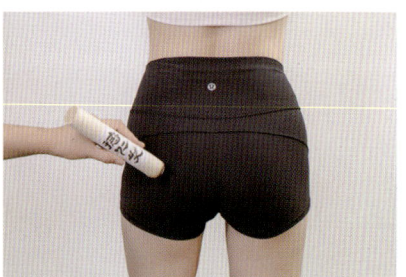

（a）定位图　　　　　　　　　（b）艾灸图

图2-112　环跳穴

风市穴：在股部，髌底上7寸，直立垂手，掌心贴于大腿时，中指尖所指凹陷中(图2-113)。

悬钟穴:在小腿外侧,外踝尖上3寸,腓骨前缘(图2-114)。

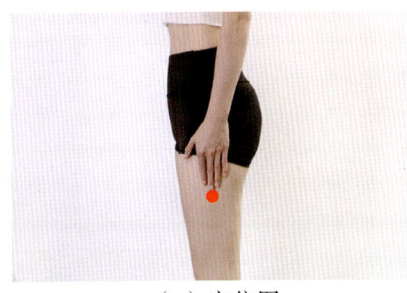

(a)定位图

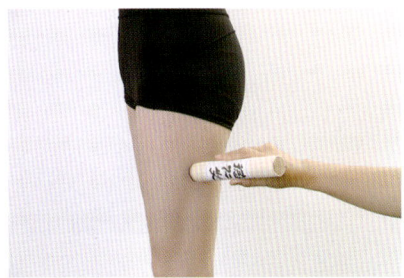

(b)艾灸图

图2-113 风市穴

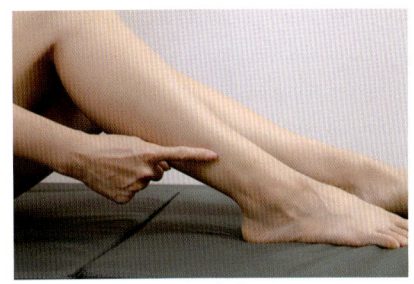

(a)定位图

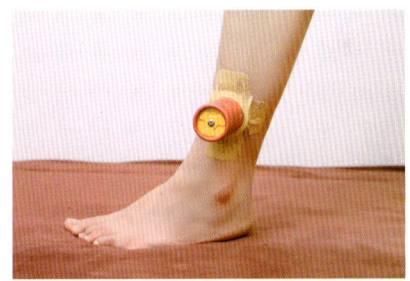

(b)艾灸图

图2-114 悬钟穴

(3)若遇寒加重选关元穴。

关元穴:在下腹部,脐中下3寸,前正中线上,可培补元气(图2-115)。

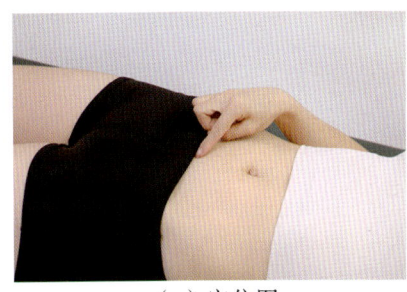

(a)定位图

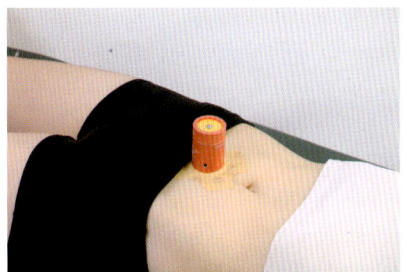

(b)艾灸图

图2-115 关元穴

(4)若腰膝酸软无力选足三里穴。

足三里穴:在小腿外侧,犊鼻下3寸,胫骨前嵴外1横指处(图2-116)。

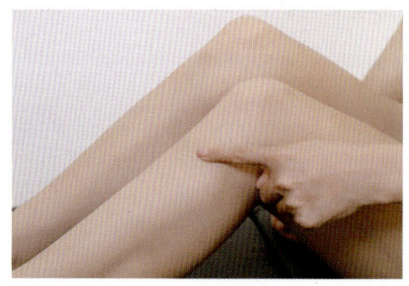
(a) 定位图

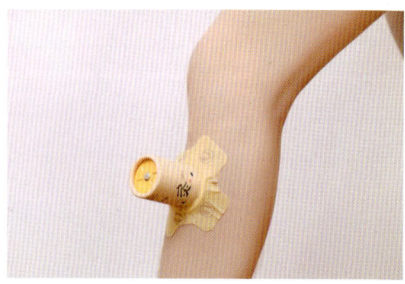
(b) 艾灸图

图2-116 足三里穴

3. 灸法

(1) 温和灸:点燃艾条,对准选定的穴位,距离皮肤 2～3 cm 进行熏烤,使局部有温热感而无灼痛为宜。每穴艾灸 10～15 min。

(2) 隔姜灸:把生姜切成薄片,用针在姜片上扎若干小孔,放在穴位上,再将艾炷放在姜片上点燃施灸。每穴灸 3～5 壮。

(六)预防

1. 避免久坐久站　定时活动,减少腰部肌肉长时间处于紧张状态。
2. 保持正确姿势　站立时挺胸收腹,坐姿端正,避免弯腰驼背。
3. 适度运动锻炼　如游泳、瑜伽等,增强腰部肌肉力量。
4. 避免腰部过度负重　搬重物时采用正确姿势,避免突然用力。
5. 注意腰部保暖　避免受寒,可使用护腰等保暖措施。

十三、腰椎间盘突出症

(一)解剖与功能

1. 解剖

(1) 腰椎结构:腰椎由椎体、椎弓、关节突、椎间盘等组成。椎体是腰椎的主要承重结构,椎弓与椎体共同围成椎孔,容纳脊髓和神经根。关节突关节连接相邻的椎体,允许腰椎进行一定程度的屈伸、侧屈和旋转运动。

(2) 椎间盘:位于相邻椎体之间,是一个富有弹性的结构,由髓核、纤维环和软骨板组成。

(3) 髓核:是一种胶状物质,位于椎间盘的中央。髓核富含水分,具有良好的弹性和抗压能力,在承受压力时能够变形,起到缓冲和减震的作用。

(4)纤维环:由多层纤维软骨组成,围绕髓核呈同心圆排列。纤维环坚韧而有弹性,能够束缚髓核,防止其向外突出。同时,纤维环还能够承受来自脊柱各个方向的压力,维持椎间盘的稳定性。

(5)软骨板:位于椎间盘的上下两面,与相邻的椎体紧密结合。软骨板具有一定的弹性和通透性,能够为椎间盘提供营养物质,并参与椎间盘的代谢活动。

(6)神经根:腰椎神经根从脊髓发出,通过椎间孔穿出椎管。每个腰椎节段都有相应的神经根,负责支配下肢的感觉和运动功能。当腰椎间盘突出时,突出的椎间盘组织可能会压迫神经根,导致下肢疼痛、麻木、无力等症状(图2-117)。

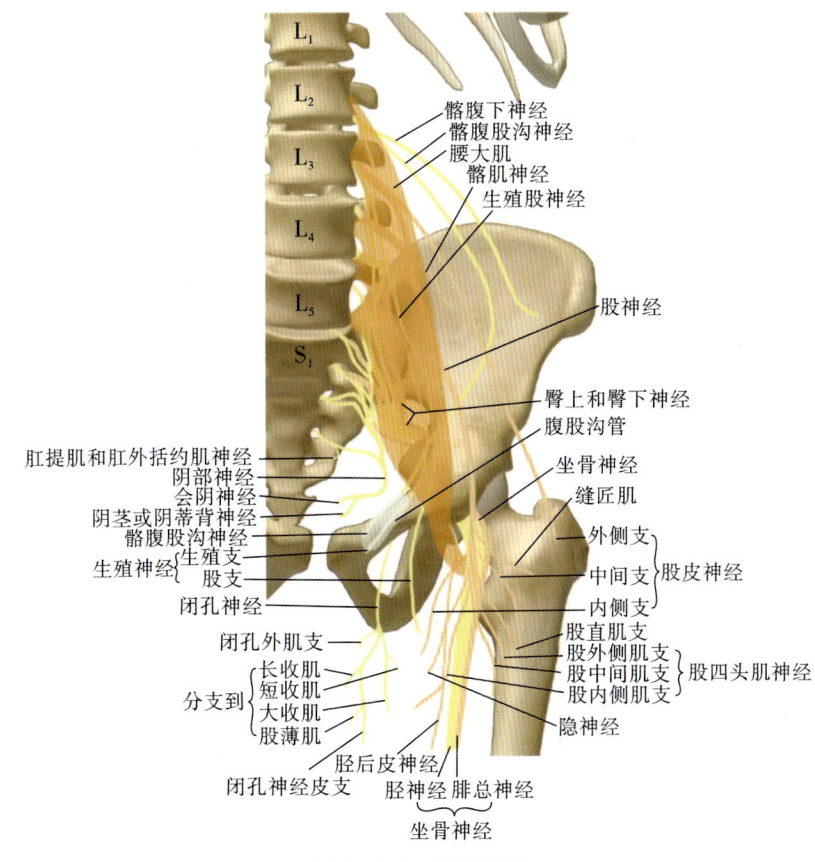

图2-117 腰椎神经

2. 功能

(1) 支撑身体：腰椎是人体躯干的重要组成部分，承担着上半身的重量，将身体的重力传递到下肢。椎间盘在其中起到了关键的缓冲作用，能够均匀地分散压力，保护椎体免受过度的压力损伤。

(2) 维持姿势：腰椎与周围的肌肉、韧带等组织协同作用，维持身体的直立姿势，抵抗重力的作用。椎间盘的弹性能够适应不同的姿势变化，保持脊柱的生理曲度。

(3) 参与运动：腰椎参与脊柱的屈伸、侧屈和旋转运动，同时也与髋部和下肢的运动密切相关。行走、跑步、弯腰、转身等活动中，椎间盘能够随着脊柱的运动而变形，提供一定的活动度和灵活性。同时，椎间盘还能够限制过度的运动，保护脊柱免受损伤。

(二) 定义

腰椎间盘突出症是骨科的一种常见病、多发病，指椎间盘发生退行性改变，而失去原有的弹性，不能承担原来承受的压力，在过度劳损、体位剧变等因素下，椎间盘向外突出，刺激和压迫脊神经根、脊髓，所产生的一系列症状群。

(三) 病因

1. 慢性损伤　积累损伤是椎间盘退变的主要原因。反复弯腰、扭转等动作最易引起椎间盘损伤。汽车驾驶员长期处于坐位，以及建筑工人等体力劳动者腰部过度负荷，易引发腰椎退行性病变。

2. 妊娠　孕妇在妊娠期体重增长，腹压增高，肌肉韧带保护作用减弱，而腰骶部又承受比平时更大的应力，易诱发腰椎间盘突出。

3. 其他　遗传、发育异常等因素也会诱发该疾病。

(四) 症状

椎间盘突出症患者可能有下肢麻木、下肢无力、下腰及腰骶部持续性钝痛，且在休息后能够缓解。除此之外，根据椎间盘突出的程度及位置，可能有坐骨神经痛、间歇性跛行以及马尾综合征等症状。

(五) 灸法

1. 基础穴位

肾俞穴：在脊柱区，第 2 腰椎棘突下，后正中线旁开 1.5 寸（图 2-118）。

大肠俞穴：在脊柱区，第 4 腰椎棘突下，后正中线旁开 1.5 寸（图 2-119）。

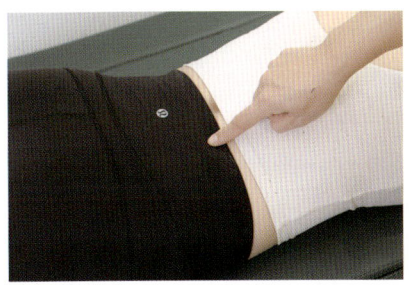 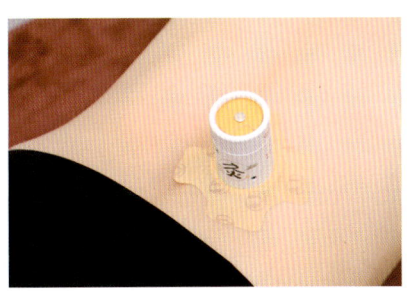

（a）定位图　　　　　　　　（b）艾灸图

图 2-118　肾俞穴

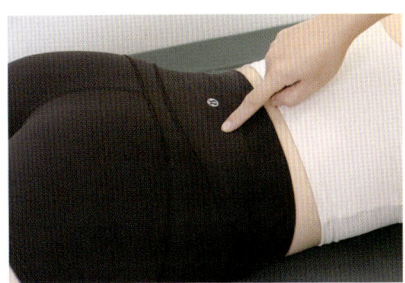 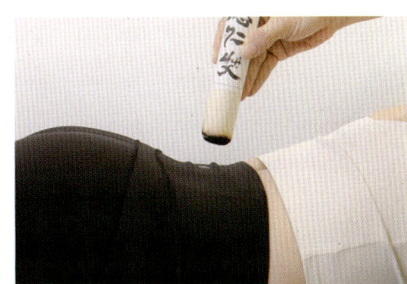

（a）定位图　　　　　　　　（b）艾灸图

图 2-119　大肠俞穴

2. 随症加穴

（1）若下肢麻木选以下穴位。

环跳穴：在臀区，股骨大转子最凸点与骶管裂孔连线的外 1/3 与内 2/3 交点处（图 2-120）。

阳陵泉穴：在小腿外侧，腓骨头前下方凹陷中（图 2-121）。

悬钟穴：在小腿外侧，外踝尖上 3 寸，腓骨前缘（图 2-122）。

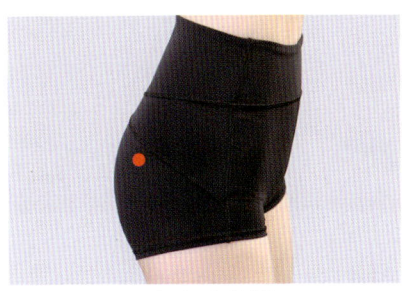 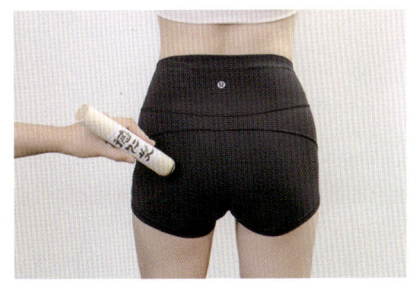

（a）定位图　　　　　　　　（b）艾灸图

图 2-120　环跳穴

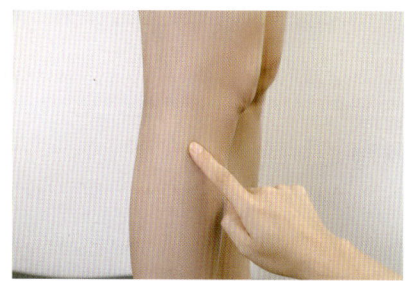 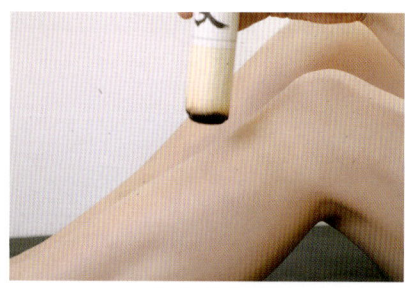

(a)定位图　　　　　　　　（b)艾灸图

图2-121　阳陵泉穴

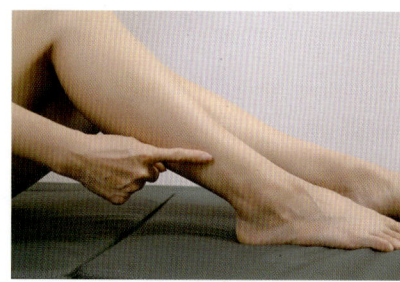 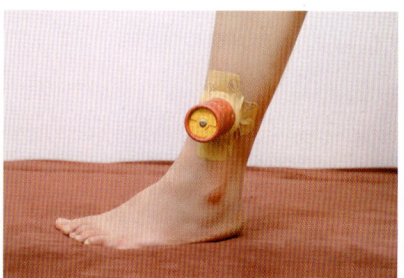

(a)定位图　　　　　　　　（b)艾灸图

图2-122　悬钟穴

(2)若腰部僵硬选以下穴位。

委中穴:在膝后区,腘横纹中点(图2-123)。

承山穴:在小腿后区,腓肠肌两肌腹与肌腱交角处(图2-124)。

昆仑穴:在踝区,外踝尖与跟腱之间的凹陷中(图2-125)。

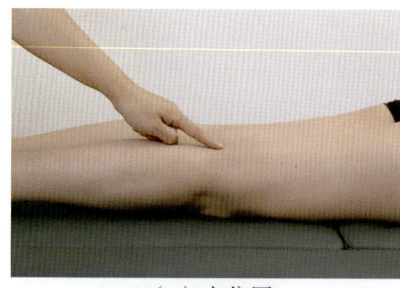 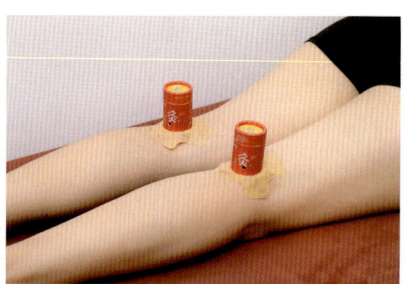

(a)定位图　　　　　　　　（b)艾灸图

图2-123　委中穴

第二章 肌骨相关疾病

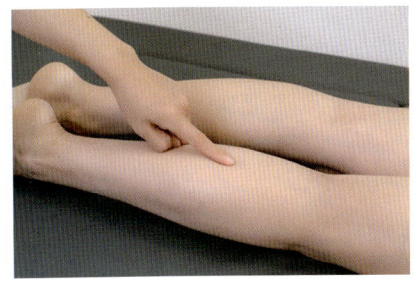 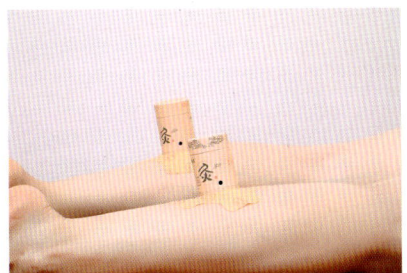

（a）定位图　　　　　　　　　（b）艾灸图

图2-124　承山穴

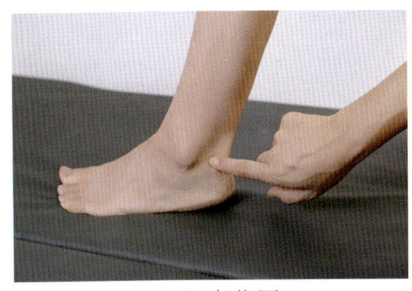 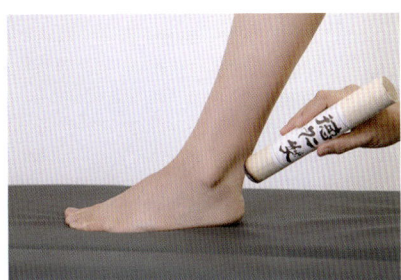

（a）定位图　　　　　　　　　（b）艾灸图

图2-125　昆仑穴

（3）若伴有下肢发凉选以下穴位。

足三里穴：在小腿外侧，犊鼻下3寸，胫骨前嵴外1横指处（图2-126）。

关元穴：在下腹部，脐中下3寸，前正中线上（图2-127）。

（4）若伴有腰部无力选以下穴位。

命门穴：在脊柱区，第2腰椎棘突下凹陷中（图2-128）。

腰阳关穴：在脊柱区，第4腰椎棘突下凹陷中（图2-129）。

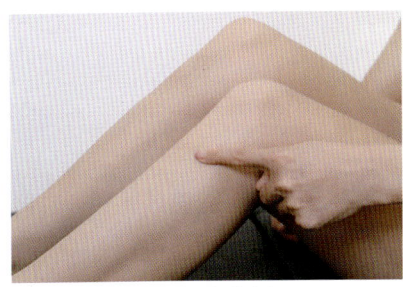 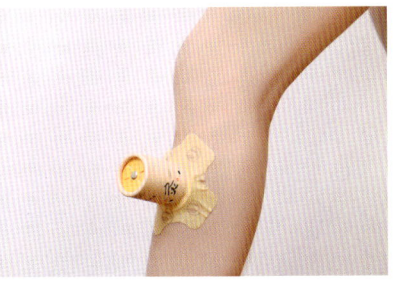

（a）定位图　　　　　　　　　（b）艾灸图

图2-126　足三里穴

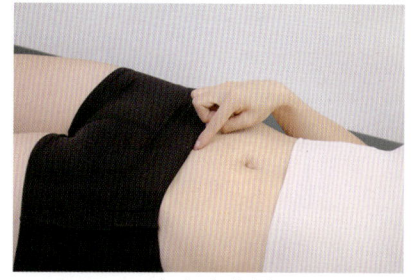
（a）定位图

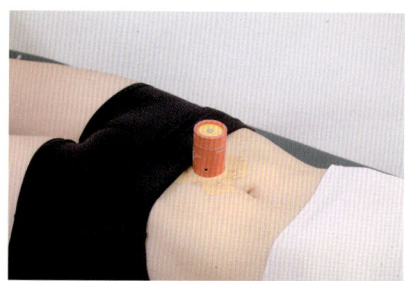
（b）艾灸图

图 2-127　关元穴

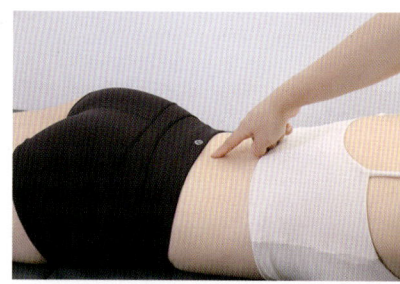
（a）定位图

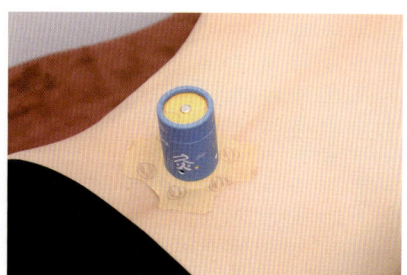
（b）艾灸图

图 2-128　命门穴

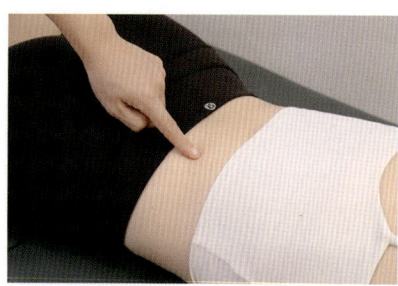
（a）定位图

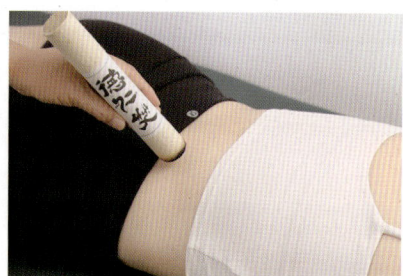
（b）艾灸图

图 2-129　腰阳关穴

3. 灸法

（1）温和灸：点燃艾条，对准穴位，距离皮肤 2～3 cm 进行熏烤，使局部有温热感而无灼痛为宜。每穴艾灸 10～15 min。

（2）隔姜灸：将生姜切成薄片，用针在姜片上扎若干小孔，放在穴位上，再将艾炷放在姜片上点燃施灸。每穴灸 3～5 壮。

(六)预防

1. 多吃蔬菜、水果及钙量丰富的食品　如牛奶、奶制品、虾皮、海带、芝麻酱、豆制品等。

2. 防止过度劳累　防止腰腿受寒。可进行适度正常活动,避免高强度、反复旋转、弯腰等运动。妊娠期妇女减少劳作及弯腰活动。

十四、急性腰扭伤

(一)解剖与功能

1. 解剖

(1)腰部骨骼:腰椎由椎体、椎弓、关节突等组成。椎体承担身体重量,关节突关节允许腰椎进行一定范围的屈伸、侧屈和旋转运动。骨盆与腰椎相连,对腰部起到支撑和稳定作用。

(2)腰部肌肉:竖脊肌位于脊柱两侧,是维持脊柱直立和腰部稳定的重要肌肉。腰方肌在腰椎两侧,参与脊柱侧屈运动。髂腰肌由髂肌和腰大肌组成,主要负责屈髋动作。

(3)腰部韧带:棘上韧带连接各棘突尖端,限制脊柱过度前屈。棘间韧带连接相邻棘突,维持脊柱的稳定性。前纵韧带和后纵韧带分别位于椎体的前方和后方,防止脊柱过度伸展和压缩。

2. 功能

(1)支撑和稳定:腰部骨骼、肌肉和韧带共同作用,支撑身体的上半身重量,并保持腰部的稳定性。

(2)运动功能:①屈伸,通过腰椎的关节活动和肌肉收缩,实现腰部的前屈和后伸动作。②侧屈,腰方肌等肌肉收缩可使腰部向一侧弯曲。③旋转,腰椎的关节和周围肌肉协同作用,完成腰部的旋转动作。

(3)保护内脏器官:腰部的结构对腹腔和盆腔内的内脏器官起到一定的保护作用。

(二)定义

急性腰扭伤是指腰部突然受到强大外力所致的腰部软组织损伤。

(三)病因

1. 负重过大或用力过猛　腰椎承受人体上半身的重量,是上下半身的枢纽,活动范围大。躯干活动负重过大或用力过猛时,即可导致腰部肌肉强烈收缩,引起肌肉、筋膜、椎间盘、小关节等腰部组织损伤。

2. 腰椎肌肉退化　肌纤维弹性及韧性降低,抗牵拉能力差,受到中度暴力即可导致腰部损伤。

3. 其他　腰椎退行性病变、外伤、哺乳期等。

(四)症状

(1)腰部持续性剧烈疼痛,多在损伤后即刻出现,少数可在次日发病。

(2)腰部肌肉损伤或韧带拉伤后未及时处理会造成内部局限性出血,导致局部肌肉肿胀和僵硬。

(3)多数患者因腰部肌肉损伤可伴有明显的腰部活动受限情况,即不能进行腰部的前屈、后伸、旋转等动作。

(五)灸法

1. 基础穴位

肾俞穴:在脊柱区,第2腰椎棘突下,后正中线旁开1.5寸(图2-130)。

委中穴:在膝后区,腘横纹中点(图2-131)。

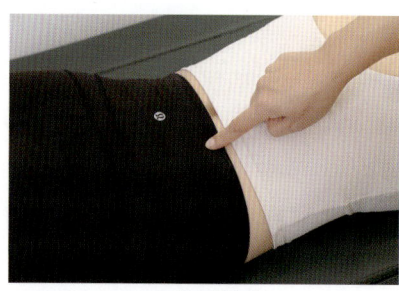
(a)定位图

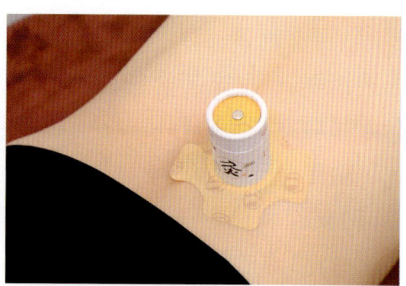
(b)艾灸图

图2-130　肾俞穴

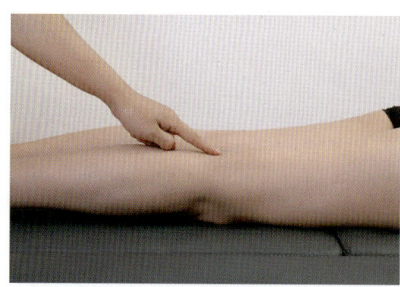
(a)定位图

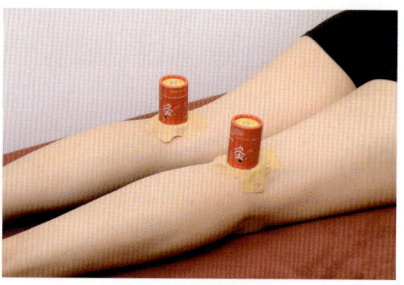
(b)艾灸图

图2-131　委中穴

2. 随症加穴

(1) 若腰部僵硬明显选以下穴位。

阳陵泉穴：在小腿外侧，腓骨头前下方凹陷中（图 2-132）。

承山穴：在小腿后区，腓肠肌两肌腹与肌腱交角处（图 2-133）。

(2) 若伴有瘀血表现（如局部青紫）选以下穴位。

血海穴：在股前区，髌底内侧端上 2 寸，股内侧肌隆起处（图 2-134）。

膈俞穴：在脊柱区，第 7 胸椎棘突下，后正中线旁开 1.5 寸（图 2-135）。

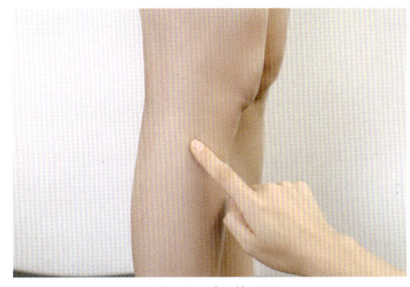 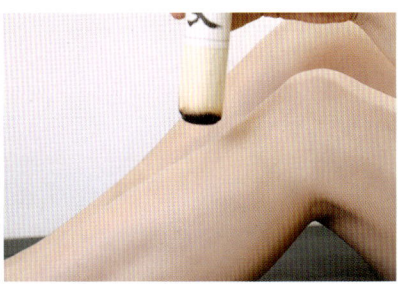

（a）定位图　　　　　　　　　（b）艾灸图

图 2-132　阳陵泉穴

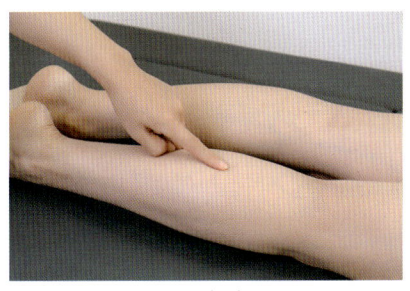 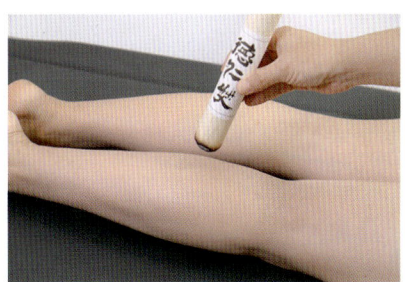

（a）定位图　　　　　　　　　（b）艾灸图

图 2-133　承山穴

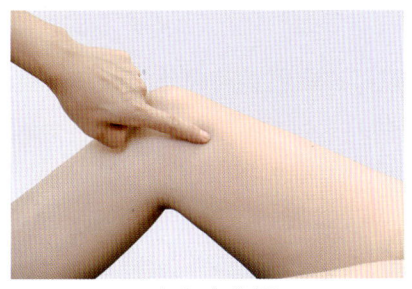 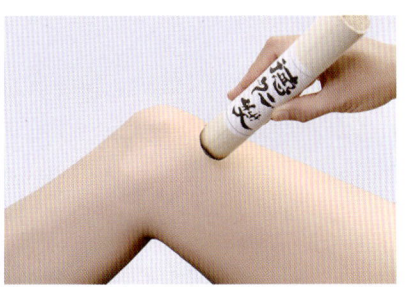

（a）定位图　　　　　　　　　（b）艾灸图

图 2-134　血海穴

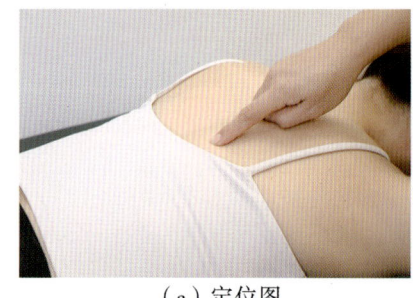 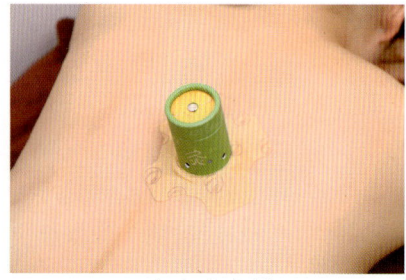

（a）定位图　　　　　　　　（b）艾灸图

图 2-135　膈俞穴

3. 灸法

（1）温和灸：点燃艾条，对准选定的穴位，距离皮肤 2~3 cm 进行熏烤，使局部有温热感而无灼痛为宜。每穴艾灸 10~15 min。

（2）隔姜灸：将生姜切成薄片，用针在姜片上扎若干小孔，放在穴位上，再将艾炷放在姜片上点燃施灸。每穴灸 3~5 壮。

（六）预防

1. 适当运动　应适当运动，避免剧烈运动和无保护措施下的负重运动。

2. 活动前热身　进行运动或重体力劳动前应提前进行热身，适当地伸展身体、转动腰部、活动腿部肌肉等。

3. 避免不当的发力方式　在搬运重物时，应屈膝下蹲，利用臀、腿部力量起身。

十五、梨状肌综合征

（一）解剖与功能

1. 解剖

（1）梨状肌位置：梨状肌位于臀部深层，起自骶骨前面外侧部，向外经坐骨大孔出骨盆，止于股骨大转子（图 2-136）。

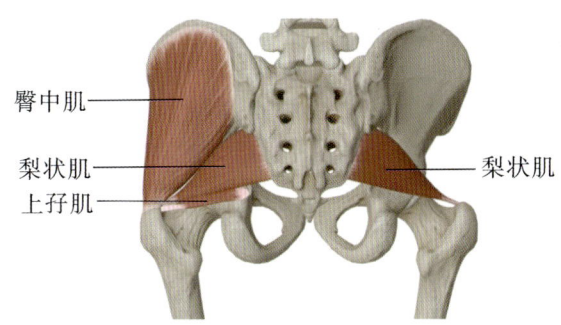

图 2-136　梨状肌

（2）与周围结构的关系：梨状肌与坐骨神经关系密切，坐骨神经大多从梨状肌下孔穿出骨盆，走向大腿后侧（图 2-137）。

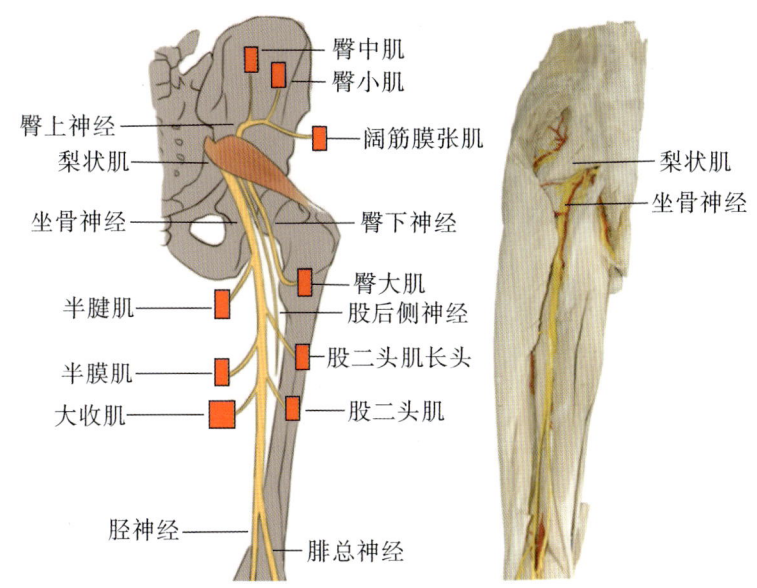

图 2-137　梨状肌与坐骨神经

2. 功能

（1）参与髋关节的外旋运动：梨状肌收缩时可使髋关节外旋，在行走、跑步等活动中发挥重要作用。

（2）维持骨盆的稳定性：与臀部其他肌肉协同作用，帮助维持骨盆在站立、行走等姿势下的稳定。

(二)定义

梨状肌是髋关节外旋肌群中最上方的一组肌肉,坐骨神经大部分需要经梨状肌下缘出骨盆,然后走行于大腿后方,支配大腿后侧及膝以下区域的运动和感觉。梨状肌综合征是指坐骨神经在梨状肌区域受到卡压的一种综合征,主要表现为患侧臀部疼痛及下肢放射性疼痛,在下肢神经慢性损伤中最多见(图2-138)。

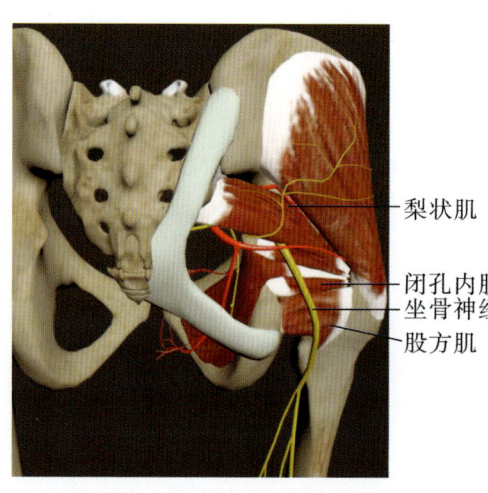

图2-138 坐骨神经走行模式

(三)病因

原发性梨状肌综合征的原因包括以下几个方面。

1. 创伤 臀部或臀部区域的创伤。

2. 梨状肌肥大 常见于运动员在举重需求增加或赛季前训练期间。

3. 久坐 常见于出租车司机、上班族、骑自行车的人。

4. 解剖异常 ①坐骨神经高位分支:坐骨神经在骨盆内近端处分裂为胫神经和腓总神经,分支穿梨状肌、在其下方,或分处上下方,这种解剖变异易引发梨状肌综合征。②二分梨状肌:正常梨状肌为单一结构,二分梨状肌在发育中分裂成两个独立肌束,改变与神经、血管的解剖关系,增加压迫坐骨神经风险,诱发梨状肌综合征。③坐骨神经走行及分支变异:梨状肌区域坐骨神经走行异常,不按正常路径穿梨状肌下孔,或分支模式异常,打破与梨状肌的力学平衡,使坐骨神经易被卡压,引发梨状肌综合征。

(四)症状

患者多有臀部外伤或受凉史,女性多见,最典型的症状为臀深部疼痛和坐骨神经支配区的放射痛,咳嗽、喷嚏或腹压增加会加重疼痛。严重者,患肢不能伸直,自觉下肢短缩,步履跛行,病史较长者可伴有患肢肌肉萎缩。

值得注意的是,部分患者伴有性功能障碍或会阴部麻木,是因上述阴部神经受刺激导致的。由于国人在这方面比较隐晦,所以问病史时,应反复询问确认。

查体可发现:腰部活动无障碍,无压痛和放射痛点;臀部压痛点沿梨状肌走行分布;急性患者梨状肌呈局限性隆起,指触钝、厚,压痛十分明显;慢性患者臀部肌肉萎缩,触摸梨状肌时局部有空虚感,肌纤维束局限性变硬,弹性降低,压痛轻于急性患者。

(五)灸法

1. 基础穴位

环跳穴:在臀区,股骨大转子最凸点与骶管裂孔连线的外1/3与内2/3交点处(图2-139)。

委中穴:在膝后区,腘横纹中点(图2-140)。

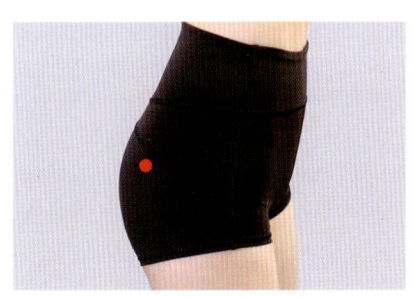
(a)定位图

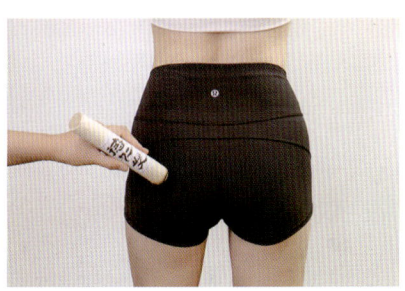
(b)艾灸图

图2-139 环跳穴

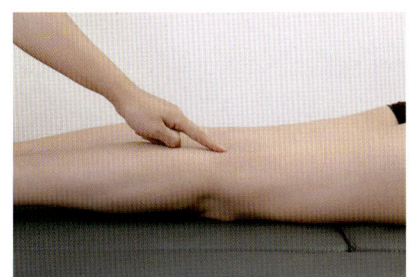
(a)定位图

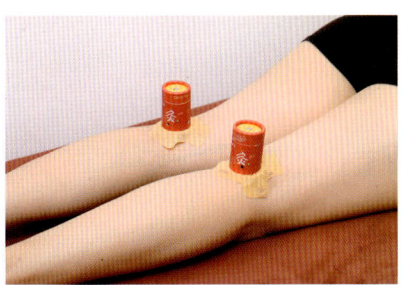
(b)艾灸图

图2-140 委中穴

2.随症加穴

(1)若下肢麻木选以下穴位。

阳陵泉穴:在小腿外侧,腓骨头前下方凹陷中(图2-141)。

悬钟穴:在小腿外侧,外踝尖上3寸,腓骨前缘(图2-142)。

(2)若臀部肌肉紧张选以下穴位。

承扶穴:在臀横纹中点(图2-143)。

殷门穴:在大腿后面,承扶与委中的连线上,承扶下6寸(图2-144)。

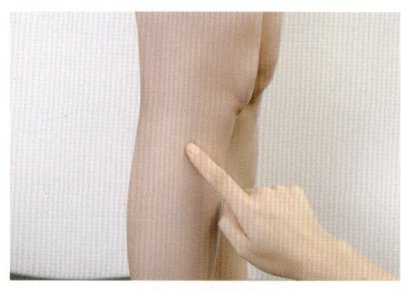 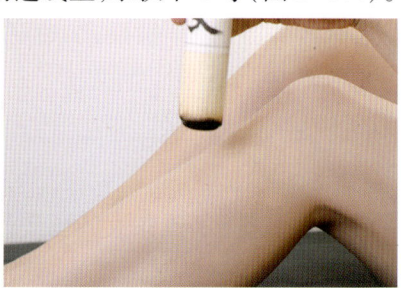

(a)定位图　　　　　(b)艾灸图

图2-141　阳陵泉穴

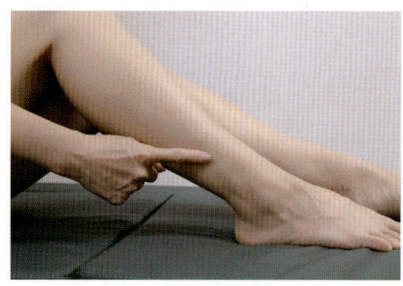 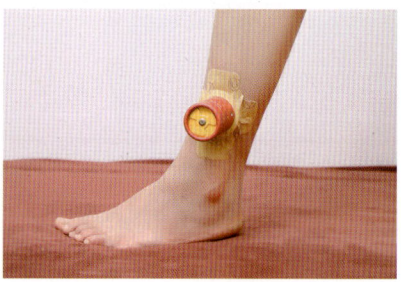

(a)定位图　　　　　(b)艾灸图

图2-142　悬钟穴

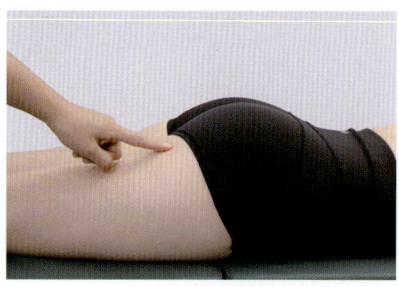 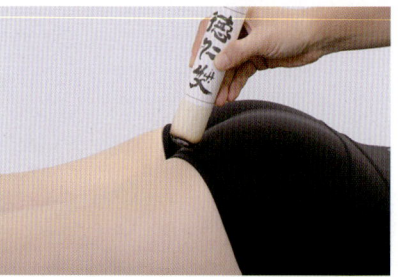

(a)定位图　　　　　(b)艾灸图

图2-143　承扶穴

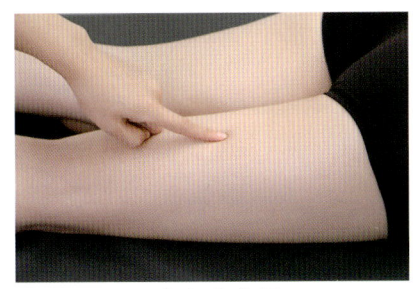 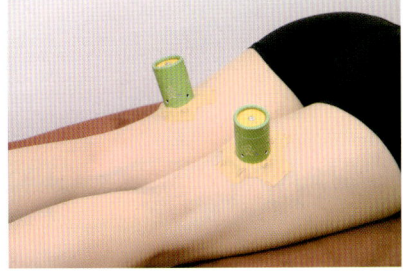

（a）定位图　　　　　　　（b）艾灸图

图 2-144　殷门穴

3. 灸法

（1）温和灸：点燃艾条，对准穴位，距离皮肤 2~3 cm 进行熏烤，使局部有温热感而无灼痛为宜。每穴艾灸 10~15 min。

（2）隔姜灸：把生姜切成薄片，用针在姜片上扎若干小孔，放在穴位上，再将艾炷放在姜片上点燃施灸。每穴灸 3~5 壮。

（六）预防

保持良好的生活方式，积极进行锻炼有助于梨状肌综合征的预防，如在运动中注意运动规范，避免暴力或者不协调动作；避免久坐、久站和长时间深蹲，下蹲弯腰搬重物时注意体位等。

十六、膝关节创伤性滑膜炎

（一）解剖与功能

1. 解剖　膝关节是人体最大、最复杂的关节之一。其主要结构包括股骨、胫骨、髌骨以及周围的韧带、肌肉、半月板和滑膜等组织。滑膜是一层薄而柔软的组织，覆盖在关节囊的内表面，包括股骨髁、胫骨平台、髌骨的关节面以及关节内的交叉韧带和半月板等结构。滑膜富含血管和淋巴管，能够产生和分泌滑液，滑液起到润滑关节、减少摩擦、营养关节软骨和半月板的作用（图 2-145）。

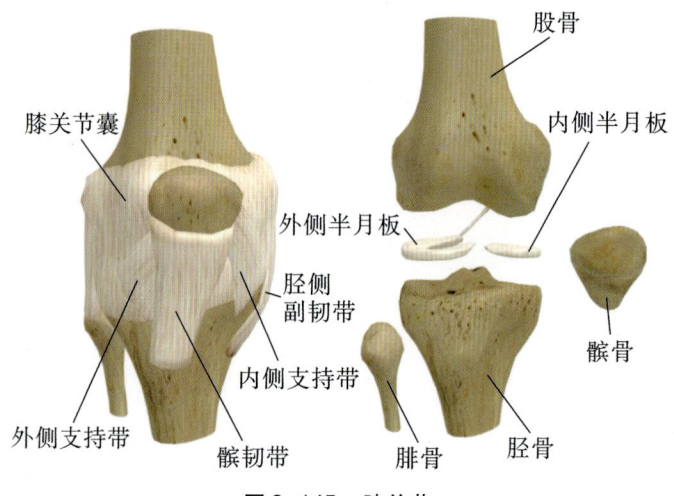

图 2-145 膝关节

2. 功能

(1) 润滑关节：滑膜分泌的滑液在关节运动时起到润滑作用，减少关节面之间的摩擦，使关节运动更加顺畅。

(2) 营养关节软骨和半月板：滑液中含有营养物质，能够为关节软骨和半月板提供营养，维持它们的正常代谢和功能。

(3) 吸收震荡：在关节承受外力时，滑液可以起到一定的缓冲作用，吸收部分震荡，保护关节结构。

(4) 免疫防御：滑膜中的免疫细胞可以识别和清除进入关节内的病原体和异物，起到免疫防御的作用。

(二) 定义

膝关节创伤性滑膜炎是指膝关节囊纤维的内衬滑膜在外伤后引起的滑膜非感染性炎症反应。

(三) 病因

1. 直接暴力或间接暴力　直接暴力或间接暴力致膝关节骨折、脱位等损伤，均可使膝关节滑膜同时损伤，伤后滑膜迅速充血，积瘀积液，瘀湿壅阻，关节胀痛，不能伸屈，称为急性外伤性滑膜炎。

2. 膝关节的慢性劳损　慢性劳损导致膝部渐肿，病程较长者，称为慢性外伤性滑膜炎。

(四)症状

本病在临床上分为两种情况,分别为创伤性炎症和慢性劳损性炎症。

1. 急性损伤　表现为膝关节血肿。关节血肿一般是在伤后即时或之后1~2 h内发生,膝及小腿部有广泛的瘀血斑。触诊时皮肤或肿胀处有紧张感,浮髌试验阳性。其常有全身症状,如瘀血引起的发热,局部较热。本病常是其他损伤的合并症。临床时要仔细检查,以防漏诊。

2. 慢性劳损或损伤性膝关节滑膜炎　为急性滑膜炎处理不当转为慢性所致,临床上多见于老年人,体质多湿者,或伴有膝内翻、膝外翻或其他膝部畸形的患者,或有膝关节骨质增生症者等。患者主诉多为两腿沉重不适,膝部伸屈困难,但被动运动均无明显障碍,疼痛不剧烈,局部不红不热,膝关节功能检查一般无明显的阳性体征(图2-146)。常见的表现是髌韧带两侧膝眼处隆起、饱满,以手触诊,该处松软,甚至有囊性感,关节积液如超过10 mL则浮髌试验呈阳性。

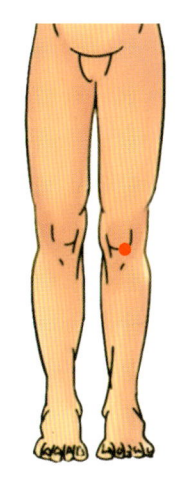

图2-146　膝关节疼痛

(五)灸法

1. 基础穴位

内膝眼穴:在髌韧带内侧凹陷处(图2-147)。

犊鼻穴:在髌韧带外侧凹陷处(图2-148)。

阳陵泉穴:在小腿外侧,腓骨头前下方凹陷处(图2-149)。

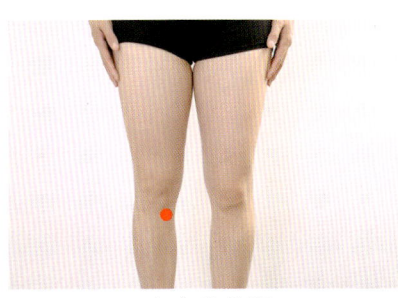

(a)定位图

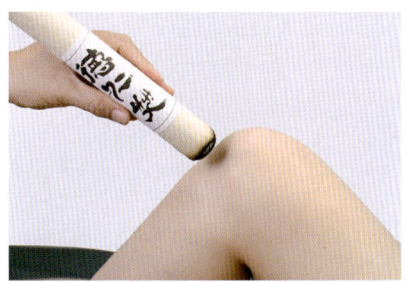

(b)艾灸图

图2-147　内膝眼穴

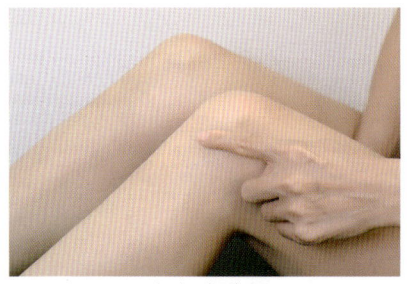 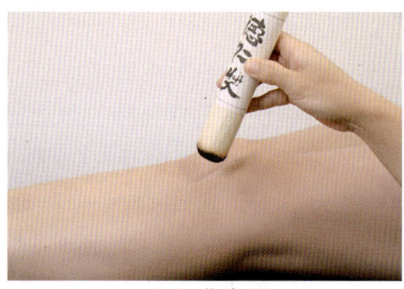

（a）定位图　　　　　　　　（b）艾灸图

图 2-148　犊鼻穴

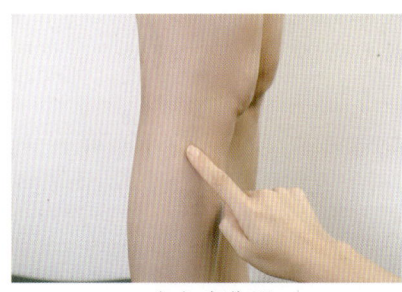 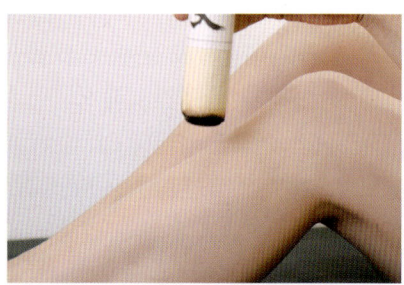

（a）定位图　　　　　　　　（b）艾灸图

图 2-149　阳陵泉穴

2. 随症加穴

（1）若肿胀明显选以下穴位。

阴陵泉穴：在小腿内侧，胫骨内侧髁下缘与胫骨内侧缘之间的凹陷中（图 2-150）。

三阴交穴：在小腿内侧，内踝尖上 3 寸，胫骨内侧缘后际（图 2-151）。

地机穴：在小腿内侧，阴陵泉下 3 寸，胫骨内侧缘后际（图 2-152）。

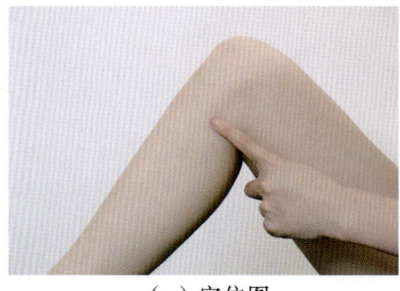 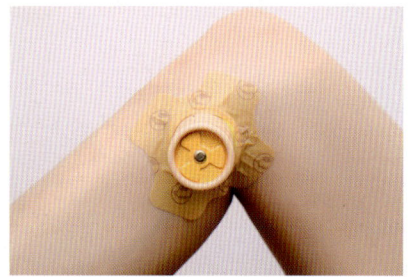

（a）定位图　　　　　　　　（b）艾灸图

图 2-150　阴陵泉穴

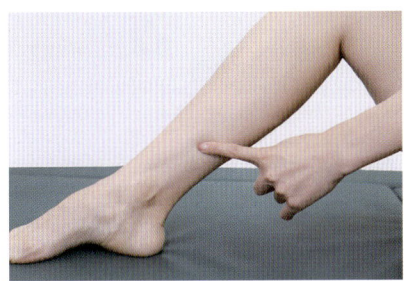 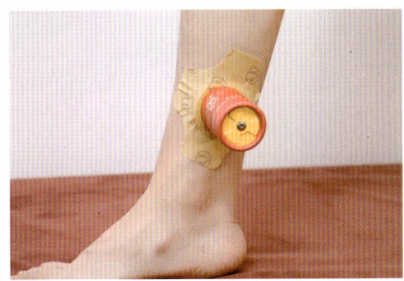

（a）定位图　　　　　　　　　（b）艾灸图

图 2-151　三阴交穴

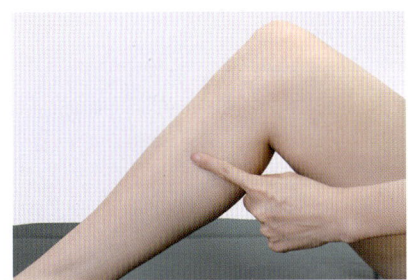 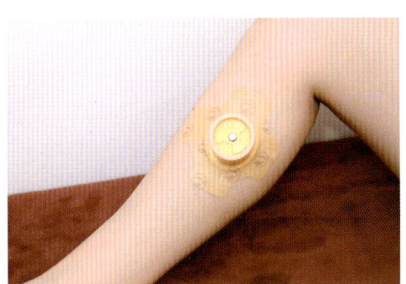

（a）定位图　　　　　　　　　（b）艾灸图

图 2-152　地机穴

（2）若屈伸不利选以下穴位。

委中穴：在膝后区，腘横纹中点（图 2-153）。

承山穴：在小腿后区，腓肠肌两肌腹与肌腱交角处（图 2-154）。

犊鼻穴：在膝前区，髌韧带外侧凹陷中（图 2-155）。

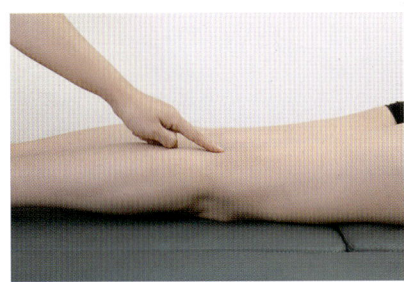 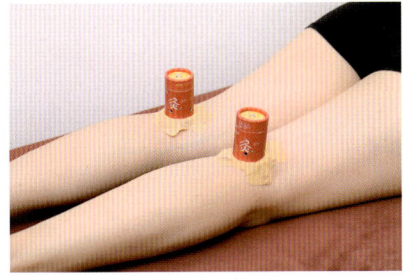

（a）定位图　　　　　　　　　（b）艾灸图

图 2-153　委中穴

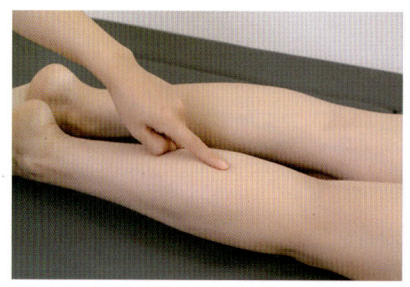 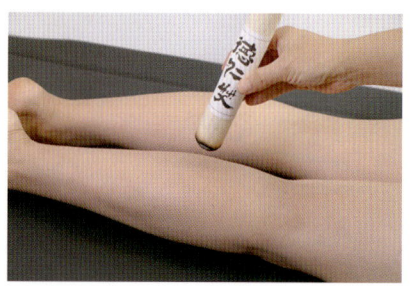

（a）定位图　　　　　　　　（b）艾灸图

图 2-154　承山穴

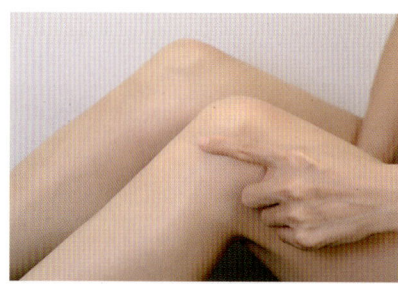 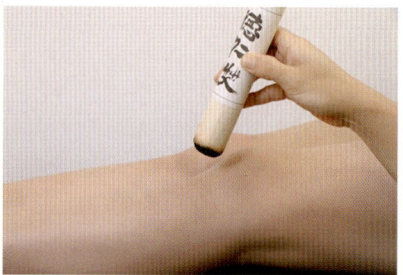

（a）定位图　　　　　　　　（b）艾灸图

图 2-155　犊鼻穴

（3）若伴有发热选以下穴位。

大椎穴：在脊柱区，第 7 颈椎棘突下凹陷中，后正中线上（图 2-156）。

曲池穴：在肘区，尺泽与肱骨外上髁连线中点凹陷处（图 2-157）。

（4）若病程较长、体质虚弱选以下穴位。

足三里穴：在小腿外侧，犊鼻下 3 寸，胫骨前嵴外 1 横指处（图 2-158）。

关元穴：在下腹部，脐中下 3 寸，前正中线上（图 2-159）。

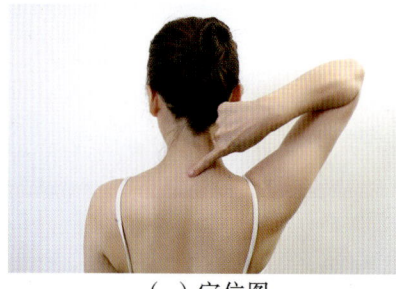 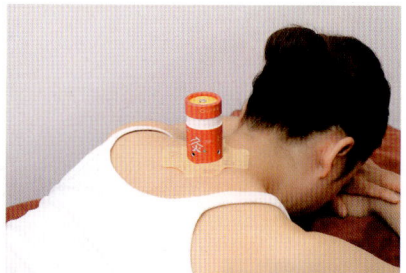

（a）定位图　　　　　　　　（b）艾灸图

图 2-156　大椎穴

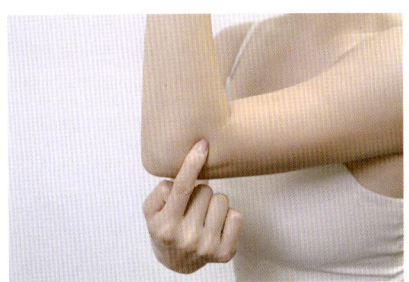 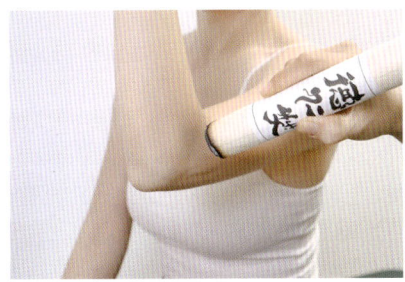

（a）定位图　　　　　　　　　（b）艾灸图

图 2-157　曲池穴

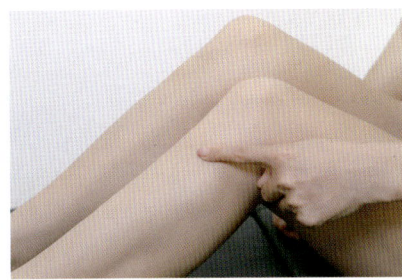 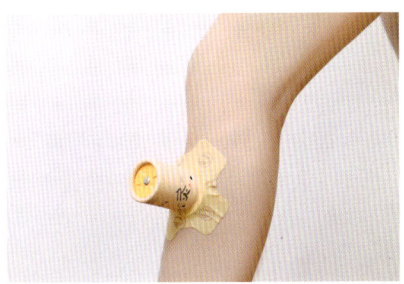

（a）定位图　　　　　　　　　（b）艾灸图

图 2-158　足三里穴

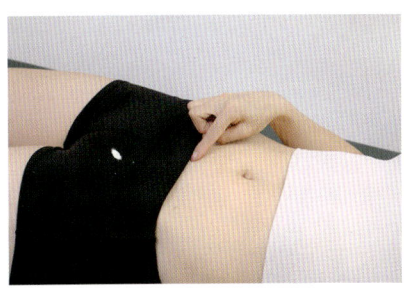 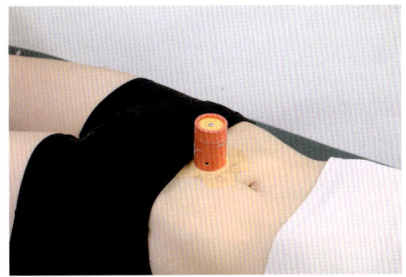

（a）定位图　　　　　　　　　（b）艾灸图

图 2-159　关元穴

3. 灸法

(1) 温和灸：点燃艾条，对准选定的穴位，距离皮肤 2～3 cm 进行熏烤，使局部有温热感而无灼痛为宜。每穴艾灸 10～15 min。

(2) 隔姜灸：将生姜切成薄片，用针在姜片上扎若干小孔，放在穴位上，再将艾炷放在姜片上点燃施灸。每穴灸 3～5 壮。

(六)预防

最主要是要防止关节损伤,运动前应注意多做准备运动。

另外,由于滑膜在长期慢性炎症过程中可逐渐增厚,影响滑液的正常代谢,且可发生纤维化而引起关节粘连,影响正常活动。适当做膝关节的伸屈活动,多做下肢肌肉的静力性肌紧张练习,加强股四头肌的锻炼,一般不会发生膝关节活动功能障碍。

十七、膝关节骨性关节炎

(一)解剖与功能

1. 解剖　膝关节主要由股骨、胫骨、髌骨以及周围的韧带、肌肉、半月板和滑膜等结构组成。

(1)骨骼:包括股骨、胫骨和髌骨。

股骨:大腿骨,其下端与胫骨和髌骨构成膝关节。

胫骨:小腿骨,上端与股骨相连,形成关节面。

髌骨:位于膝关节前方,在股四头肌肌腱内,可保护膝关节并增强股四头肌力量。

(2)韧带:有以下四条韧带。

前交叉韧带:起自股骨外侧髁内侧面,向前内下方止于胫骨髁间隆起前方,防止胫骨向前移位。

后交叉韧带:起自股骨内侧髁外侧面,向后下方止于胫骨髁间隆起后方,防止胫骨向后移位。

内侧副韧带:位于膝关节内侧,连接股骨内侧髁与胫骨内侧髁,防止膝关节过度外翻。

外侧副韧带:位于膝关节外侧,连接股骨外侧髁与腓骨小头,防止膝关节过度内翻。

(3)肌肉:具体如下。

股四头肌:位于大腿前方,主要作用是伸直膝关节。

腘绳肌:位于大腿后方,主要作用是屈曲膝关节。

腘肌:位于膝关节后方的腘窝内,起自股骨外侧髁的外侧面,斜向内下方,止于胫骨后面的比目鱼肌线以上的骨面。腘肌具有使膝关节屈曲和内旋的作用,在膝关节的稳定性和运动中起着重要的作用(图2-160)。

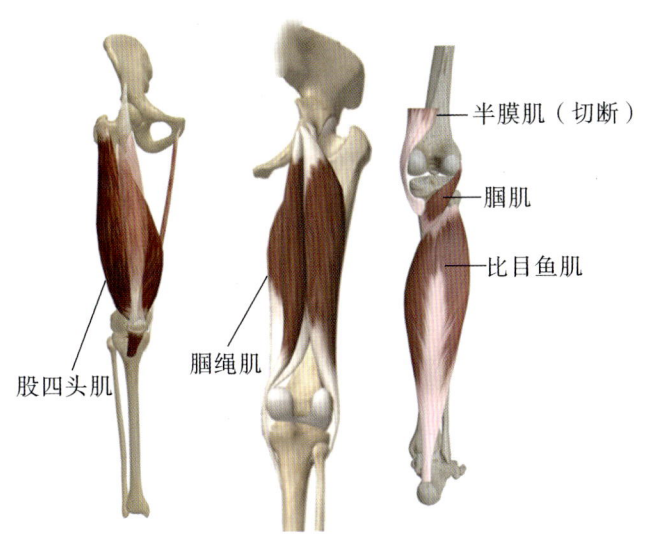

图2-160 股四头肌、腘绳肌、腘肌

(4)半月板:位于股骨和胫骨之间,分为内侧半月板和外侧半月板,可增加关节稳定性、缓冲震荡。

(5)滑膜:覆盖在关节囊内表面,分泌滑液,可润滑关节、营养关节软骨。

2.功能

(1)支撑身体:承受身体大部分重量,在站立、行走、跑步等活动中起重要支撑作用。

(2)运动功能:屈伸运动使腿部能够弯曲和伸直,做一定程度的旋转运动。

(3)缓冲震荡:半月板、滑膜和关节软骨等结构可吸收来自地面的冲击力,保护关节和身体其他部位。

(4)维持身体平衡:与髋关节、踝关节等协同作用,维持身体平衡稳定。

(二)定义

膝关节骨性关节炎是指由于年龄、体重、过劳、创伤等多重因素引起的关节软骨变性破坏、软骨下骨硬化或囊性变、关节边缘骨质增生、滑膜炎性改变等一系列病理变化的退行性疾病。

(三)病因

1.年龄增长 膝关节软骨会发生退行性改变,软骨逐渐变薄,关节周围肌肉力量减弱,强度、体积也相应减少,半月板完整性缺失及本体感受功能下降。

2. 超重和长时间负重　身体负荷增加,关节活动的应力增加,引起软骨变形。

3. 其他　某些膝关节疾病、外伤、过度的体育活动等都有可能引起膝关节结构损坏而引发膝关节炎。

(四)症状

1. 膝关节疼痛的常见表现　爬楼痛、爬山痛、蹲起困难、坐起痛、久走痛、劳累痛、天气相关疼痛等。

2. 晚期表现　可出现持续性疼痛或夜间痛,关节局部压痛,休息后不缓解。

3. 其他　随病情进展可有肿胀、膝关节活动受限等症状。

(五)灸法

1. 基础穴位

内膝眼穴:在髌韧带内侧凹陷处(图2-161)。

犊鼻穴:在髌韧带外侧凹陷处(图2-162)。

阳陵泉穴:在小腿外侧,腓骨头前下方凹陷处(图2-163)。

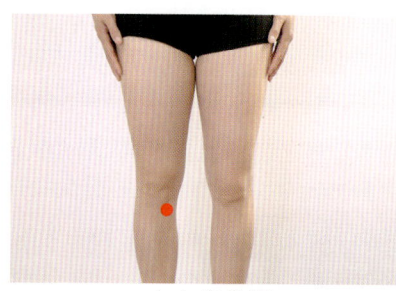
(a) 定位图

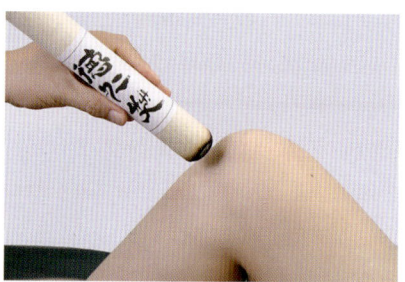
(b) 艾灸图

图 2-161　内膝眼穴

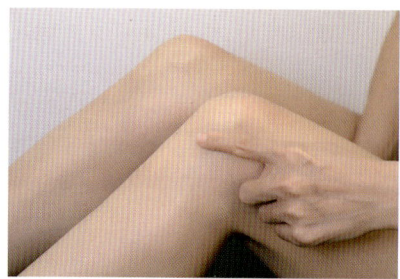
(a) 定位图

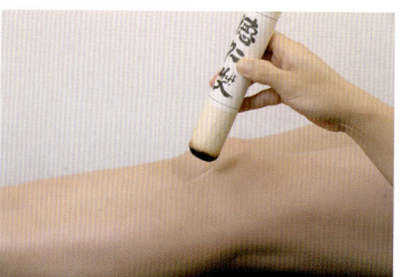
(b) 艾灸图

图 2-162　犊鼻穴

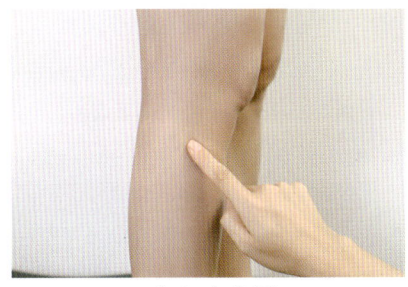 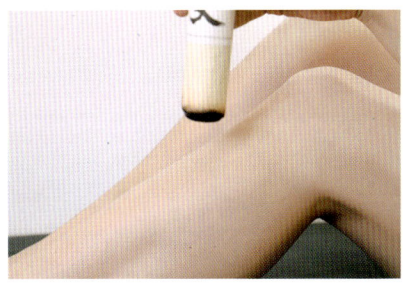

（a）定位图　　　　　　　　（b）艾灸图

图 2-163　阳陵泉穴

2. 随症加穴

（1）若肿胀严重选以下穴位。

阴陵泉穴：在小腿内侧，胫骨内侧髁下缘与胫骨内侧缘之间的凹陷中（图 2-164）。

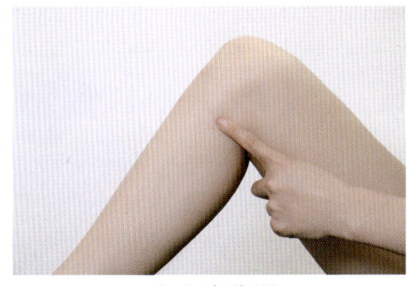 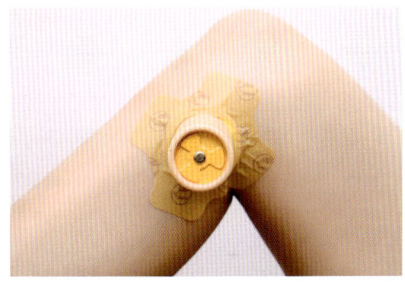

（a）定位图　　　　　　　　（b）艾灸图

图 2-164　阴陵泉穴

三阴交穴：在小腿内侧，内踝尖上 3 寸，胫骨内侧缘后际（图 2-165）。
地机穴：在小腿内侧，阴陵泉下 3 寸，胫骨内侧缘后际（图 2-166）。

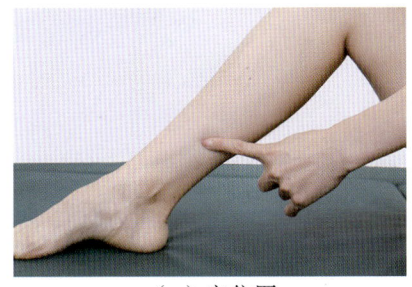 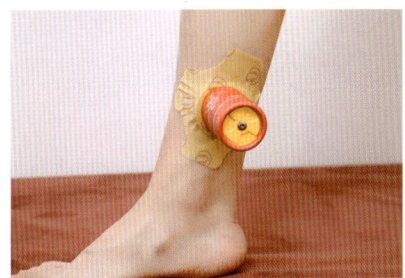

（a）定位图　　　　　　　　（b）艾灸图

图 2-165　三阴交穴

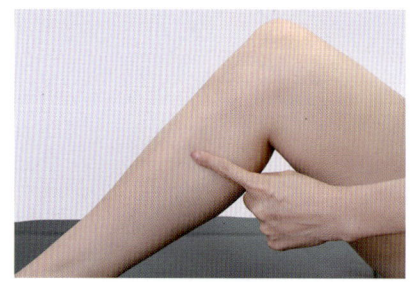 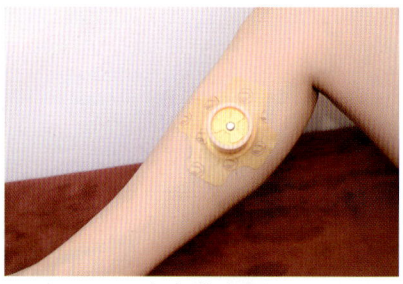

（a）定位图　　　　　　　　　　（b）艾灸图

图2-166　地机穴

(2) 若屈伸不利选以下穴位。

委中穴：在膝后区，腘横纹中点（图2-167）。

承山穴：在小腿后区，腓肠肌两肌腹与肌腱交角处（图2-168）。

犊鼻穴：在膝前区，髌韧带外侧凹陷中（图2-169）。

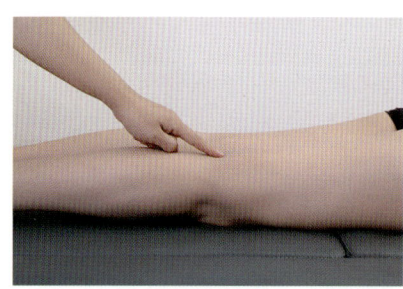 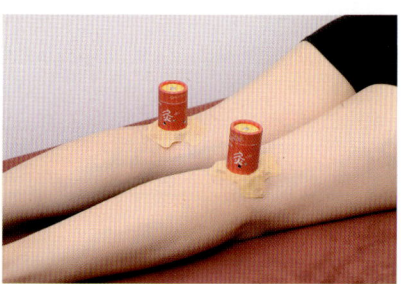

（a）定位图　　　　　　　　　　（b）艾灸图

图2-167　委中穴

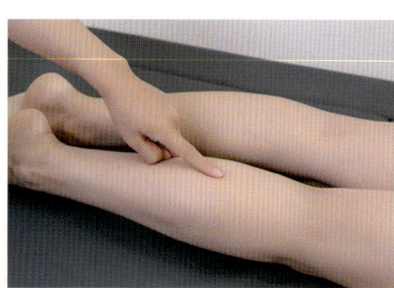 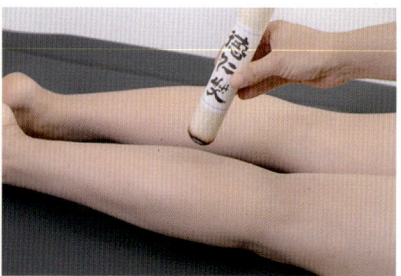

（a）定位图　　　　　　　　　　（b）艾灸图

图2-168　承山穴

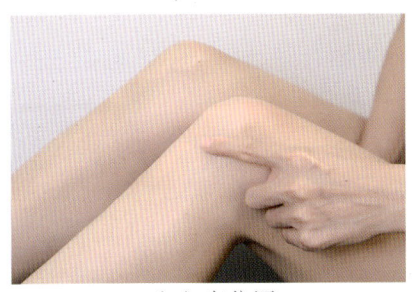
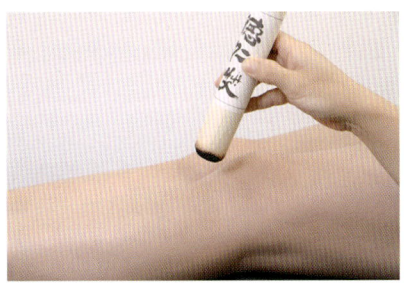

(a)定位图　　　　　　　　(b)艾灸图

图 2-169　犊鼻穴

(3)若伴有畏寒怕冷选以下穴位。

关元穴:在下腹部,脐中下 3 寸,前正中线上(图 2-170)。

肾俞穴:在脊柱区,第 2 腰椎棘突下,后正中线旁开 1.5 寸(图 2-171)。

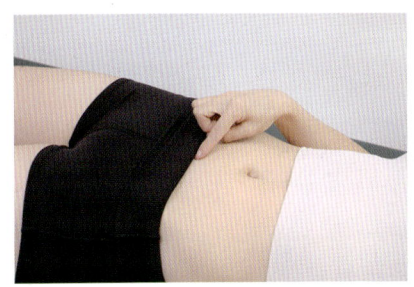
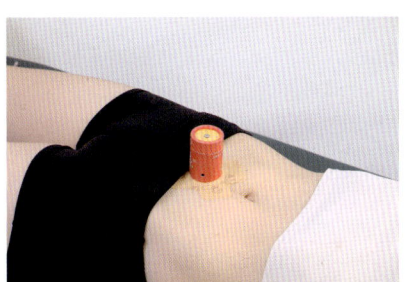

(a)定位图　　　　　　　　(b)艾灸图

图 2-170　关元穴

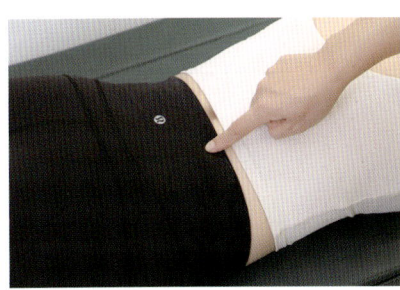
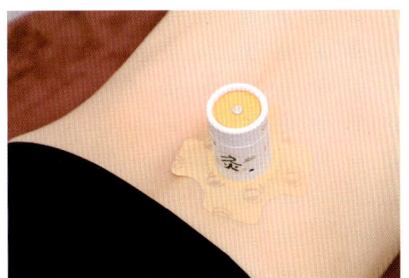

(a)定位图　　　　　　　　(b)艾灸图

图 2-171　肾俞穴

(4)若伴有下肢乏力选以下穴位。

足三里穴:在小腿外侧,犊鼻下3寸,胫骨前嵴外1横指处(图2-172)。

悬钟穴:在小腿外侧,外踝尖上3寸,腓骨前缘(图2-173)。

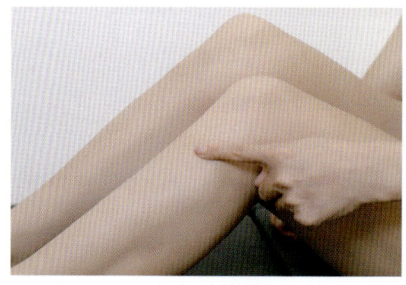
(a)定位图

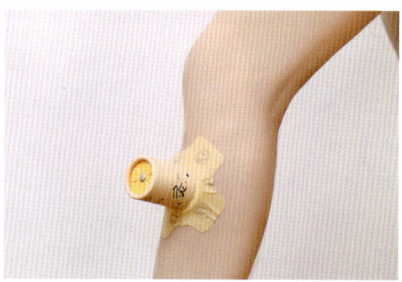
(b)艾灸图

图2-172 足三里穴

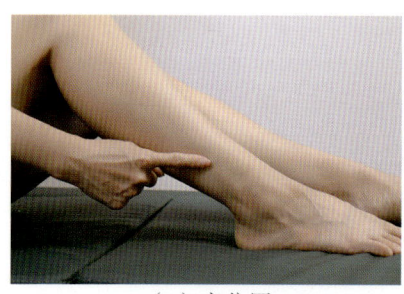
(a)定位图

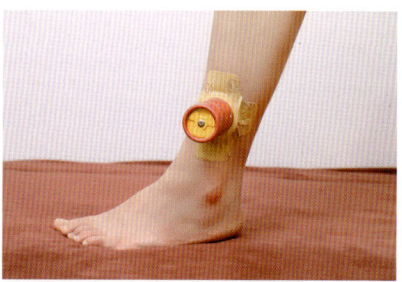
(b)艾灸图

图2-173 悬钟穴

3.灸法

(1)温和灸:点燃艾条,对准穴位,距离皮肤2~3 cm进行熏烤,使局部有温热感而无灼痛为宜。每穴艾灸10~15 min。

(2)隔姜灸:把生姜切成薄片,用针在姜片上扎若干小孔,放在穴位上,再将艾炷放在姜片上点燃施灸。每穴灸3~5壮。

(六)预防

1.保护膝盖　运动量大、高负荷运动、爬山及肥胖患者要注意保护膝盖,定期检查。

2.进行非负重类活动　老年患者尽量减少蹲、跑、蹬等动作,可进行游泳、骑自行车等非负重类的活动。

十八、踝关节疼痛

(一)解剖与功能

1. 解剖　踝关节由胫、腓骨下端的关节面与距骨滑车构成。

(1)骨骼:胫骨是小腿内侧的主要骨骼。腓骨是小腿外侧的骨骼。距骨位于踝关节中间,形状不规则,其上面与胫骨、腓骨下端的关节面相关节(图2-174)。

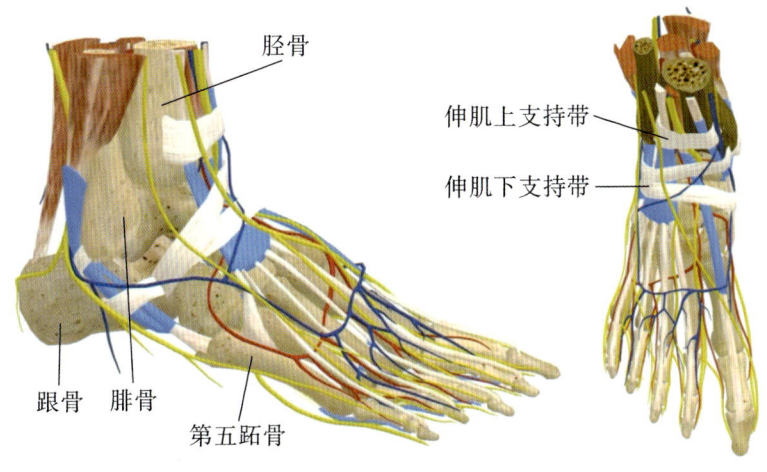

图2-174　踝关节

(2)韧带:内侧副韧带(三角韧带)起自内踝,呈扇形向下分别止于距骨、跟骨和舟骨,主要作用是防止踝关节外翻。外侧副韧带由距腓前韧带、跟腓韧带和距腓后韧带组成,起自外踝,分别止于距骨和跟骨,主要作用是防止踝关节内翻。

(3)肌肉:小腿前群肌肉主要包括胫骨前肌、趾长伸肌、姆长伸肌等,作用是使踝关节背屈(即勾脚)。小腿后群肌肉主要有小腿三头肌(腓肠肌和比目鱼肌)、胫骨后肌、趾长屈肌、姆长屈肌等,作用是使踝关节跖屈(即绷脚)(图2-175、图2-176)。

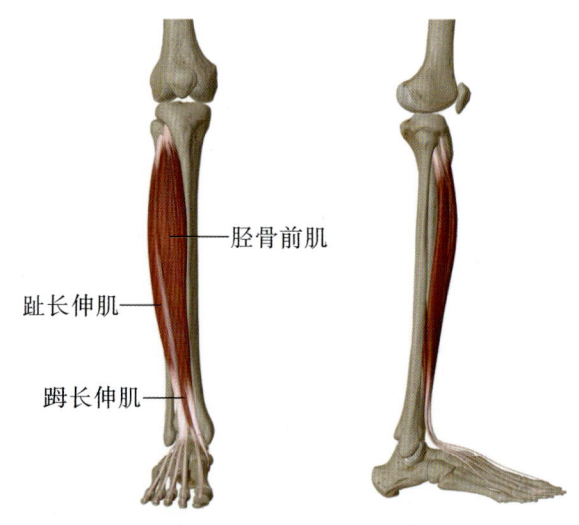

图 2-175　小腿前群肌肉

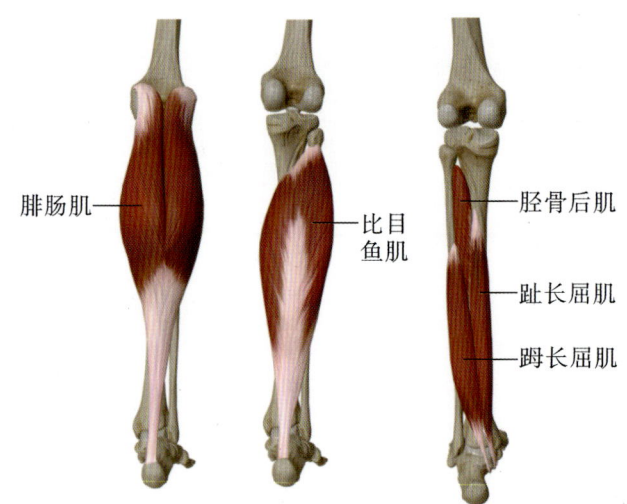

图 2-176　小腿后群肌肉

2. 功能

（1）支撑和负重：踝关节承受着身体的重量，在站立、行走、跑步等活动中起到支撑和负重的作用。

（2）运动功能：屈伸运动即背屈和跖屈，使脚能够向上勾和向下踩。内翻和外翻是指在一定程度上，踝关节可以进行内翻和外翻的运动，以适应不同的地形和运动需求。

(3)缓冲减震:踝关节在运动过程中可以吸收和缓冲来自地面的冲击力,保护身体的其他部位。

(二)定义

踝关节疼痛是由创伤、炎症、退行性病变或代谢性疾病等多种原因引起的踝部疼痛症状,常伴随肿胀、活动受限,严重者可出现关节畸形。其核心特征是踝关节(胫骨、腓骨与距骨组成的承重关节)及其周围组织的功能异常或结构损伤(图2-177)。

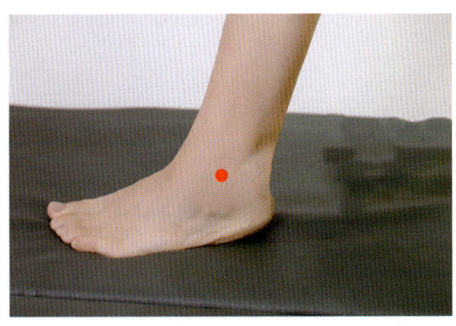

图2-177　踝关节疼痛

(三)病因

1. 外力碰撞　外力碰撞使关节过度伸展、扭曲致踝关节肌肉、骨骼、韧带损伤。或踝部、足部持续性的慢性机械损伤。

2. 感染　外伤后细菌侵入踝关节、邻近部位骨髓炎等因素导致踝关节感染,如败血症、踝关节结核等。

3. 其他疾病　如踝关节关节炎、内分泌代谢性疾病、骨关节肿瘤等。

(四)症状

踝关节疼痛。根据疾病不同可伴有晨僵、关节畸形、高热畏寒、尿酸升高、皮肤红斑等症状。

(五)灸法

1. 基础穴位

丘墟穴:在踝区,外踝的前下方,趾长伸肌腱的外侧凹陷中(图2-178)。
申脉穴:在踝区,外踝尖直下,外踝下缘与跟骨之间凹陷中(图2-179)。

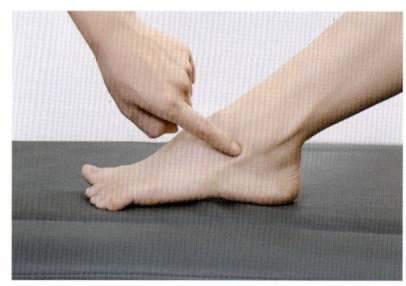
（a）定位图

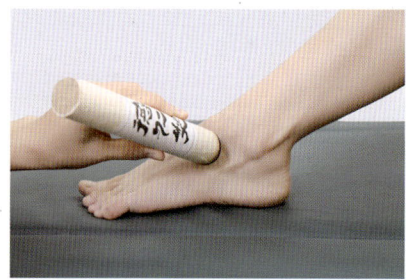
（b）艾灸图

图 2-178　丘墟穴

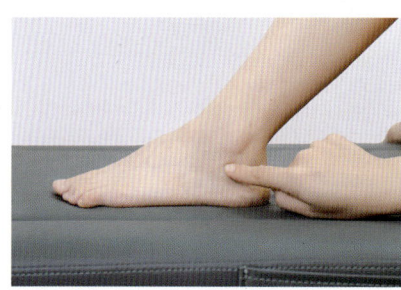
（a）定位图

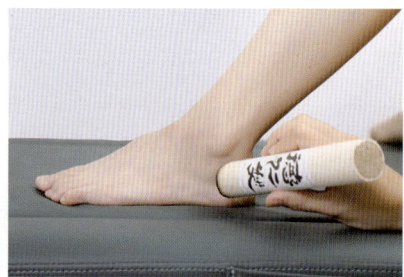
（b）艾灸图

图 2-179　申脉穴

2. 随症加穴

(1) 若肿胀明显选以下穴位。

阴陵泉穴：在小腿内侧，胫骨内侧髁下缘与胫骨内侧缘之间的凹陷中（图 2-180）。

三阴交穴：在小腿内侧，内踝尖上 3 寸，胫骨内侧缘后际（图 2-181）。

(2) 若伴有畏寒怕冷选以下穴位。

关元穴：在下腹部，脐中下 3 寸，前正中线上（图 2-182）。

肾俞穴：在脊柱区，第 2 腰椎棘突下，后正中线旁开 1.5 寸（图 2-183）。

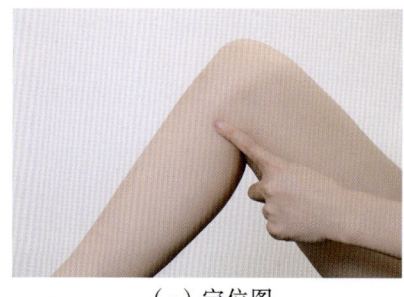
（a）定位图

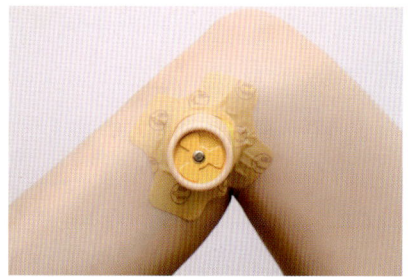
（b）艾灸图

图 2-180　阴陵泉穴

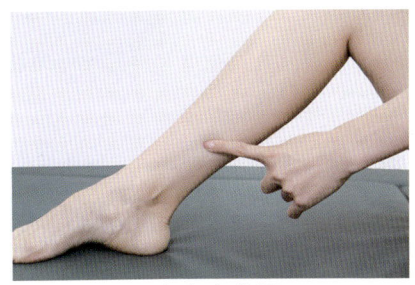 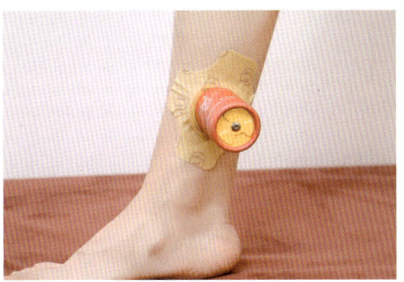

（a）定位图　　　　　　　　（b）艾灸图

图 2-181　三阴交穴

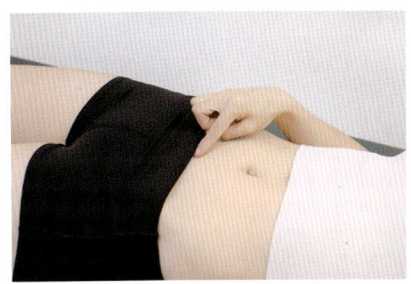 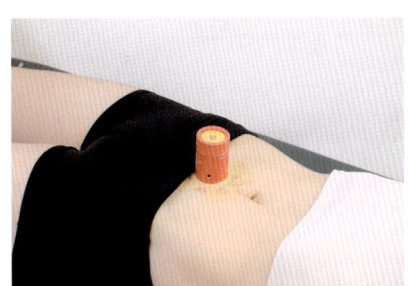

（a）定位图　　　　　　　　（b）艾灸图

图 2-182　关元穴

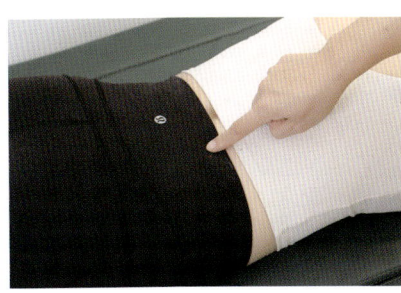 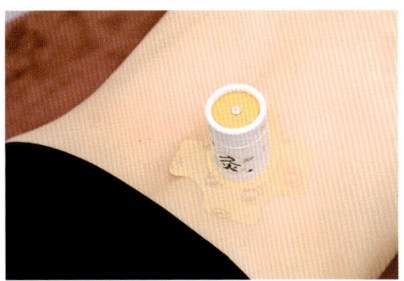

（a）定位图　　　　　　　　（b）艾灸图

图 2-183　肾俞穴

3. 灸法

（1）温和灸：点燃艾条，对准选定的穴位，距离皮肤 2～3 cm 进行熏烤，使局部有温热感而无灼痛为宜。每穴艾灸 10～15 min。

（2）隔姜灸：将生姜切成薄片，用针在姜片上扎若干小孔，放在穴位上，再将艾炷放在姜片上点燃施灸。每穴灸 3～5 壮。

(六)预防

1. 避免过度劳累　不宜久站,避免持续过度劳动、行走、奔跑等,关注踝关节疲劳程度,注意纠正错误的走路姿势和生活习惯等。

2. 注意保暖　天气降温、环境潮湿时,应注意保暖,不要轻易裸露脚踝,以免踝部受冷、受风。

3. 合理饮食　注意合理饮食,减少糖、脂肪摄入,控制体重,防止过度肥胖。

十九、足跟痛

(一)解剖与功能

1. 解剖　足跟主要由跟骨及周围的软组织构成。

(1)跟骨:是人体最大的跗骨,位于足的后部,呈不规则的长方形。跟骨的上面有三个关节面,分别与距骨形成关节。跟骨的下面有一层厚厚的脂肪垫,起到缓冲震荡的作用(图2-184)。

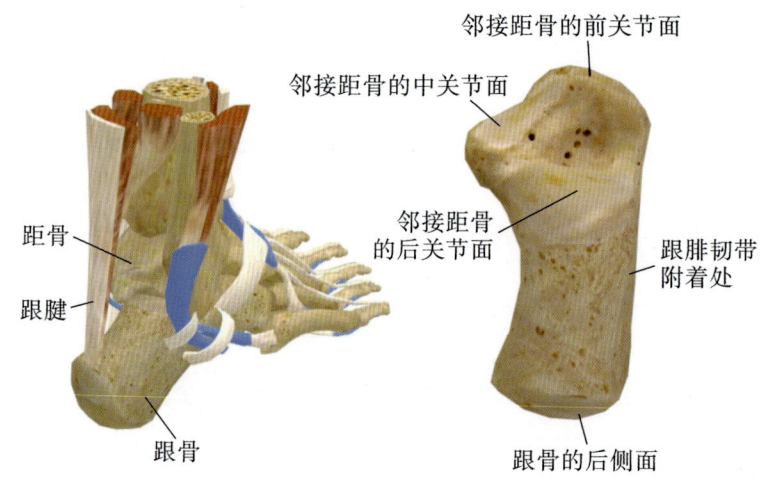

图2-184　跟骨

(2)软组织:包括足底筋膜、跟腱、滑囊等。足底筋膜是一层坚韧的纤维组织,起自跟骨结节,向前延伸至脚趾。足底筋膜对维持足弓的稳定性起着重要作用。跟腱是连接小腿三头肌和跟骨的肌腱,是人体最强大的肌腱之一。跟腱的主要作用是使踝关节跖屈,即绷脚。足跟周围有多个滑囊,如跟骨后滑囊、跟腱滑囊等,它们可以减少摩擦,保护周围的组织。

2. 功能

(1) 支撑身体重量：足跟承受着人体大部分的重量，在站立、行走、跑步等活动中起着重要的支撑作用。

(2) 运动功能：①踝关节跖屈，通过跟腱的收缩，使踝关节跖屈，推动身体向前运动。②维持足弓的稳定性，足跟与足底筋膜等组织共同作用，维持足弓的正常形态，保证足部的正常功能。

(3) 缓冲震荡：足跟的脂肪垫和滑囊可以吸收和缓冲来自地面的冲击力，保护身体的其他部位。

(二) 定义

足跟痛是指足跟单侧或双侧出现疼痛的临床症状，通常不伴随红肿，但可导致行走受限。其本质是足跟区域的骨质、关节、滑囊、筋膜等组织因病变引发的疼痛反应，常见病因包括跖筋膜炎、跟腱周围炎、脂肪垫退变、骨刺（骨疣）等（图2-185）。

(三) 病因

1. 骨关节疾病 如跟骨骨折、骨刺、骨骺炎、结核等。

2. 软组织疾病 如跟骨后滑囊炎、跟腱炎、足底腱鞘炎等。

3. 风湿病 类风湿关节炎、痛风。

4. 其他 不良生活习惯，鞋子过大、过小，不健康饮食等。

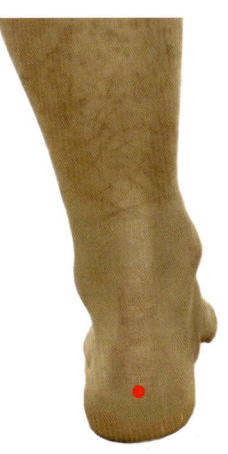

图2-185 足跟痛

(四) 症状

通常有阵发性或持续性的足跟疼痛，如胀痛、针刺样疼痛。可有足部畸形、局部肿胀、活动受限等伴随症状。

(五) 灸法

1. 基础穴位

太溪穴：在足踝区，内踝尖与跟腱之间的凹陷中（图2-186）。

昆仑穴：在踝区，外踝尖与跟腱之间的凹陷中（图2-187）。

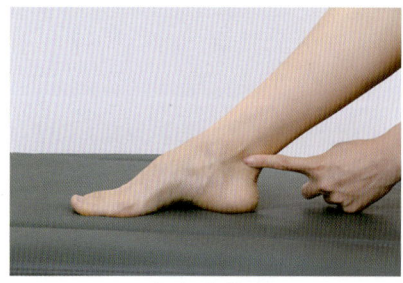
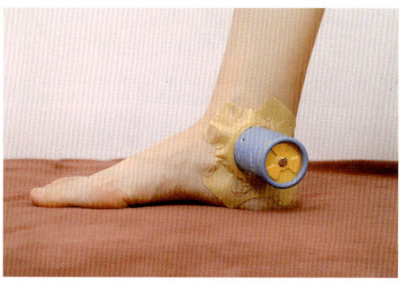

（a）定位图　　　　　　　　（b）艾灸图

图2-186　太溪穴

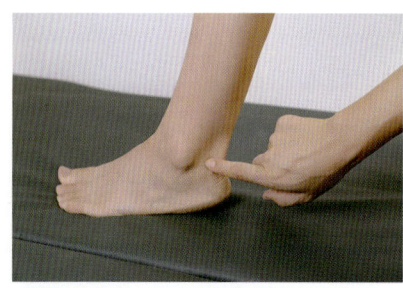
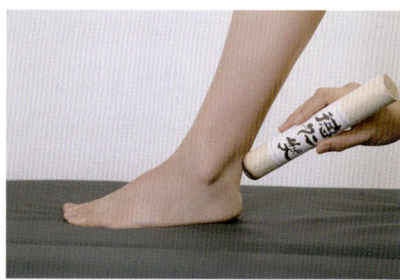

（a）定位图　　　　　　　　（b）艾灸图

图2-187　昆仑穴

2.随症加穴

（1）若伴有肿胀选以下穴位。

阴陵泉穴：在小腿内侧，胫骨内侧髁下缘与胫骨内侧缘之间的凹陷中（图2-188）。

商丘穴：在踝区，内踝前下方，舟骨粗隆与内踝尖连线中点凹陷中（图2-189）。

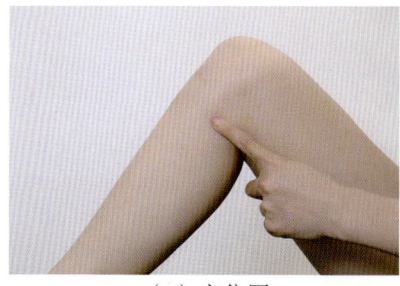
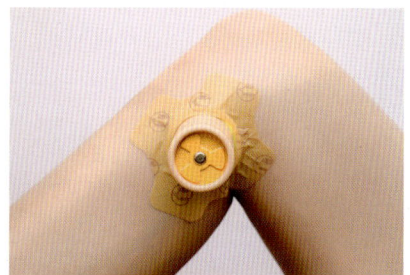

（a）定位图　　　　　　　　（b）艾灸图

图2-188　阴陵泉穴

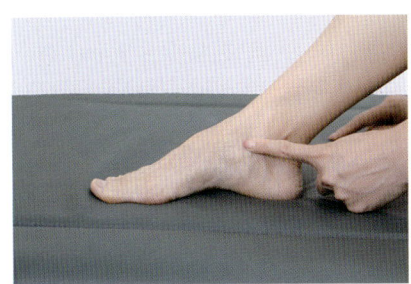

(a) 定位图　　　　　　　　(b) 艾灸图

图 2-189　商丘穴

(2) 若伴有畏寒怕冷选以下穴位。

关元穴：在下腹部，脐中下 3 寸，前正中线上（图 2-190）。

命门穴：在脊柱区，第 2 腰椎棘突下凹陷中，后正中线上（图 2-191）。

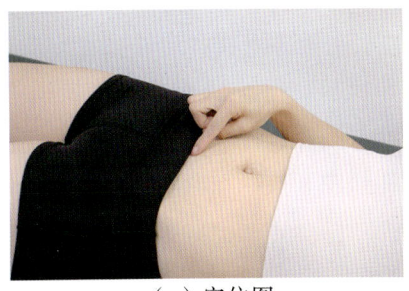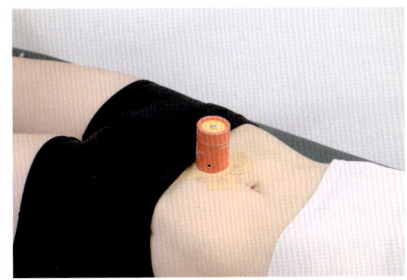

(a) 定位图　　　　　　　　(b) 艾灸图

图 2-190　关元穴

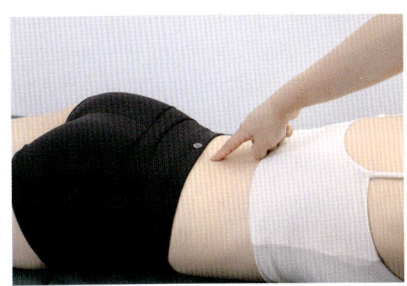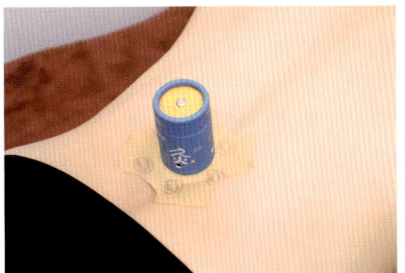

(a) 定位图　　　　　　　　(b) 艾灸图

图 2-191　命门穴

3. 灸法

（1）温和灸：点燃艾条，对准选定的穴位，距离皮肤 2～3 cm 进行熏烤，以局部有温热感而无灼痛为宜。每穴艾灸 10～15 min。

（2）隔姜灸：把生姜切成薄片，用针在姜片上扎若干小孔，放在穴位上，再将艾炷放在姜片上点燃施灸。每穴灸 3～5 壮。

（六）预防

1. 避免过度劳累　避免过度负重，注意控制体重，避免长期重体力活动。穿着合适的鞋子，鞋底要有弹性、柔软。

2. 注意补钙　中老年人注意补钙，预防骨质疏松。适量食用奶制品、绿色蔬菜、豆制品、海产品等食物。

二十、足趾痛

（一）解剖与功能

1. 解剖　足趾主要由趾骨、关节、肌肉、肌腱等组成。

（1）趾骨：分为近节趾骨、中节趾骨和远节趾骨，与跖骨构成关节。

（2）关节：包括跖趾关节和趾间关节，可进行屈伸等活动。

（3）肌肉和肌腱：负责足趾的运动，如屈伸、内收、外展等（图 2-192）。

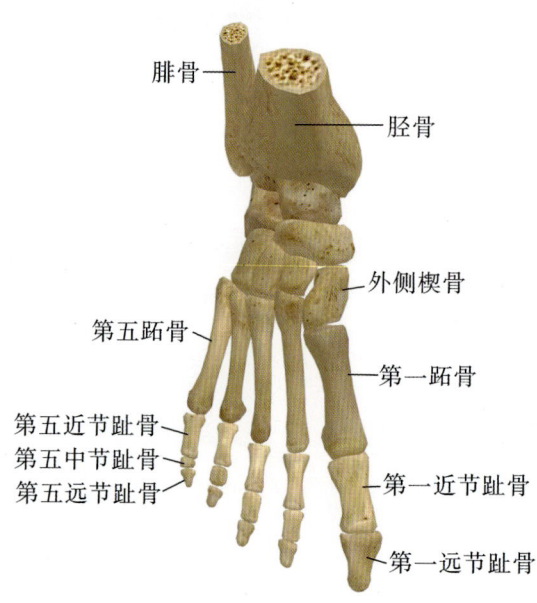

图 2-192　足趾

2.功能

(1)支撑和平衡:在行走和站立时,足趾与足底共同支撑身体重量,维持身体平衡。

(2)运动功能:参与行走、跑步、跳跃等活动,通过屈伸、内收、外展等动作配合整个足部的运动。

(3)感觉功能:感受外界的压力、温度、疼痛等刺激,为身体提供反馈信息。

(二)定义

足趾痛是指足趾头部位出现的疼痛感觉。这种疼痛可以是持续性的,也可以是间歇性发作的;可以是轻微的不适,也可以是剧烈的疼痛,严重者会影响患者的行走、站立和日常活动。

(三)病因

1.内分泌系统疾病　痛风、糖尿病。

2.循环系统疾病　血栓闭塞性脉管炎、下肢动脉栓塞。

3.自身免疫疾病　风湿及类风湿疾病。

4.足部畸形　趾痛症、平足症、踇趾外翻。

5.炎症　肌腱炎、滑膜炎、滑囊炎、甲沟炎。

6.其他　足部肿瘤、足部感染、外伤、产后缺钙等。

(四)症状

1.疼痛

(1)程度:疼痛程度可轻可重,从轻微的隐痛、刺痛到剧烈的疼痛不等。疼痛可能在休息时存在,也可能在活动时加重,如行走、跑步、上下楼梯等。

(2)性质:疼痛的性质多样,可能是刺痛、胀痛、灼痛、跳痛等。

(3)发作时间:可以是持续性疼痛,也可以是间歇性疼痛。间歇性疼痛可能在特定的活动或姿势下出现,如长时间站立后、穿特定的鞋子时等。

2.肿胀

(1)局部肿胀:足趾周围可能出现肿胀,表现为皮肤紧绷、发亮,按压时有凹陷。肿胀可能是由于外伤、炎症、感染等引起的组织水肿。

(2)关节肿胀:如果足趾的关节受累,关节处可能出现肿胀,影响关节的活动范围。

3. 发红

(1)皮肤发红:足趾部位的皮肤可能出现发红,这通常是由于炎症、感染或局部血液循环增加引起的。发红的程度可能因病因不同而有所差异。

(2)关节发红:如果足趾关节有炎症,关节周围的皮肤也可能发红,同时伴有疼痛和肿胀。

4. 发热

(1)局部发热:足趾疼痛部位可能感觉发热,这是由于炎症反应导致局部温度升高。用手触摸时,可以明显感觉到疼痛部位比周围正常组织温度高。

(2)全身发热:在某些严重的感染或炎症性疾病中,患者可能出现全身发热,体温升高,伴有寒战、乏力等症状。

5. 畸形

(1)趾骨畸形:如骨折后未正确复位、先天性畸形等,可导致足趾出现畸形,如弯曲、缩短、增粗等。畸形可能会加重疼痛,影响足趾的功能和外观。

(2)关节畸形:类风湿关节炎、痛风等疾病可引起足趾关节畸形,如关节肿胀、变形、僵硬等。

6. 活动受限

(1)关节活动受限:足趾的关节疼痛可能导致关节活动范围减小,患者可能难以弯曲、伸展或扭转足趾。活动受限会影响行走、跑步等日常活动。

(2)行走困难:严重的足趾疼痛可能使患者行走时感到困难,出现跛行或需要借助拐杖等辅助工具。

7. 其他症状

(1)麻木和刺痛:在一些神经病变或受压的情况下,患者可能除了疼痛外,还会感到足趾麻木、刺痛或有异样的感觉。

(2)皮肤变化:如甲沟炎等感染性疾病,可能导致趾甲周围皮肤出现破溃、流脓等变化;真菌感染可引起皮肤脱皮、瘙痒等症状。

(五)灸法

1. 基础穴位

太冲穴:在足背,第1、2跖骨间,跖骨底结合部前方凹陷中(图2-193)。

行间穴:在足背,第1、2趾间,趾蹼缘后方赤白肉际处(图2-194)。

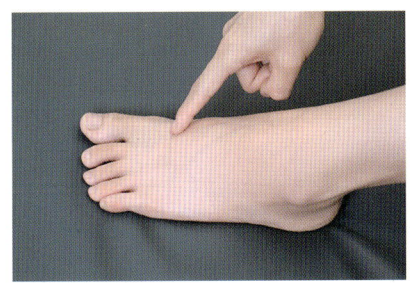
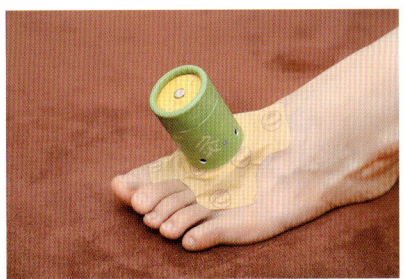

(a)定位图　　　　　　　　　(b)艾灸图

图2-193　太冲穴

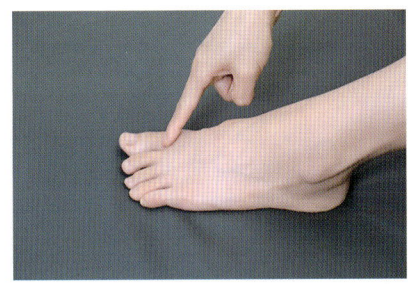
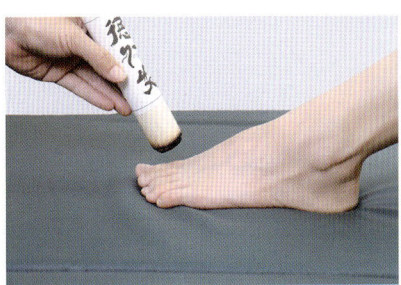

(a)定位图　　　　　　　　　(b)艾灸图

图2-194　行间穴

2.随症加穴

(1)若伴有肿胀选以下穴位。

阴陵泉穴:在小腿内侧,胫骨内侧髁下缘与胫骨内侧缘之间的凹陷中(图2-195)。

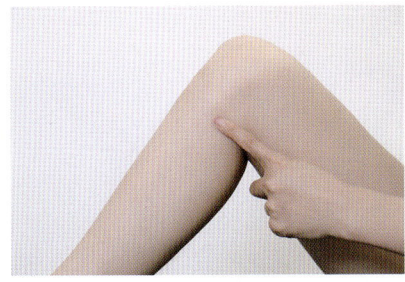
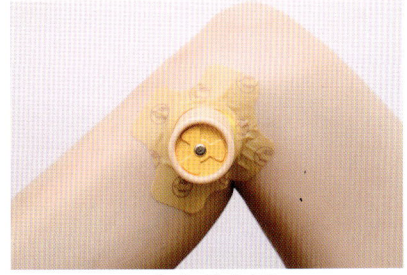

(a)定位图　　　　　　　　　(b)艾灸图

图2-195　阴陵泉穴

商丘穴:在踝区,内踝前下方,舟骨粗隆与内踝尖连线中点凹陷中(图2-196)。

水分穴:在上腹部,前正中线上,脐中上1寸(图2-197)。

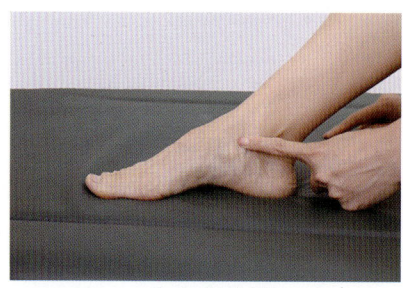
(a)定位图

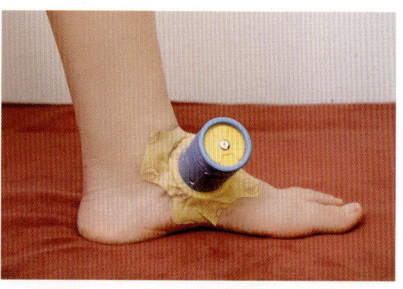
(b)艾灸图

图2-196 商丘穴

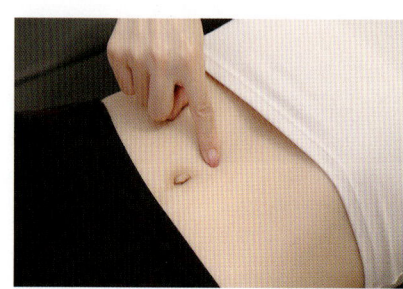
(a)定位图

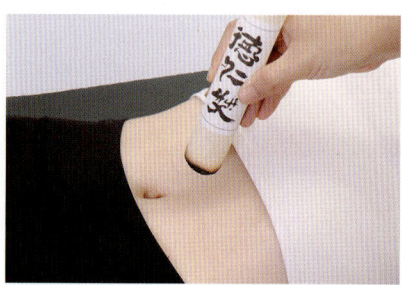
(b)艾灸图

图2-197 水分穴

(2)若伴有麻木选以下穴位。

足三里穴:在小腿外侧,犊鼻下3寸,胫骨前嵴外1横指处(图2-198)。

阳辅穴:在小腿外侧,外踝尖上4寸,腓骨前缘(图2-199)。

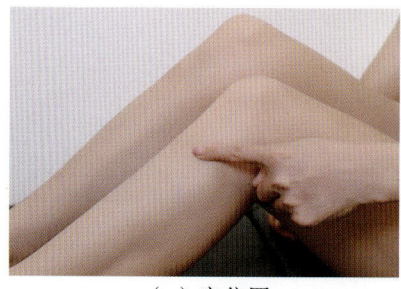
(a)定位图

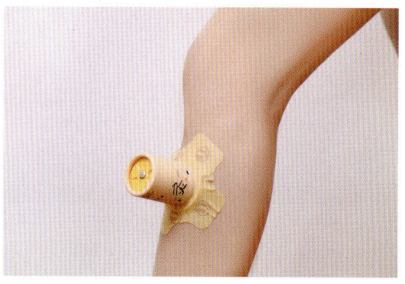
(b)艾灸图

图2-198 足三里穴

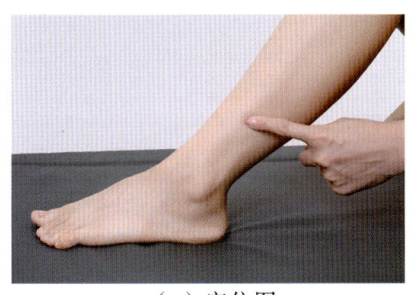 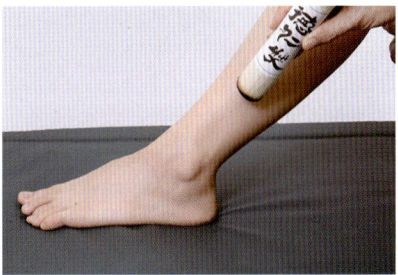

（a）定位图　　　　　　　（b）艾灸图

图 2-199　阳辅穴

3. 灸法

（1）温和灸：点燃艾条，对准选定的穴位，距离皮肤 2～3 cm 进行熏烤，使局部有温热感而无灼痛为宜。每穴艾灸 10～15 min。

（2）隔姜灸：将生姜切成薄片，用针在姜片上扎若干小孔，放在穴位上，再将艾炷放在姜片上点燃施灸。每穴灸 3～5 壮。

（六）预防

1. 合理运动　平时注意避免剧烈运动，在运动前做好热身，运动完及时拉伸。

2. 穿舒适的鞋子　选择合适舒服的鞋子，平时可以穿鞋头加宽加深的软鞋或漏趾的鞋子，尽量少穿高跟鞋、尖头鞋。

3. 注意保暖　平时注意保暖，避免受凉，坐着的时候可以把下肢抬高，有利于血液循环。

4. 保护指甲　剪趾甲时注意不要剪得太深，不做或少做美甲。

5. 正确处理趾甲伤口　若趾甲有微小伤口，可涂碘水后，用无菌纱布包扎保护，以免发生感染。

第三章
神经疼痛症

一、枕神经痛

(一)解剖与功能

1. 解剖

(1)枕大神经:是第二颈神经后支的主要分支。自第 2 颈椎棘突上方穿出,斜向外上,穿行于头半棘肌和头最长肌之间,在上项线下方浅出,分布于枕部和项部的皮肤。

(2)枕小神经:为颈丛的分支。由第二和第三颈神经前支组成。自胸锁乳突肌后缘穿出,向上分布于枕外侧部、耳郭背面上部和乳突部的皮肤(图 3-1)。

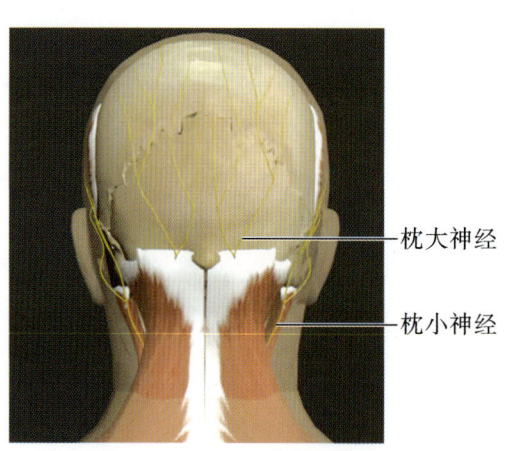

图 3-1　枕大神经和枕小神经

(3)耳大神经:同样是颈丛的分支。由第二和第三颈神经前支组成。自胸锁乳突肌后缘中点穿出,向上分布于耳郭及其周围的皮肤(图 3-2)。

(4)第三枕神经:由第三颈神经后支的内侧支发出。穿过斜方肌,分布于枕部中线附近的皮肤区域。

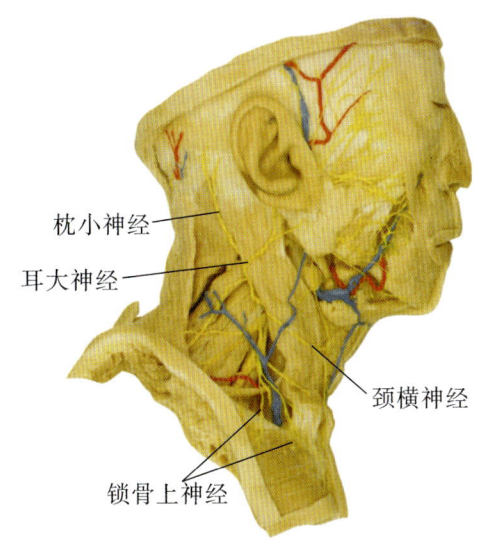

图 3-2　耳大神经

2.功能　这些神经主要负责传导枕部、项部及耳周等区域的感觉信息，包括疼痛、温度、触觉等。当这些神经受到压迫、损伤或发生炎症时，就会出现枕神经痛，表现为相应区域的疼痛、麻木等症状。第三枕神经主要为枕部中线附近区域提供感觉传导功能。

(二)定义

枕神经痛，是指枕大神经、枕小神经、耳大神经及第三枕神经出现损伤时导致相应支配区域出现疼痛的症状，包括枕大神经支配的后方头皮中部区域及头颅顶点前方；枕小神经支配的后方头皮侧部和耳郭背面上部；耳大神经支配的耳郭；第三枕神经支配的颈区上部。

(三)病因

1.常见原因　枕神经痛最常见的原因是颈部神经受挤压(如肌肉太紧、头部或颈部受伤)。

2.疾病因素　上颈椎骨性关节炎，造成颈椎狭窄而损伤神经；影响神经根的肿瘤；血管炎症；痛风；感染；个别为自发性。

3.环境因素　如吹空调、吹冷风可以引起枕神经痛。

4.生活方式　避免外伤、感染、受凉；养成健康生活方式，避免颈椎病。

(四)症状

一般表现为枕骨下和后头部的疼痛,也可为自发性,因头颈部的动作、喷嚏、咳嗽等而诱发,发作时患者常保持头部不动,呈轻度前倾和侧倾。

疼痛常为持续性,也可阵发性加剧,但在发作间歇期枕部可有钝痛。疼痛始自枕骨下区,向后头皮放射,可因压迫枕神经而加剧。

疼痛严重时可伴有眼球后痛,可有偏头痛样症状或出现丛集性头痛的症状。相当一部分肌紧张头痛患者的头痛也位于相似的区域。检查时可找到枕神经的压痛点。

(五)灸疗

1. 基础穴位

风池穴:在颈后区,枕骨之下,胸锁乳突肌上端与斜方肌上端之间的凹陷中(图3-3)。

天柱穴:在颈后区,横平第2颈椎棘突上际,斜方肌外缘凹陷中(图3-4)。

后溪穴:在手内侧,第5掌指关节尺侧近端赤白肉际凹陷中(图3-5)。

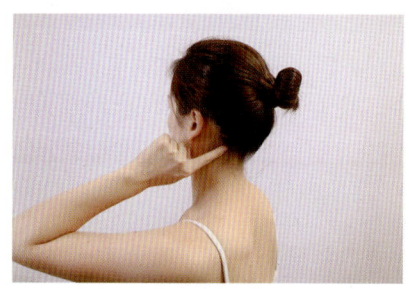 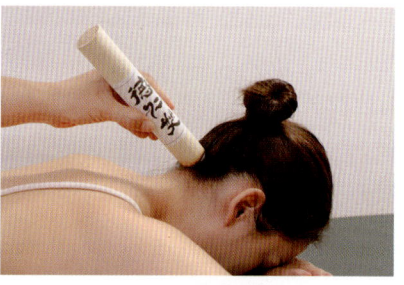

(a)定位图　　　　　　　(b)艾灸图

图3-3　风池穴

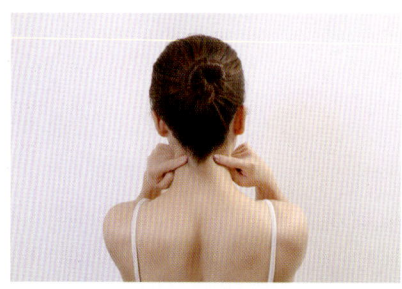 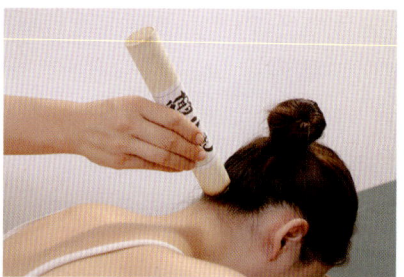

(a)定位图　　　　　　　(b)艾灸图

图3-4　天柱穴

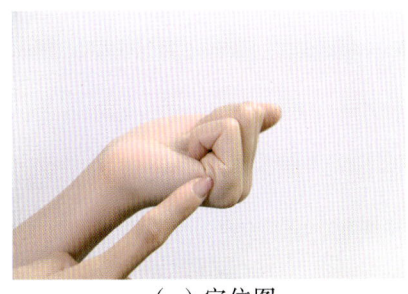 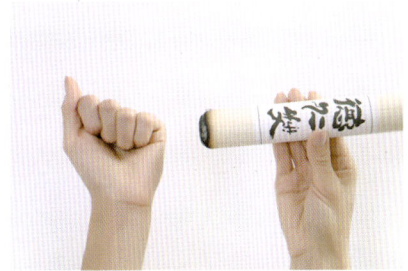

　　　　（a）定位图　　　　　　　　　（b）艾灸图

图 3-5　后溪穴

2. 随症加穴

（1）若伴有头晕者选百会穴。

百会穴：在头部，前发际正中直上 5 寸（图 3-6）。

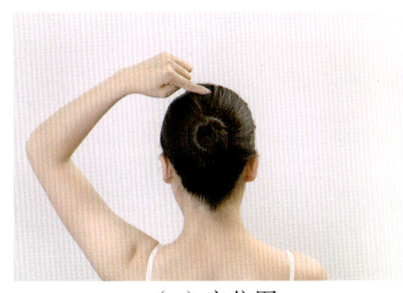 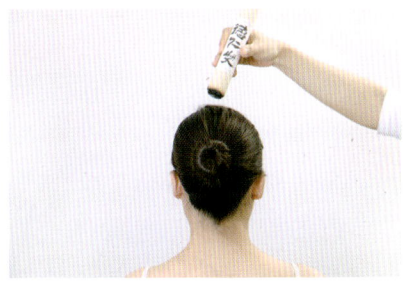

　　　　（a）定位图　　　　　　　　　（b）艾灸图

图 3-6　百会穴

（2）若伴有上肢麻木者选外关穴。

外关穴：在前臂后区，腕背侧远端横纹上 2 寸，尺骨与桡骨间隙中点（图 3-7）。

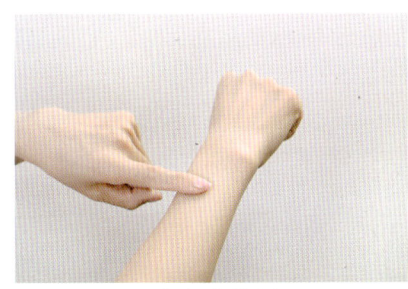 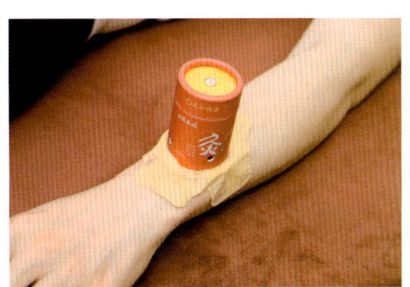

　　　　（a）定位图　　　　　　　　　（b）艾灸图

图 3-7　外关穴

(3)若伴有失眠者选神门穴。

神门穴:在腕前区,腕掌侧远端横纹尺侧端,尺侧腕屈肌腱的桡侧凹陷处(图3-8)。

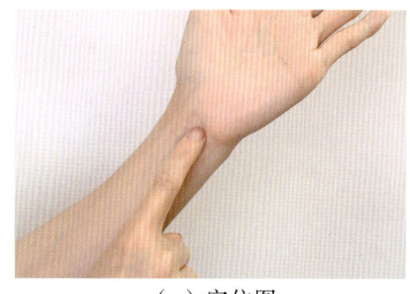

（a）定位图　　　　　　　　（b）艾灸图

图3-8　神门穴

3.灸法

(1)温和灸:点燃艾条,距离穴位2~3 cm熏烤,每穴10~15 min,局部有温热感而无灼痛为宜。

(2)隔姜灸:将生姜切片放在穴位上,艾炷置于姜片上点燃施灸,每穴3~5壮。

（六）预防

1.避免颈部受伤　防止颈部受到外力撞击、扭伤等伤害,在进行剧烈运动或进行可能导致颈部受伤的活动时要做好防护。

2.保持正确坐姿和睡姿　坐姿要端正,避免长时间低头或弯腰。睡觉时选择合适的枕头,保持颈部自然伸直。

3.注意颈部保暖　避免颈部受寒,尤其是在寒冷的天气中要注意佩戴围巾等。

4.适度颈部锻炼　进行颈部的伸展、旋转等适度运动,增强颈部肌肉力量和柔韧性。

5.减轻压力　避免过度劳累和精神紧张,学会放松身心,减轻压力对身体的影响。

二、臀上皮神经损伤

（一）解剖与功能

1. 解剖　臀上皮神经来自腰1~3脊神经后支的外侧支，在竖脊肌外侧缘穿出，越过髂嵴上方，经腰背筋膜浅层至臀上部皮下。在穿出过程中，它穿过腰背筋膜的不同层次，并与周围的肌肉、筋膜和韧带等结构紧密相连（图3-9）。

2. 功能　臀上皮神经主要负责支配臀部后外侧及大腿后侧上部的皮肤感觉。它将来自这些区域的感觉信息传递到脊髓和大脑，使人体能够感知这些部位的疼痛、温度、触觉等感觉刺激。同时，臀上皮神经在维持臀部及大腿后侧的正常运动和姿势方面也起到一定的作用。

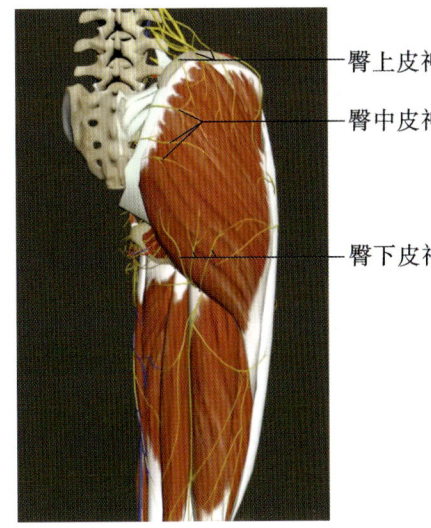

图3-9　臀上皮神经

（二）定义

臀上皮神经损伤是指臀上皮神经在走行过程中由于受到牵拉、挤压、摩擦等损伤而引起的一种疼痛综合征。

（三）病因

1. 外力撞击　如臀部受到撞击、摔倒等，可能损伤臀上皮神经。

2. 姿势不良　长期弯腰、久坐等不良姿势，可使臀上皮神经受到牵拉和压迫。

3. 寒冷刺激　臀部受凉后，局部血管收缩，可导致神经缺血缺氧，引起损伤。

4. 腰椎病变　如腰椎间盘突出症、腰椎管狭窄等，可压迫神经根，进而影响臀上皮神经。

（四）症状

1. 疼痛

（1）臀部疼痛：多在臀中外部区域出现疼痛，疼痛程度因人而异，可为刺痛、胀痛、酸痛或麻痛等。疼痛通常较为局限,但有时也可向周围扩散(图3-10)。

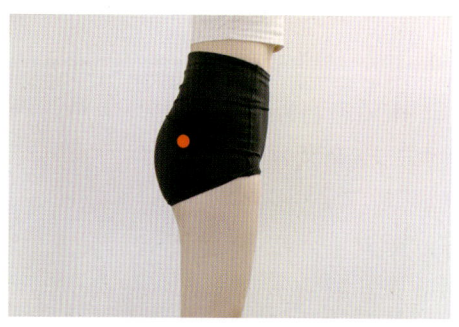

图3-10　臀部疼痛

(2)放射痛:疼痛可沿臀上皮神经的走行方向放射至大腿后侧、外侧,甚至小腿外侧。一般情况下,放射痛的程度较臀部疼痛稍轻。

2.感觉异常

(1)麻木:部分患者会感到臀部及下肢相应部位出现麻木感,就像有蚂蚁在皮肤上爬行的感觉。

(2)烧灼感:少数患者可能会有局部皮肤烧灼感,感觉像是被热水烫过一样。

3.运动受限

(1)行走困难:由于疼痛的影响,患者在行走时可能会出现跛行,或者因为疼痛而不敢用力迈步,导致行走速度减慢。

(2)弯腰受限:弯腰时会牵拉到臀上皮神经,从而加重疼痛,使患者不敢弯腰或者弯腰幅度明显减小。

(3)翻身困难:在睡眠中翻身时,臀部的活动也会刺激到受损的神经,引起疼痛,导致患者翻身困难。

4.其他症状

(1)肌肉紧张:为了减轻疼痛,臀部及周围的肌肉会处于紧张状态,长时间的肌肉紧张可能会导致肌肉疲劳和酸痛。

(2)压痛:在臀上皮神经经过的部位,如髂嵴中点下方、臀中肌等部位,可触及明显的压痛点。按压这些压痛点时,疼痛会加重并向周围放射。

(五)灸疗

1.基础穴位

环跳穴:位于臀部,股骨大转子最凸点与骶管裂孔连线的外1/3与中1/3交点处(图3-11)。

委中穴:在膝后区,腘横纹中点(图3-12)。

阳陵泉穴:位于小腿外侧,腓骨头前下方凹陷处(图3-13)。

秩边穴:在臀部,平第4骶后孔,骶正中嵴旁开3寸(图3-14)。

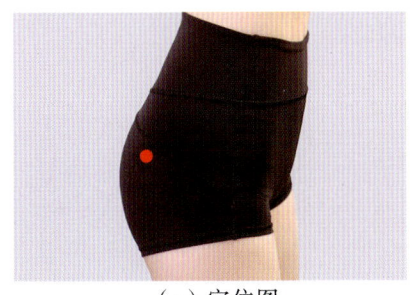 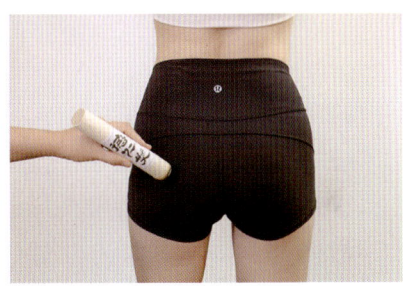

(a)定位图　　　　　　　　(b)艾灸图

图3-11　环跳穴

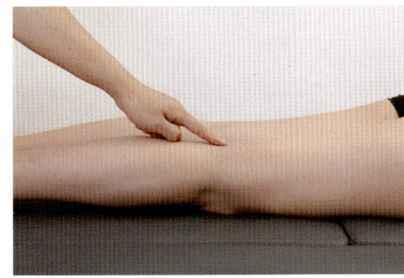 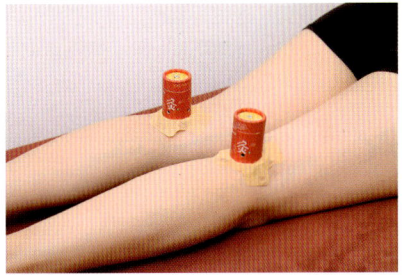

(a)定位图　　　　　　　　(b)艾灸图

图3-12　委中穴

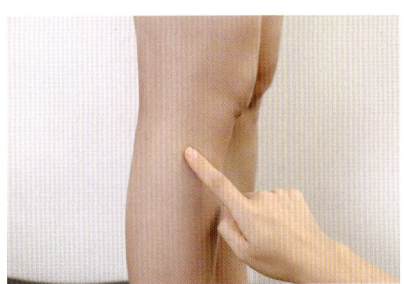 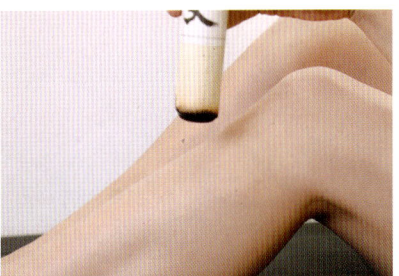

(a)定位图　　　　　　　　(b)艾灸图

图3-13　阳陵泉穴

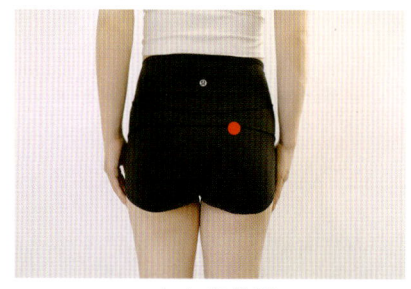
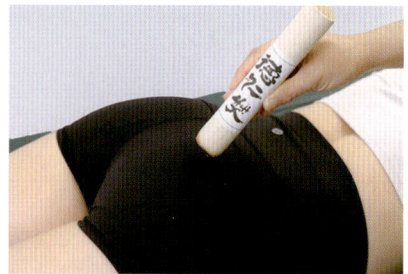

（a）定位图　　　　　　　　（b）艾灸图

图3-14　秩边穴

2.随症加穴

（1）若伴有麻木感选以下穴位。

风市穴：在大腿外侧部的中线上，腘横纹上7寸（图3-15）。

三阴交穴：在小腿内侧，内踝尖上3寸，胫骨内侧缘后际（图3-16）。

（2）若伴有肌肉紧张选以下穴位。

承扶穴：在臀横纹中点（图3-17）。

居髎穴：在髋部，当髂前上棘与股骨大转子最凸点连线的中点处（图3-18）。

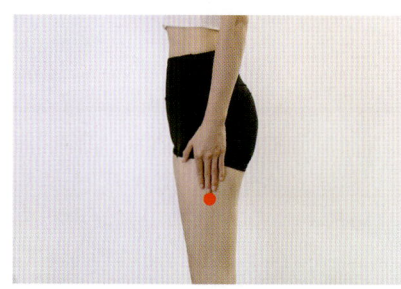
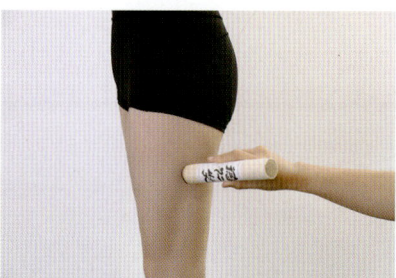

（a）定位图　　　　　　　　（b）艾灸图

图3-15　风市穴

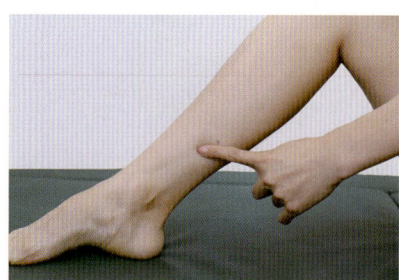
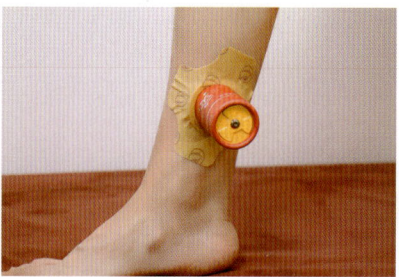

（a）定位图　　　　　　　　（b）艾灸图

图3-16　三阴交穴

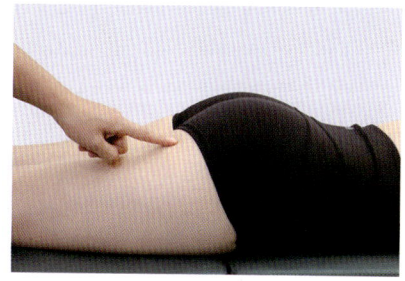 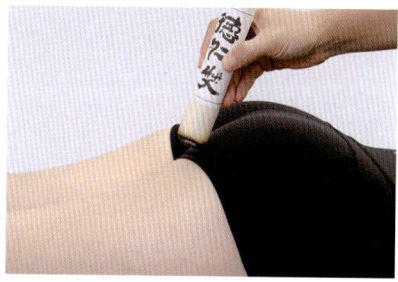

(a) 定位图　　　　　　　　(b) 艾灸图

图 3-17　承扶穴

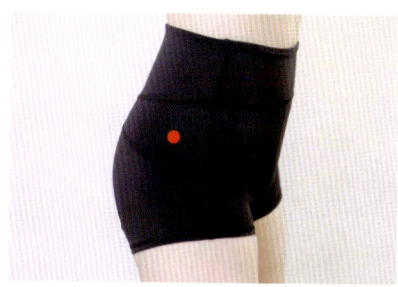 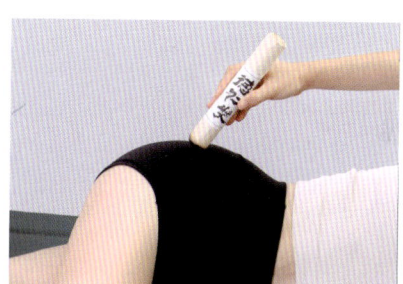

(a) 定位图　　　　　　　　(b) 艾灸图

图 3-18　居髎穴

3. 灸法

(1) 温和灸：点燃艾条，对准选定的穴位，距离皮肤 2～3 cm 进行熏烤，以局部有温热感而无灼痛为宜。每穴艾灸 10～15 min。

(2) 隔姜灸：把生姜切成薄片，用针在姜片上扎若干小孔，放在穴位上，再将艾炷放在姜片上点燃施灸。每穴灸 3～5 壮。

（六）预防

1. 保持正确姿势　避免久坐、久站，坐时保持脊柱正直，避免弯腰驼背；站立时身体重心均匀分布在双脚。

2. 避免过度劳累　减少长时间弯腰、搬抬重物等动作，搬重物时应下蹲后利用腿部力量起身。

3. 热身和拉伸　运动前充分热身，活动腰部、臀部；运动后拉伸臀部、腰部和下肢肌肉，保持肌肉柔韧性。

4. 加强核心肌群锻炼　如平板支撑、臀桥等，增强腹部、腰部和臀部肌肉力量，稳定脊柱和骨盆。

5. 保持正确运动姿势 跑步时身体正直,步伐适中;进行深蹲等动作时注意膝盖与脚尖方向一致。

三、坐骨神经痛

(一)解剖与功能

1. 解剖 坐骨神经是人体最粗大的神经,由腰神经和骶神经组成(图3-19)。

(1)走行:从梨状肌下孔出骨盆后,在臀大肌深面向下行,经坐骨结节与股骨大转子之间至股后区,在股二头肌长头深面继续下行,至腘窝上方分为胫神经和腓总神经。

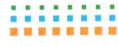

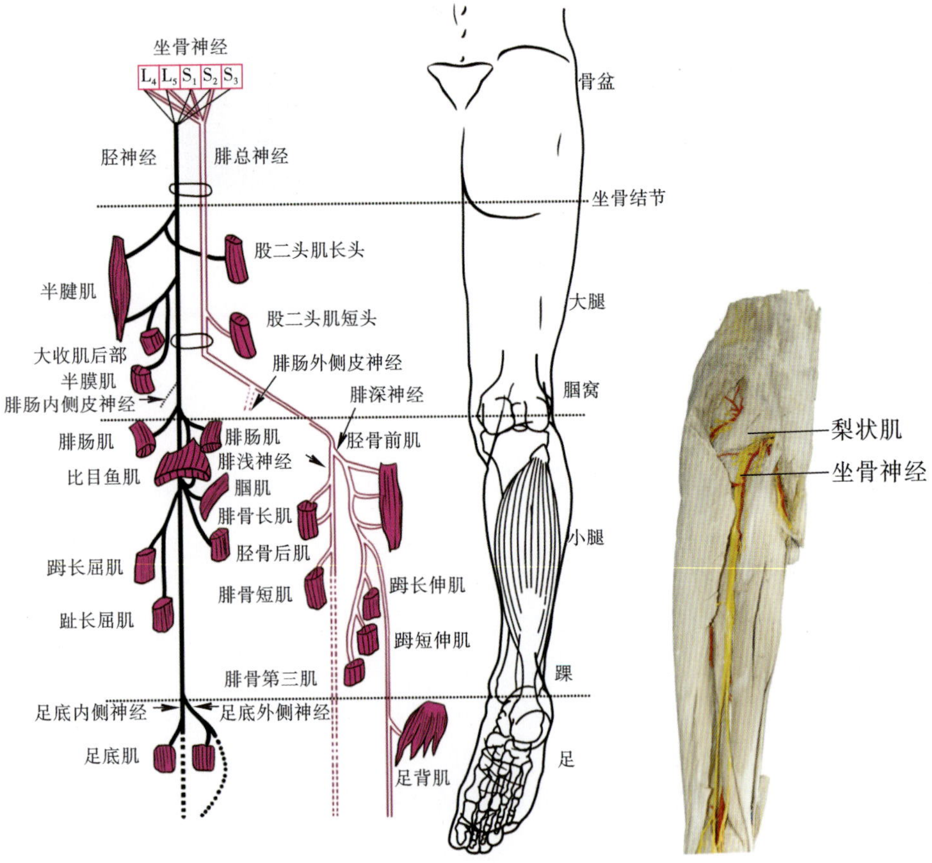

图3-19 坐骨神经

(2)胫神经:沿小腿后面下行,支配小腿后群肌和足底肌,以及小腿后面和足底的皮肤感觉。

(3)腓总神经:沿股二头肌内侧缘下行,绕过腓骨颈外侧向前,分为腓浅神经和腓深神经。腓浅神经支配小腿外侧群肌和足背皮肤感觉;腓深神经支配小腿前群肌和足背肌。坐骨神经中通常含有部分交感神经纤维。这些交感神经纤维可能来自腰交感神经链等部位,并随着坐骨神经分布。

2. 功能

(1)运动功能:坐骨神经主要支配下肢的大部分肌肉,包括大腿后侧、小腿和足部的肌肉,使下肢能够进行屈伸、外展、内收等各种运动。其中的交感神经纤维可能参与调节血管的舒缩,对下肢肌肉的血液供应起到一定的调节作用,以适应不同的运动状态和代谢需求。

(2)感觉功能:负责传导下肢和足部的感觉信息,如疼痛、温度、触觉等,让人体能够感知下肢的外部刺激。交感神经纤维也可能在感觉传导中起到一定的调节作用,尤其是在疼痛的感知和传导方面。例如,在坐骨神经痛时,交感神经的异常兴奋可能会加重疼痛的程度和持续时间。

(3)血管调节功能:坐骨神经中的交感神经纤维可以进入周围的血管,参与调节血管的舒缩功能。当坐骨神经出现问题时,可能会影响这些交感神经纤维的正常功能,进而影响下肢血管的正常调节,可能出现下肢血液循环异常的表现,如皮肤温度改变、麻木等症状。

(二)定义

坐骨神经痛并不是某一特定的疾病,而是因神经根受到压迫引起的一种沿着坐骨神经的通路传递,由腰骶部经臀部向下肢放射至小腿甚至足踝部的烧灼样、刀割样疼痛,以及麻木等临床症候群。

(三)病因

1. 脊柱原因

(1)腰椎间盘突出症或腰椎的退行性疾病是引起坐骨神经痛的最常见原因,通常占90%以上。最常见的是腰椎间盘突出导致 L_4、L_5 和 S_1 神经根受压引起症状。

(2)腰椎退行性变主要包括椎体的骨质增生、腰椎滑脱、椎管狭窄等,造成对神经根的压迫,从而引发症状。

(3)此外,椎管内肿瘤对神经根的压迫也可引起坐骨神经痛。腰椎结核通常由于病灶导致骨质破坏,造成对神经根的刺激,引发坐骨神经痛。

2. 非脊柱原因

（1）坐骨神经炎：常伴随各种类型的感染性疾病，如呼吸道感染等。

（2）梨状肌综合征：坐骨神经从梨状肌下穿行而过，由于创伤导致梨状肌的挛缩，或者过度使用导致的梨状肌痉挛等，可引发坐骨神经痛。

（3）创伤：创伤直接造成坐骨神经损伤，或坐骨神经周围的软组织损伤或血肿导致炎性刺激等。

（4）妊娠：坐骨神经痛也可能发生在妊娠期间，特别是在孕后期。这是由于孕妇在坐位时，胎儿体重过大加重了对坐骨神经的压迫，导致孕妇下肢麻木、疼痛，跌倒风险增加。

（5）妇科病史：子宫内膜沉积于近端神经可造成月经性坐骨神经痛。

（四）症状

疼痛可为阵发性或持续性，通常可由咳嗽、打喷嚏、弯腰、拉伸、下蹲、排便等动作引发。

疼痛有明显的区域性，主要位于臀部、大腿后侧、小腿后外侧及足外侧。

疼痛性质多呈钝痛，亦可呈烧灼样或针刺样疼痛，可伴有麻木感。疼痛多呈放射性，沿臀部向下至小腿。

（五）灸疗

1. 基础穴位

环跳穴：在臀区，股骨大转子最凸点与骶管裂孔连线的外 1/3 与内 2/3 交点处（图 3-20）。

委中穴：在膝后区，腘横纹中点（图 3-21）。

阳陵泉穴：在小腿外侧，腓骨头前下方凹陷处（图 3-22）。

承山穴：在小腿后区，腓肠肌两肌腹与肌腱交角处（图 3-23）。

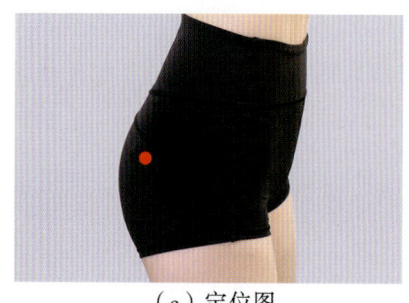

（a）定位图

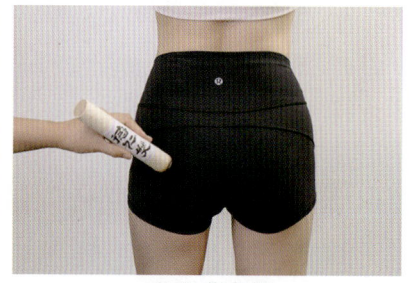

（b）艾灸图

图 3-20　环跳穴

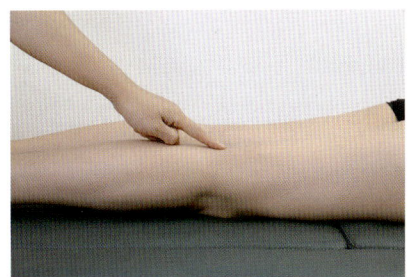 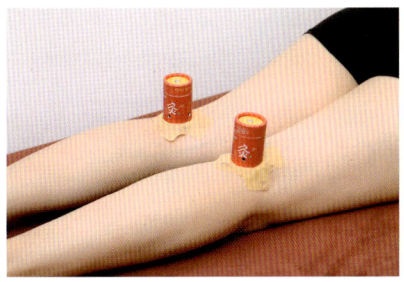

（a）定位图　　　　　　　　（b）艾灸图

图 3-21　委中穴

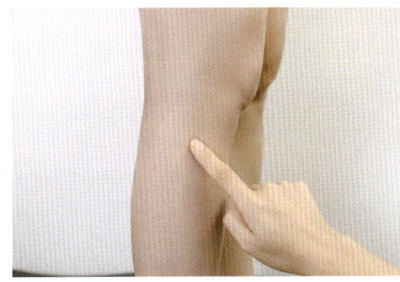 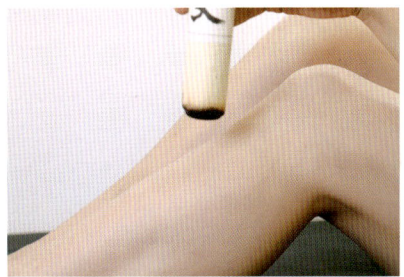

（a）定位图　　　　　　　　（b）艾灸图

图 3-22　阳陵泉穴

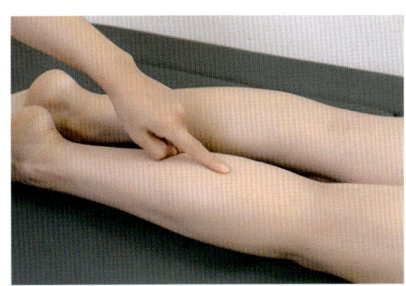 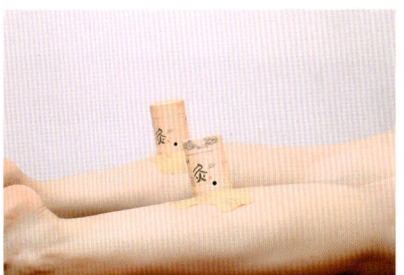

（a）定位图　　　　　　　　（b）艾灸图

图 3-23　承山穴

2. 随症加穴

（1）若疼痛沿下肢后侧放射选昆仑穴。

昆仑穴：在踝区，外踝尖与跟腱之间的凹陷中（图 3-24）。

（2）若疼痛伴有下肢麻木选足三里穴。

足三里穴：在小腿外侧，犊鼻下 3 寸，胫骨前嵴外 1 横指处，犊鼻与解溪连线上（图 3-25）。

（3）若疼痛伴有腰部不适选肾俞穴。

肾俞穴:在脊柱区,第2腰椎棘突下,后正中线旁开1.5寸(图3-26)。

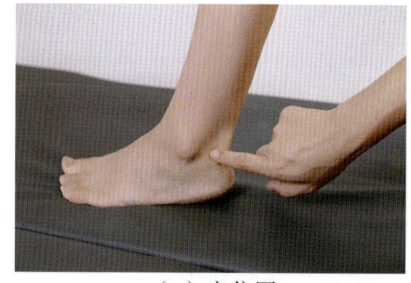 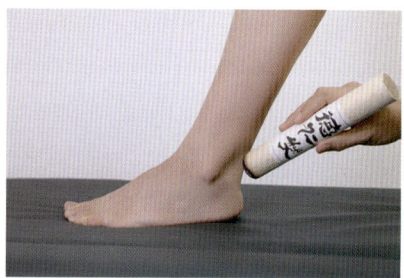

(a)定位图　　　　　　　　　(b)艾灸图

图3-24　昆仑穴

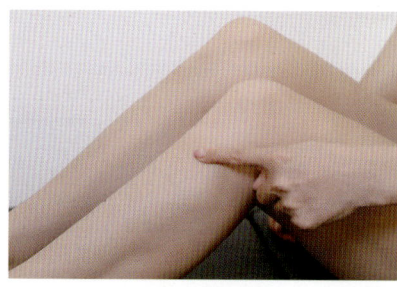 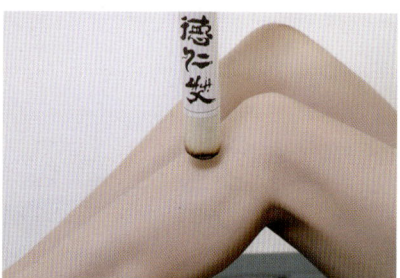

(a)定位图　　　　　　　　　(b)艾灸图

图3-25　足三里穴

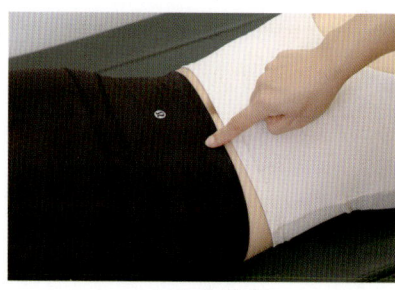 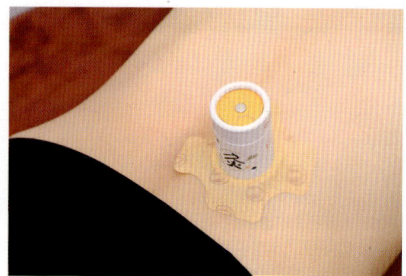

(a)定位图　　　　　　　　　(b)艾灸图

图3-26　肾俞穴

3.灸法

(1)温和灸:点燃艾条,对准穴位,距离皮肤2~3 cm进行熏烤,以局部有温热感而无灼痛为宜。每穴艾灸10~15 min。

(2)隔姜灸:将生姜切成薄片,用针在姜片上扎若干小孔,放在穴位上,再将艾炷放在姜片上点燃施灸。每穴灸3~5壮。

(六) 预防

1. 定时活动　首先要避免久坐久站,定时活动身体,舒展腰部和下肢。
2. 保持正确姿势　如坐姿端正、站立挺直。
3. 适度进行体育锻炼　增强腰部和下肢肌肉力量。
4. 保暖　注意腰部保暖,避免受寒。
5. 正确发力　提重物时采用正确姿势,避免腰部突然用力受伤。
6. 控制体重　减轻腰椎负担。

四、多发性神经炎

(一) 解剖与功能

1. 解剖　周围神经系统包括脊神经、脑神经和内脏神经。脊神经由脊髓发出,分布于躯干和四肢的肌肉和皮肤(图3-27)。脑神经由脑发出,主要分布于头面部。内脏神经分布于内脏、心血管和腺体。

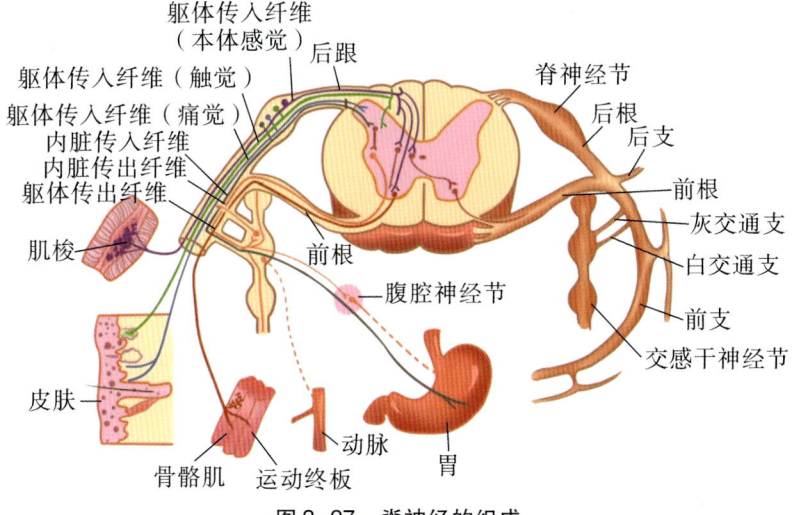

图3-27　脊神经的组成

2. 功能

(1) 感觉功能:正常情况下,感觉神经纤维能够准确地将各种感觉信息传递到大脑,使我们能够感知外界环境和身体内部的状态。例如,当我们触摸物体时,感觉神经纤维会将触觉信息传递到大脑,让我们感受到物体的形状、质地等。多发性神经炎患者的感觉神经受损后,可能会出现感觉减退或丧失、感觉异常(如麻木、刺痛、烧灼感等)。

(2)运动功能:运动神经纤维控制着肌肉的收缩和运动。在正常情况下,当我们想要进行某个动作时,大脑会通过运动神经纤维向肌肉发送信号,使肌肉收缩产生相应的动作。多发性神经炎患者的运动神经受损后,可能会出现肌肉无力、肌肉萎缩、运动障碍等症状。

(3)自主神经功能:自主神经纤维调节内脏器官的功能,如心率、血压、消化功能等。多发性神经炎患者的自主神经受损后,可能会出现各种自主神经功能障碍的症状。例如,患者可能会出现多汗或无汗、皮肤苍白或潮红、体位性低血压、心动过速或过缓、胃肠功能紊乱等症状。

(二)定义

多发性神经炎是指各种不同病因引起的全身多数周围神经的对称性损害,主要表现为四肢远端对称性的感觉、运动和自主神经功能障碍。

(三)病因

1. 感染　如病毒(流感病毒、带状疱疹病毒等)、细菌(麻风杆菌等)、支原体等感染。

2. 中毒　重金属(铅、汞等)、化学品(有机磷农药等)、药物(呋喃类、异烟肼等)中毒。

3. 营养缺乏　缺乏维生素 B_1、维生素 B_6、维生素 B_{12}、烟酸等。

4. 自身免疫性疾病　如吉兰-巴雷综合征等自身免疫性疾病可累及周围神经。

5. 其他　遗传性疾病、内分泌及代谢障碍(如糖尿病)、肿瘤等也可能导致多发性神经炎。

(四)症状

1. 肢体远端对称性感觉减退　在受累肢体的远端早期会出现感觉方面的异常,像针刺感、蚁走感、烧灼感、触痛感以及感觉过度等刺激性症状。随着病程的不断推进,肢体远端会逐渐呈现出对称性的深浅感觉减退其至缺失的情况,其分布特征类似手套、袜套的样式。

2. 运动障碍　肢体呈现出下运动神经元性瘫痪的状态,在远端存在对称性的肌无力现象,还可能伴有肌萎缩、肌束颤动等情况。肌萎缩在上肢以骨间肌、蚓状肌、大小鱼际肌表现较为明显,在下肢则以胫前肌、腓骨肌较为显著,可能会出现垂腕、垂足的现象,到了晚期,肌肉挛缩严重时会导致畸形。四肢腱反射减弱或者消失通常是该疾病在早期的表现。

3. 自主神经功能障碍　自主神经功能障碍体现为肢体末端皮肤变得菲

薄、干燥、苍白、温度降低、发绀、多汗或者无汗,指(趾)甲粗糙且松脆,同时存在竖毛障碍、高血压以及体位性低血压等情况。

此外,少数患者会有发热、关节痛等症状表现。

(五)灸疗

1. 基础穴位

足三里穴:在小腿外侧,犊鼻下3寸,犊鼻与解溪连线上(图3-28)。

阳陵泉穴:在小腿外侧,腓骨头前下方凹陷处(图3-29)。

三阴交穴:在小腿内侧,内踝尖上3寸,胫骨内侧缘后际(图3-30)。

阿是穴:即疼痛、麻木等异常感觉明显的部位或病变局部的穴位(图3-31)。

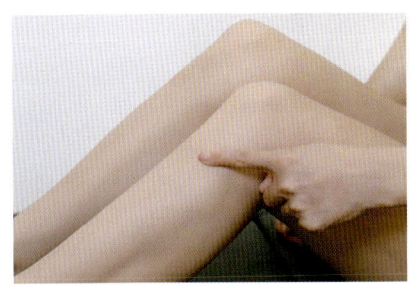
(a)定位图

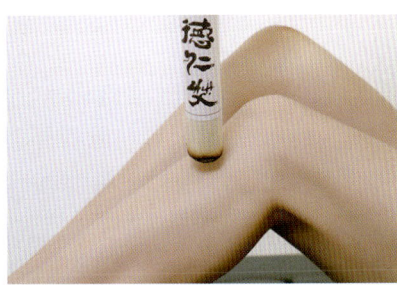
(b)艾灸图

图3-28　足三里穴

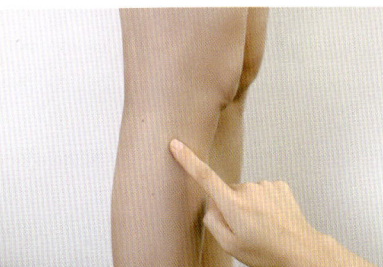
(a)定位图

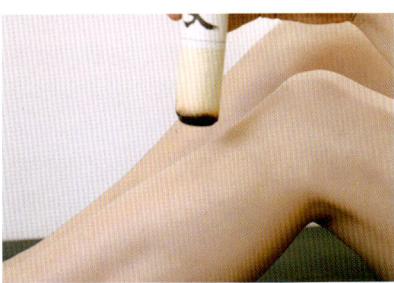
(b)艾灸图

图3-29　阳陵泉穴

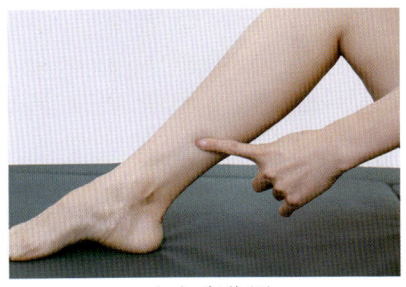
(a)定位图

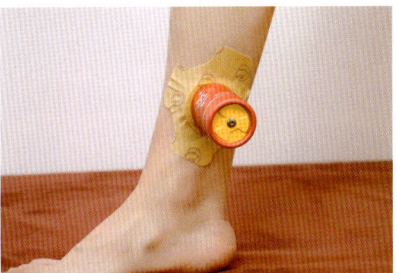
(b)艾灸图

图3-30　三阴交穴

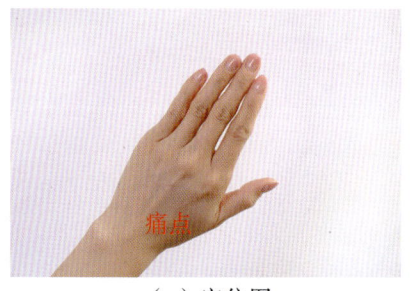
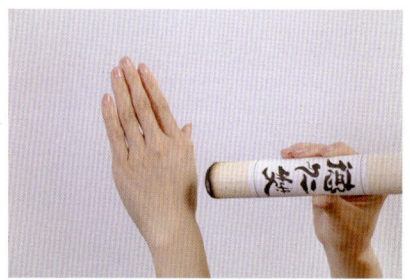

(a)定位图　　　　　　　　（b)艾灸图

图 3-31　阿是穴

2. 随症加穴

(1)若伴有肢体麻木者选以下穴位。

曲池穴:在肘区,尺泽与肱骨外上髁连线中点凹陷处(图 3-32)。

太冲穴:在足背,第 1、2 跖骨间,跖骨底结合部前方凹陷中(图 3-33)。

(2)若伴有肌肉萎缩者选以下穴位。

脾俞穴:在脊柱区,第 11 胸椎棘突下,后正中线旁开 1.5 寸(图 3-34)。

肾俞穴:在脊柱区,第 2 腰椎棘突下,后正中线旁开 1.5 寸(图 3-35)。

(3)若伴有疼痛者选以下穴位。

合谷穴:在手背,第 2 掌骨桡侧的中点处(图 3-36)。

内关穴:在前臂前区,腕掌侧远端横纹上 2 寸,掌长肌腱与桡侧腕屈肌腱之间(图 3-37)。

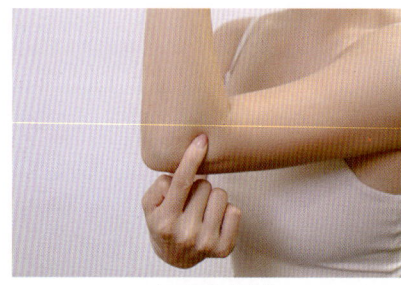
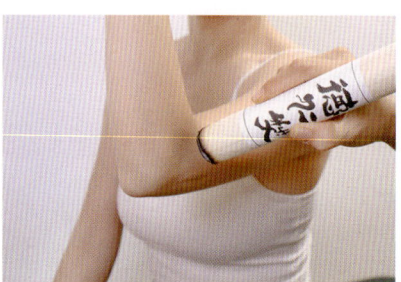

(a)定位图　　　　　　　　（b)艾灸图

图 3-32　曲池穴

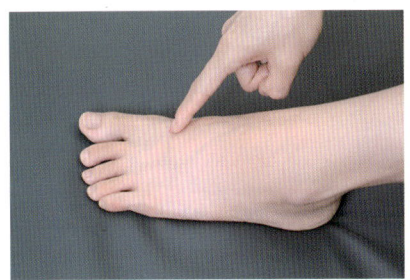 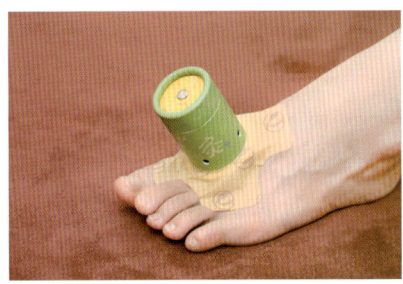

（a）定位图　　　　　　　　　（b）艾灸图

图 3-33　太冲穴

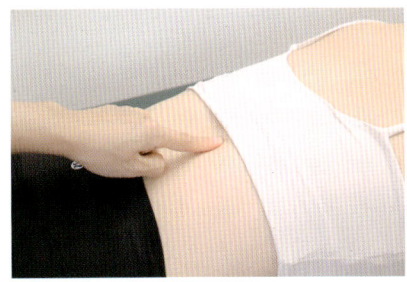 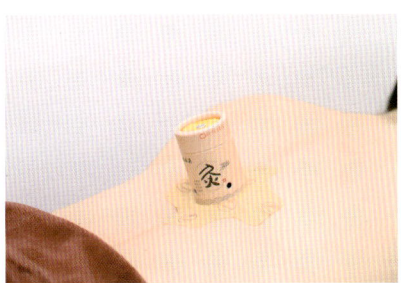

（a）定位图　　　　　　　　　（b）艾灸图

图 3-34　脾俞穴

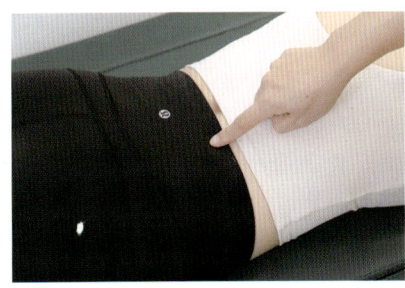 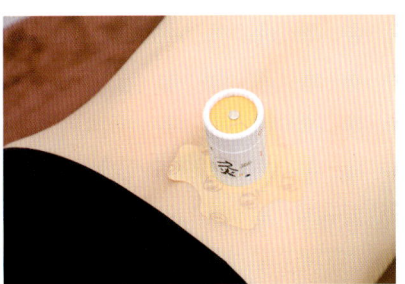

（a）定位图　　　　　　　　　（b）艾灸图

图 3-35　肾俞穴

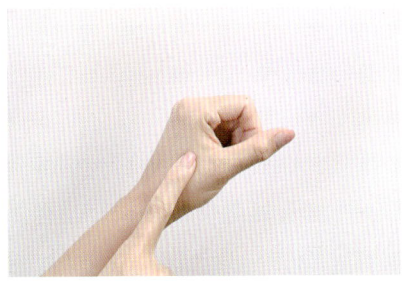 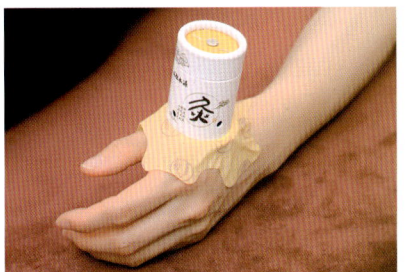

（a）定位图　　　　　　　　　（b）艾灸图

图 3-36　合谷穴

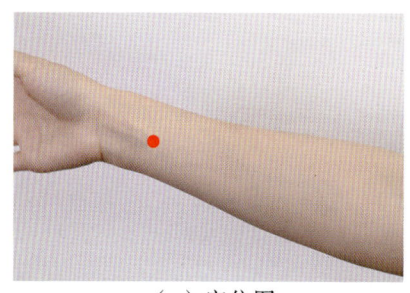 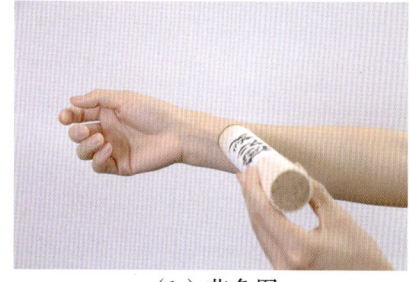

（a）定位图　　　　　　　　　（b）艾灸图

图 3-37　内关穴

3. 灸法

（1）温和灸：点燃艾条，对准选定的穴位，距离皮肤 2~3 cm 进行熏烤，以局部有温热感而无灼痛为宜。每穴艾灸 10~15 min。

（2）隔姜灸：把生姜切成薄片，用针在姜片上扎若干小孔，放在穴位上，再将艾炷放在姜片上点燃施灸。每穴灸 3~5 壮。

（六）预防

1. 预防感染　加强锻炼，提高机体免疫力，预防病毒、细菌等感染，如接种疫苗、注意个人卫生等。

2. 避免接触毒物　在工作和生活中避免接触重金属、化学品等有毒物质，如需要接触，应做好防护措施。

3. 均衡营养　保证饮食均衡，摄入富含 B 族维生素、蛋白质等营养物质的食物，避免挑食、偏食。

4. 控制基础疾病　积极治疗糖尿病、自身免疫性疾病等基础疾病，控制病情发展，减少周围神经损害的风险。

五、头痛

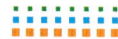

（一）解剖与功能

1. 解剖

（1）头颅结构：颅骨由额骨、顶骨、枕骨、颞骨等组成，保护着大脑等重要器官。脑膜分为硬脑膜、蛛网膜和软脑膜，对大脑起支持和保护作用。脑血管包括动脉和静脉，为大脑提供血液供应（图 3-38）。

第三章 神经疼痛症

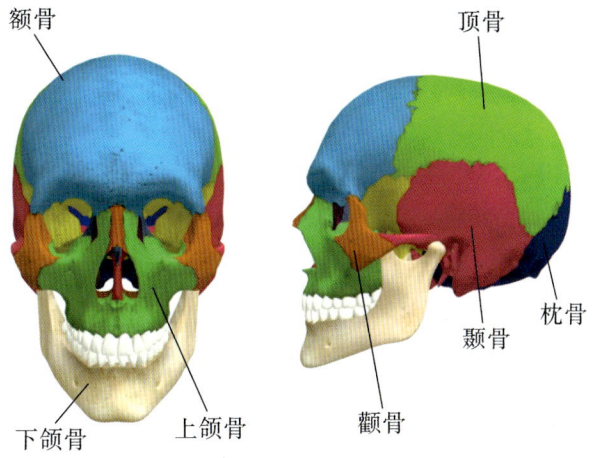

图 3-38 头颅结构

（2）神经结构：三叉神经是面部最主要的感觉神经，其分支分布于头皮前部、面部和眼部等区域（图 3-39）。当三叉神经受到刺激时，可引起前额、眼眶周围等部位的疼痛。枕大神经、枕小神经和耳大神经分布于枕部和项部，当这些神经受到压迫或炎症刺激时，可引起枕部头痛（图 3-40）。舌咽神经、迷走神经等在某些情况下也可能与头痛有关（图 3-41、图 3-42）。

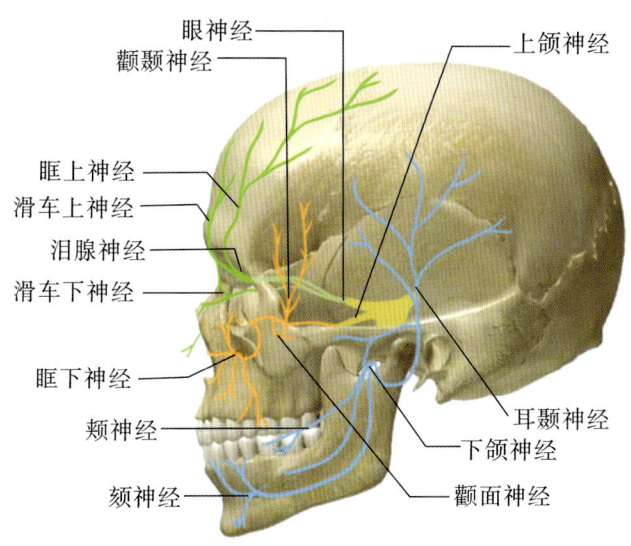

图 3-39 三叉神经

137

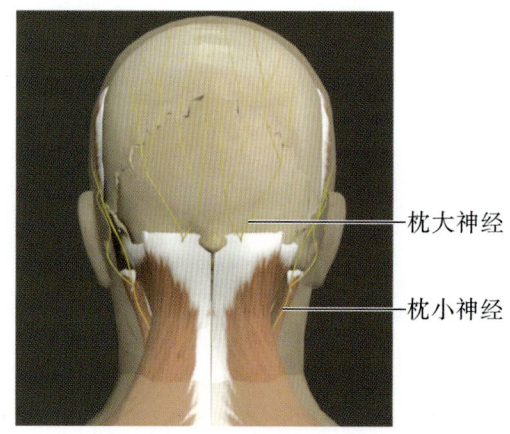

图 3-40　枕大神经、枕小神经

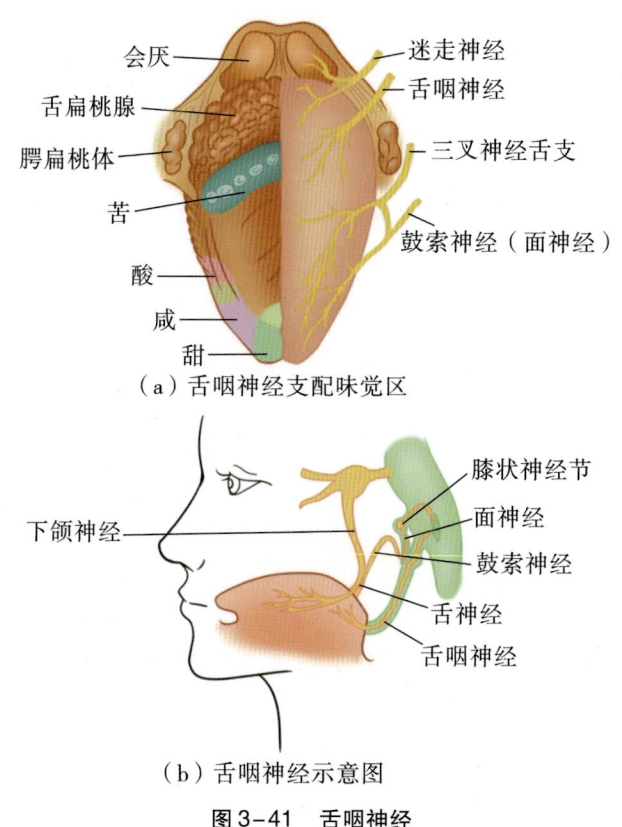

（a）舌咽神经支配味觉区

（b）舌咽神经示意图

图 3-41　舌咽神经

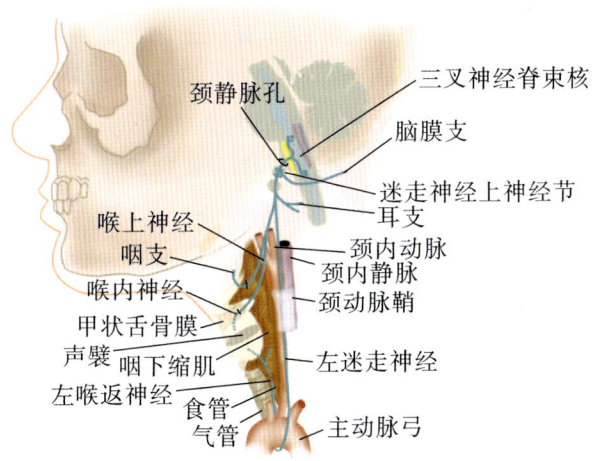

图 3-42 迷走神经

（3）肌肉和筋膜：头部的肌肉包括额肌、颞肌、枕肌等，当这些肌肉紧张或痉挛时，可引起头痛。筋膜是连接肌肉和骨骼的组织，头部的筋膜紧张也可能导致头痛（图 3-43）。

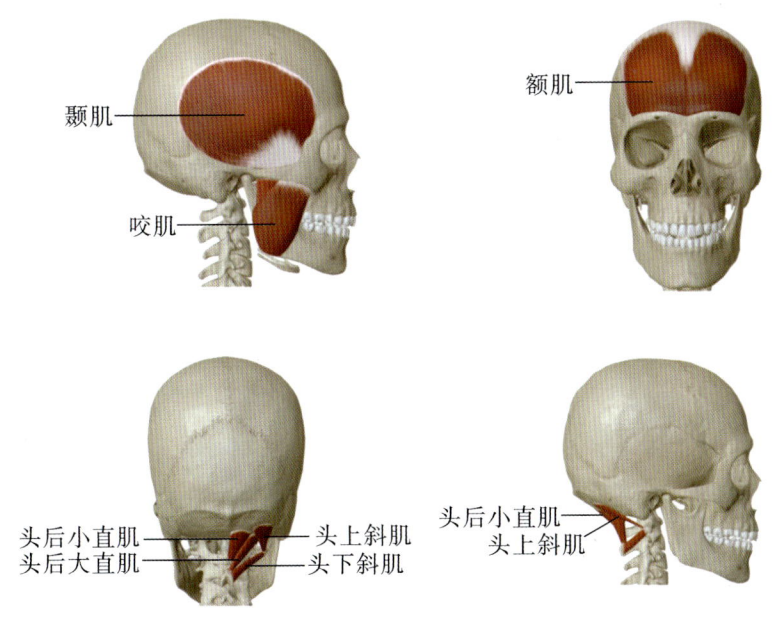

图 3-43 头部肌肉

2.功能

(1)感觉功能:头部的神经负责传递各种感觉信息,包括疼痛、温度、触觉等。当头部受到刺激时,神经会将这些感觉信息传递到大脑,引起头痛的感觉。

(2)血液供应功能:脑血管为大脑提供氧气和营养物质,同时带走代谢产物。当脑血管功能异常时,如血管收缩或扩张、血流不畅等,可导致头痛。

(3)调节功能:神经系统和内分泌系统等对头部的功能进行调节,如调节肌肉的紧张度、血管的舒缩等。当这些调节功能失调时,可能引起头痛。

(二)定义

头痛是指发生于头颅上半部,包括眉弓、耳轮上缘和枕外隆凸连线以上部位的疼痛。头痛既是常见的神经症状,也是常见的神经科体征,人群发病率高,原因众多,也是常常令临床医师最"头痛"的主诉。

(三)病因

1. 颅内病变　是神经科头痛的常见原因,如颅内感染、肿瘤占位、颅内压改变。

2. 头面部除脑外的其他器官疾患　也是导致头痛最常见的原因,如口腔科牙痛、眼科青光眼、耳鼻喉科鼻窦炎、骨科颈椎病等。

3. 某些系统性疾病　亦可引起头痛发生,如贫血、高血压、电解质紊乱等。

4. 其他　有一类头痛,经过各种检查、各科诊疗后也找不到病因,常常被归纳到"神经性头痛"一类,包括常见的偏头痛、紧张性头痛、丛集性头痛。

(四)症状

1. 头痛程度　有轻有重,疼痛时间有长有短。

2. 头痛形式　多种多样,常见胀痛、闷痛、撕裂样痛、电击样疼痛、针刺样痛,部分伴有血管搏动感及头部紧箍感,以及恶心、呕吐、头晕等症状。

3. 其他　①继发性头痛还可伴有其他系统性疾病症状或体征,如感染性疾病常伴有发热,血管病变常伴偏瘫、失语等神经功能缺损症状等。②头痛依据程度产生不同危害,病情严重可使患者丧失生活和工作能力。

(五)灸疗

1. 基础穴位

百会穴:在头部,前发际正中直上5寸(图3-44)。

风池穴:在颈后区,枕骨之下,胸锁乳突肌上端与斜方肌上端之间的凹陷中(图3-45)。

合谷穴:在手背,第2掌骨桡侧的中点处(图3-46)。

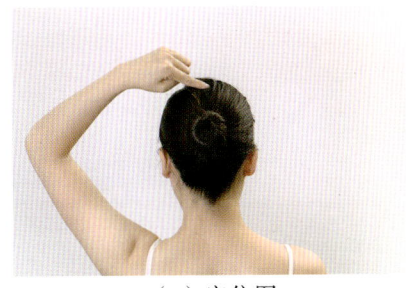
(a)定位图

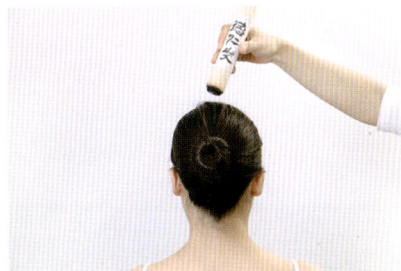
(b)艾灸图

图3-44 百会穴

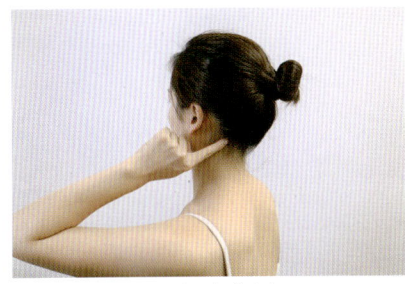
(a)定位图

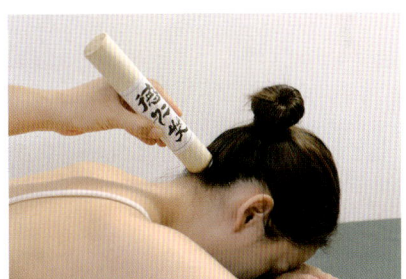
(b)艾灸图

图3-45 风池穴

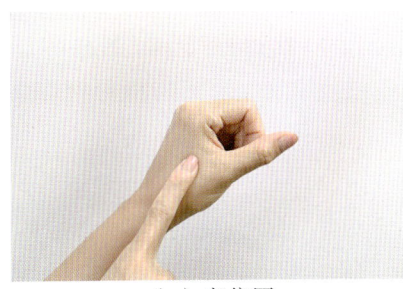
(a)定位图

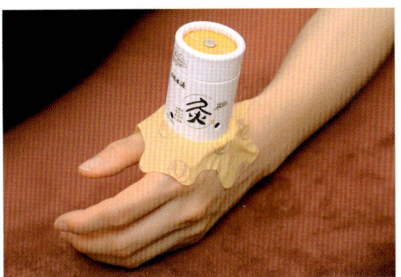
(b)艾灸图

图3-46 合谷穴

2.随症加穴

(1)若前额头痛选以下穴位。

印堂穴:在头部,两眉毛内侧端中间的凹陷中(图3-47)。

攒竹穴:在面部,眉头凹陷中,额切迹处(图 3-48)。

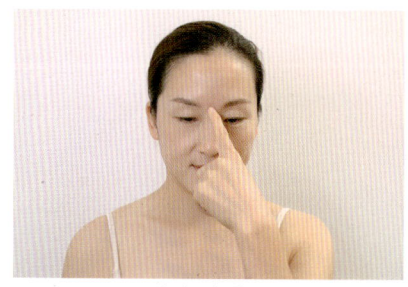
(a)定位图

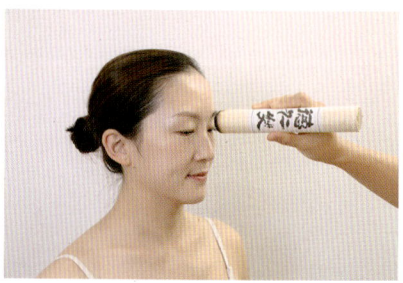
(b)艾灸图

图 3-47　印堂穴

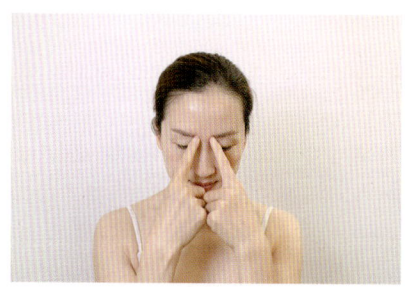
(a)定位图

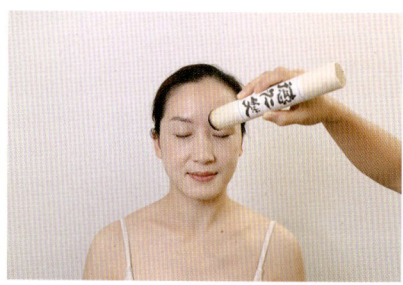
(b)艾灸图

图 3-48　攒竹穴

(2)若两侧头痛(偏头痛)选以下穴位。

太阳穴:在头部,眉梢与目外眦之间,向后约 1 横指的凹陷处(图 3-49)。

外关穴:在前臂后区,腕背侧远端横纹上 2 寸,尺骨与桡骨间隙中点(图 3-50)。

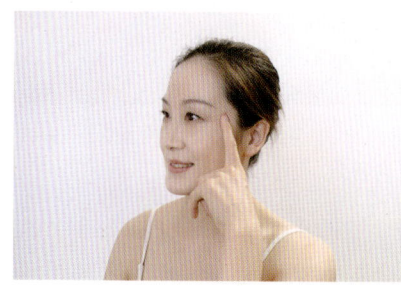
(a)定位图

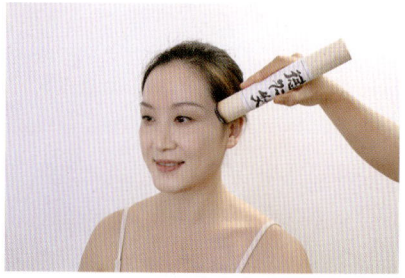
(b)艾灸图

图 3-49　太阳穴

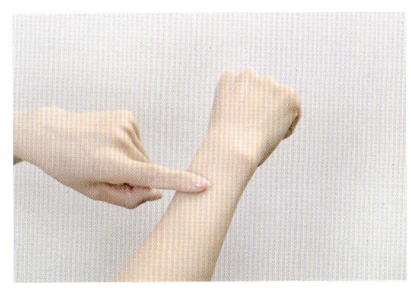 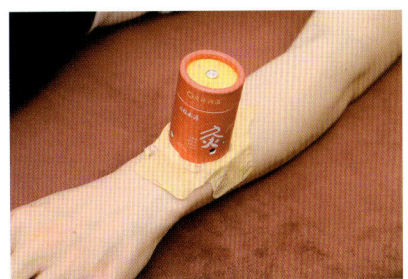

（a）定位图　　　　　　　　（b）艾灸图

图 3-50　外关穴

（3）若后头痛选以下穴位。

天柱穴：在颈后区，横平第 2 颈椎棘突上际，斜方肌外缘凹陷中（图 3-51）。

后溪穴：在手内侧，第 5 掌指关节尺侧近端赤白肉际凹陷中（图 3-52）。

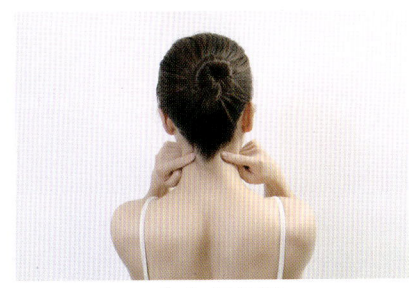 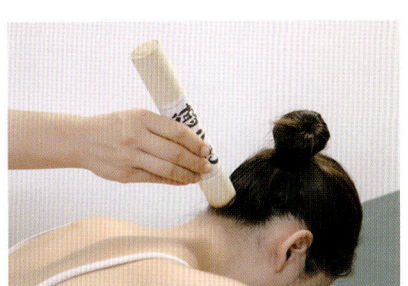

（a）定位图　　　　　　　　（b）艾灸图

图 3-51　天柱穴

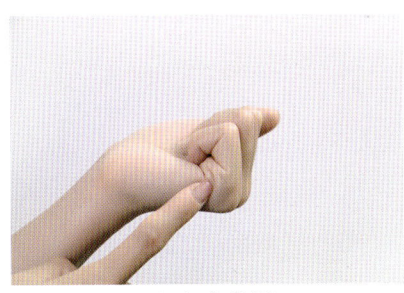 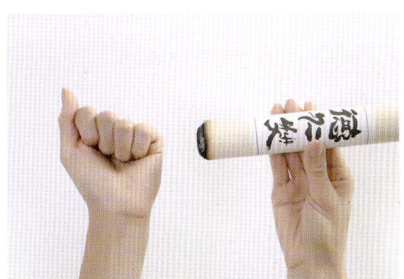

（a）定位图　　　　　　　　（b）艾灸图

图 3-52　后溪穴

（4）若头顶痛选以下穴位。

四神聪穴:在头部,百会前后左右各旁开1寸,共4穴(图3-53)。

太冲穴:在足背,第1、2跖骨间,跖骨底结合部前方凹陷中(图3-54)。

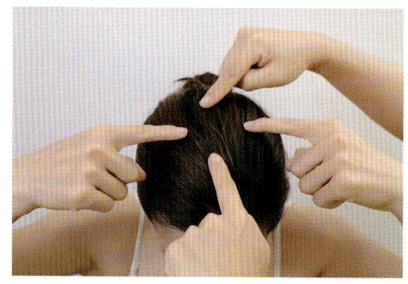
(a)定位图

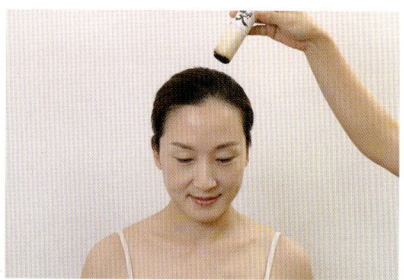
(b)艾灸图

图3-53　四神聪穴

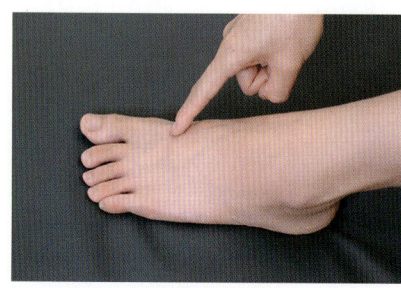
(a)定位图

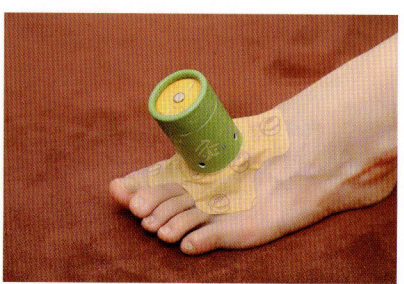
(b)艾灸图

图3-54　太冲穴

3.灸法

(1)温和灸:点燃艾条,对准穴位,距离皮肤2~3 cm进行熏烤,以局部有温热感而无灼痛为宜。每穴艾灸10~15 min。

(2)隔姜灸:把生姜切成薄片,用针在姜片上扎若干小孔,放在穴位上,再将艾炷放在姜片上点燃施灸。每穴灸3~5壮。

(六)预防

1.保持规律的作息　身体应适应规律的睡眠时间,睡眠时间不宜过短,但也应避免睡眠时间过长。

2.进行定期适度的锻炼　适度锻炼不仅有助于放松肩颈部肌肉,还可以缓解压力,可以尝试定期进行放松训练。

3.日常生活中保持良好的姿势　避免肩颈部肌肉过度紧张导致头痛。

六、偏头痛

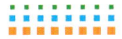

(一)解剖与功能

1. 血管结构　包括颅内动脉和颅外动脉。

(1)颅内动脉：大脑中动脉、大脑前动脉、大脑后动脉等颅内动脉在偏头痛的发病机制中起着重要作用。这些动脉的异常收缩和扩张被认为是偏头痛发作的关键因素之一。

(2)颅外动脉：颞浅动脉、枕动脉等颅外动脉也可能参与偏头痛的发作。这些动脉的扩张或痉挛可能导致头皮和面部的疼痛。

2. 神经结构

(1)三叉神经：三叉神经是面部最主要的感觉神经,其分支分布于头皮、面部和眼部等区域。在偏头痛发作时,三叉神经可能被激活,释放出神经递质,如降钙素基因相关肽等,导致血管扩张和炎症反应,引起头痛。

(2)自主神经系统：自主神经系统在偏头痛的发作中也可能起到一定的作用。自主神经系统调节血管的舒缩、汗腺的分泌等功能。在偏头痛发作时,自主神经系统可能出现功能紊乱,导致血管扩张、汗腺分泌增加等,加重偏头痛症状(图3-55)。

3. 脑膜　脑膜是覆盖在大脑和脊髓表面的一层薄膜。在偏头痛发作时,脑膜可能出现炎症反应,刺激周围的神经组织,引起头痛(图3-56)。

(二)定义

偏头痛是一种常见的反复发作的头痛疾患,其病情特征包括一侧或两侧搏动性的剧烈头痛,且多发生于偏侧头部,可合并有恶心、呕吐、害怕声光刺激等症状。学术界将其定义为一种慢性神经血管性疾病。

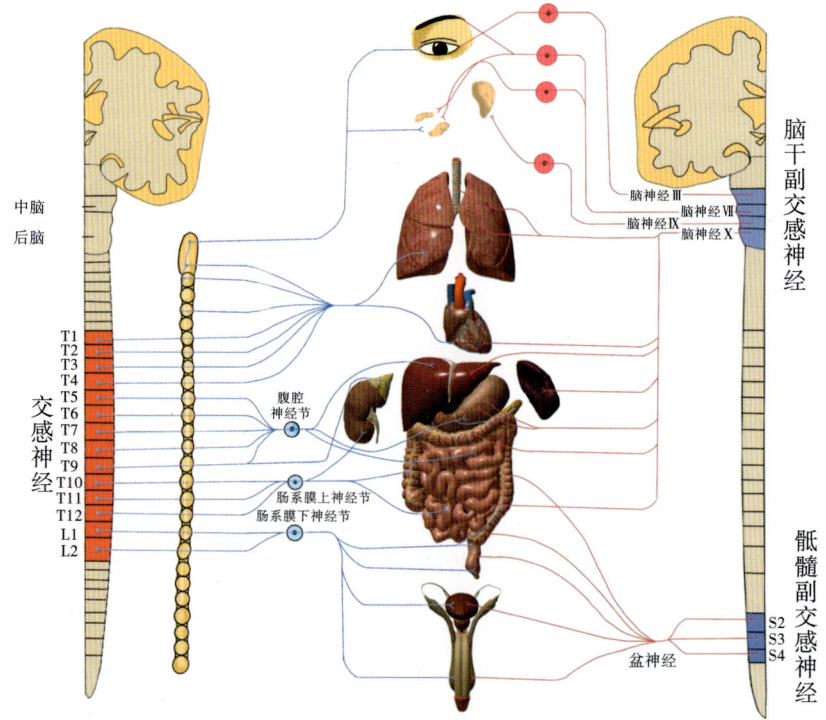

图 3-55 自主神经系统

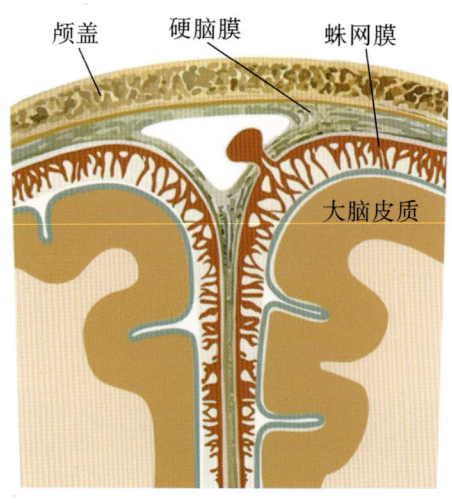

图 3-56 脑膜

(三)病因

1. 遗传因素　偏头痛具有遗传易感性,约60%的偏头痛患者有家族史,如果一个人患偏头痛,则其亲属出现偏头痛的风险是一般人群的3~6倍。有学者找到了一类偏头痛患者特殊的突变基因,而且有一定的常染色体显性遗传性,综合发作时的表现,这类偏头痛被称为家族性偏瘫性偏头痛。

2. 神经细胞兴奋性紊乱　还有学者发现有一类神经系统兴奋性相关基因突变与偏头痛常见类型有关,以此推论偏头痛与大脑神经细胞的兴奋性紊乱有关。

3. 内分泌和代谢因素　这一因素在临床上表现非常明显,尤其是和女性激素水平有关,偏头痛患者中女性可达男性的3倍,青春期女性发病尤为明显,而且常常有月经期发作的规律,妊娠期或绝经后发作减少或不再发作。

(四)症状

偏头痛发作可分为4个阶段:前驱期、先兆期、头痛期和恢复期。但并非所有患者均经历这些阶段。

1. 前驱期　发生在偏头痛发作前的几个小时或一两天,患者表现出一些即将发生偏头痛的预示性变化,包括:①便秘;②情绪变化,从抑郁到兴奋,或反之;③食欲改变;④颈部僵硬;⑤口渴和排尿增加;⑥反复呵欠。

2. 先兆期　先兆是发生偏头痛之前或期间的神经系统症状,表现为视觉异常,有时也为感觉异常、运动或语言障碍。先兆症状通常慢慢出现,并持续20~60 min。先兆症状可能包括以下几个方面。

(1)视觉先兆:是最常见的一类先兆症状,患者眼前可能出现闪光、暗点,甚至发生视物模糊或视力丧失,非常典型的是有"之"字形、波浪线状的闪光,并逐渐向周边扩展。

(2)感觉及神经先兆:表现为面部或一侧身体感觉麻木、手臂或腿部有针刺感,甚至出现言语障碍、耳鸣或幻听、无法控制的抽搐或其他动作。其先兆出现时间短至几分钟,长则可达1 h。

根据有无先兆分为两类偏头痛。

(1)无先兆偏头痛:这是最常见的偏头痛类型,约占80%,发作频率高,可严重影响正常工作和生活,常常需要频繁用镇痛药治疗。这类偏头痛常与月经期有明显关系。

(2)有先兆偏头痛:占偏头痛患者的10%,前述的视觉先兆、感觉/神经先兆会在5~20 min逐渐加重,一般持续不超过60 min,不同的先兆可能接连出现,而后出现典型偏头痛。在先兆期睡眠、进入暗光环境休息可缓解头痛发作。

3. 头痛期　偏头痛通常持续4~72 h。偏头痛发生频率因人而异,有些患者仅偶尔发生,有些患者则每月发生数次。

在头痛期,患者可能出现下列症状:①严重的搏动性疼痛;②累及单侧头部或一只眼睛,有时也表现为双侧头痛;③对光、声音敏感,有时对气味、触觉也敏感;④恶心、呕吐;⑤视力模糊;⑥头晕或晕厥。

4. 恢复期　该阶段通常持续约24 h,患者可能表现为困顿、喜怒无常、头晕、乏力,以及对光、声音敏感。

(五)灸疗

1. 基础穴位

风池穴:在颈后区,枕骨之下,胸锁乳突肌上端与斜方肌上端之间的凹陷中(图3-57)。

太阳穴:在头部,眉梢与目外眦之间,向后约1横指的凹陷处(图3-58)。

合谷穴:在手背,第2掌骨桡侧的中点处(图3-59)。

外关穴:在前臂后区,腕背侧远端横纹上2寸,尺骨与桡骨间隙中点(图3-60)。

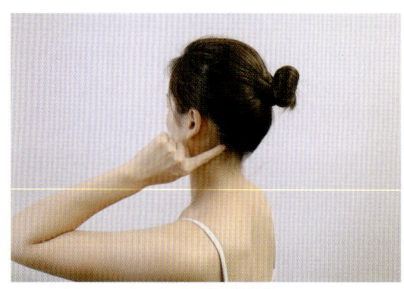 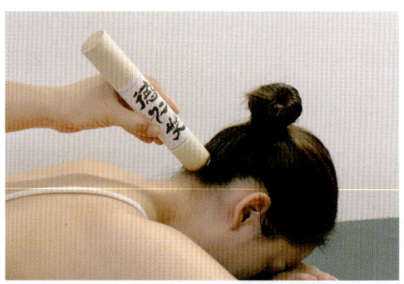

(a)定位图　　　　　　　(b)艾灸图

图3-57　风池穴

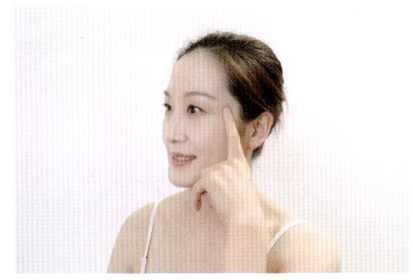 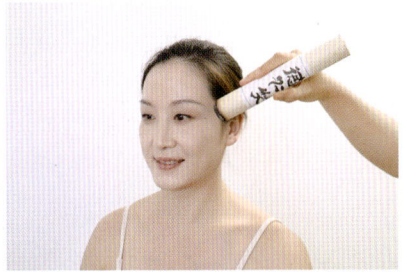

（a）定位图　　　　　　　　　（b）艾灸图

图 3-58　太阳穴

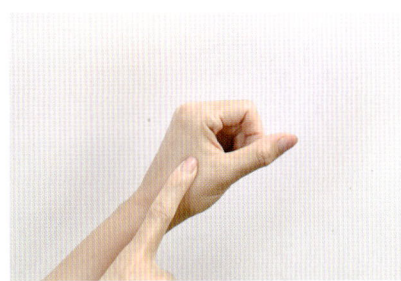 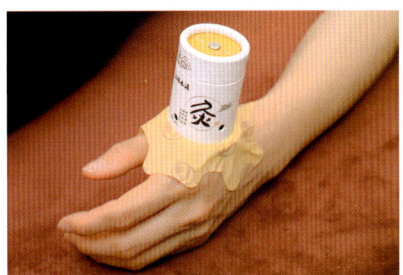

（a）定位图　　　　　　　　　（b）艾灸图

图 3-59　合谷穴

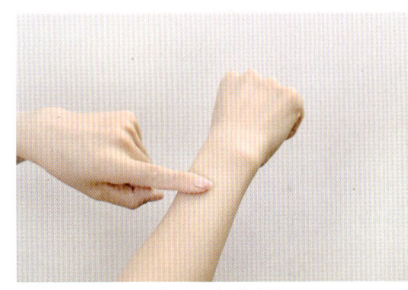 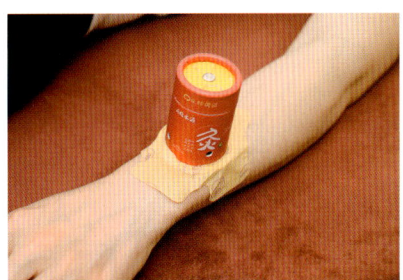

（a）定位图　　　　　　　　　（b）艾灸图

图 3-60　外关穴

2.随症穴位

(1)若伴有恶心、呕吐者选内关穴。

内关穴：在前臂前区，腕掌侧远端横纹上2寸，掌长肌腱与桡侧腕屈肌腱之间（图3-61）。

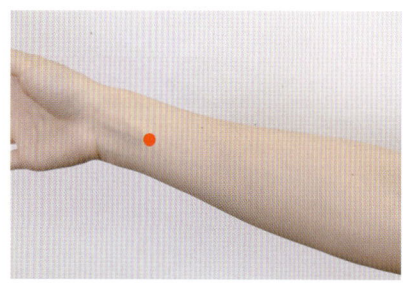

(a)定位图

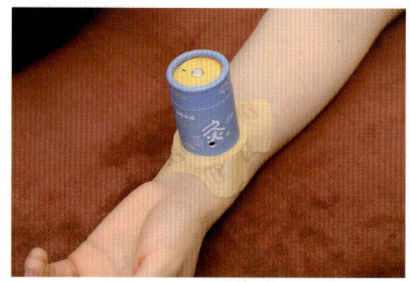

(b)艾灸图

图 3-61　内关穴

(2)若伴有头晕者选百会穴。

百会穴:在头部,前发际正中直上 5 寸(图 3-62)。

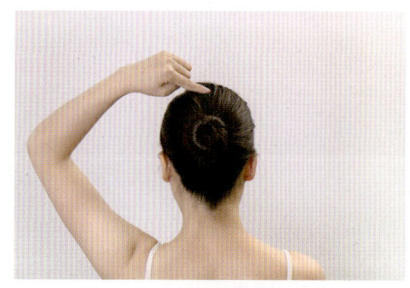

(a)定位图

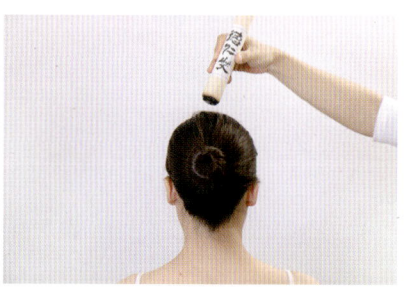

(b)艾灸图

图 3-62　百会穴

(3)若伴有眼睛胀痛者选攒竹穴。

攒竹穴:在面部,眉头凹陷中,额切迹处(图 3-63)。

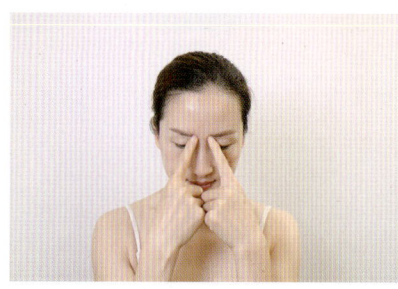

(a)定位图

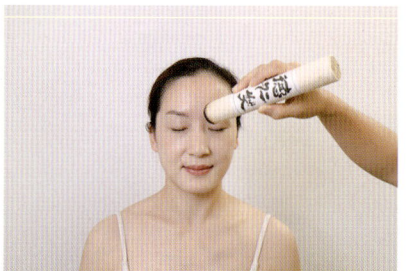

(b)艾灸图

图 3-63　攒竹穴

(4)若伴有情绪烦躁者选太冲穴。

太冲穴:在足背,第1、2跖骨间,跖骨底结合部前方凹陷中(图3-64)。

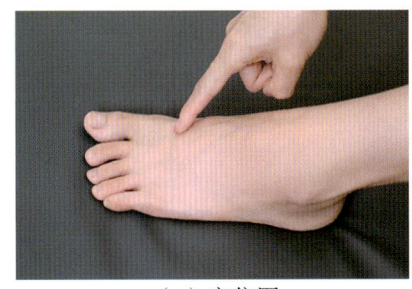

(a)定位图　　　　　　　　(b)艾灸图

图3-64　太冲穴

3.灸法

(1)温和灸:点燃艾条,对准选定的穴位,距离皮肤 2～3 cm 进行熏烤,以局部有温热感而无灼痛为宜。每穴艾灸 10～15 min。

(2)隔姜灸:把生姜切成薄片,用针在姜片上扎若干小孔,放在穴位上,再将艾炷放在姜片上点燃施灸。每穴灸 3～5 壮。

(六)预防

通过改变生活方式和采取预防策略,可减少偏头痛的发生频率和严重程度。

1.创建每日生活计划　日常生活中,建立规律的睡眠模式并定时进餐。同时,尽量控制压力。

2.规律锻炼　定期有氧运动可缓解紧张情绪,有助于预防偏头痛。经医生同意后,可选择喜欢的有氧运动,包括散步、游泳、骑自行车等。同时应注意,运动时要慢慢热身,因为突然剧烈运动会引起头痛。此外,经常运动也有助于减肥或保持健康体重,因为肥胖也被认为是偏头痛的一个易发因素。

3.减少雌激素的影响　对于女性偏头痛患者,雌激素可能会诱发或使头痛恶化,所以应避免或减少服用含雌激素的药物。

七、眩晕

（一）解剖与功能

1. 解剖

（1）内耳结构：具体内容如下。

半规管：主要感受头部的旋转运动，维持身体平衡。当半规管内的淋巴液流动异常或半规管本身出现病变时，可导致眩晕。

耳蜗：主要负责听觉功能，但也与平衡感有一定关系。某些内耳疾病可能同时影响耳蜗和半规管，引起眩晕和听力下降。

前庭：包括椭圆囊和球囊，可感受直线加速度和头部的位置变化。前庭功能障碍是引起眩晕的常见原因之一（图3-65）。

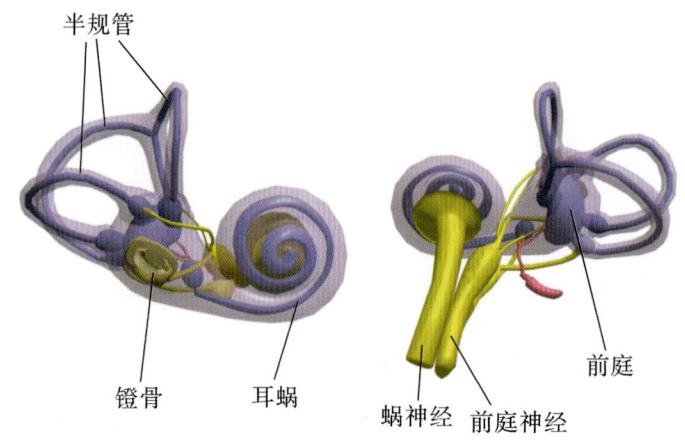

图3-65　内耳结构

（2）神经系统结构：具体内容如下。

脑干：包含许多与平衡和运动控制有关的神经核团。脑干病变可能影响这些核团的功能，导致眩晕、眼球震颤等症状。

小脑：主要负责协调运动和维持身体平衡。小脑病变可引起共济失调和眩晕。

大脑皮质：某些区域与空间定向和平衡感有关。大脑皮质病变也可能导致眩晕感，但通常伴有其他神经系统症状（图3-66）。

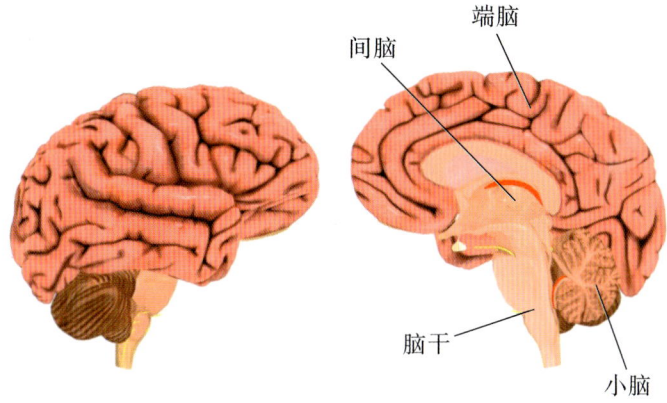

图 3-66 脑干和小脑

2. 功能

(1) 平衡感维持:内耳的半规管、前庭以及神经系统中的脑干、小脑等结构共同协作,维持身体的平衡感。当这些结构的功能出现异常时,平衡感会被破坏,导致眩晕。

(2) 空间定向:大脑皮层和内耳等结构参与空间定向的感知。眩晕时,患者可能会感到空间定向紊乱,出现头晕目眩、站立不稳等症状。

(3) 运动协调:小脑等结构负责协调身体的运动。眩晕可能影响运动协调能力,使患者在行走、站立等活动中出现困难。

(二) 定义

眩晕是一种患者感到自身或外界环境物体旋转或摇动的一种主观感觉障碍。眩晕包含没有自身运动时,产生自身运动感觉,以及正常运动时,产生与运动不同的变形扭曲的自身运动感觉。患者还常常伴有客观的平衡障碍,一般没有意识障碍。

(三) 病因

1. 耳源性

(1) 梅尼埃病:膜迷路积水,有旋转性眩晕、听力下降等症状。

(2) 耳石症:耳石移位,随头位变化引起眩晕。

(3) 前庭神经炎:累及前庭神经,突发剧烈眩晕等。

(4) 突发性聋伴眩晕:感音神经性听力损失,部分伴眩晕。

2. 神经源性

（1）椎-基底动脉供血不足：血管狭窄或痉挛致脑部供血不足，多伴危险因素。

（2）小脑病变：如梗死、出血、肿瘤等，致眩晕、平衡失调。

（3）脑干病变：影响前庭神经核等，常见有梗死、出血等。

（4）偏头痛性眩晕：与偏头痛相关，发作时伴头痛等症状。

3. 全身性疾病

（1）贫血：组织器官缺氧引起眩晕等。

（2）高血压：血压过高致脑部血管痉挛眩晕。

（3）低血压：脑部供血不足致眩晕，体位改变时常见。

（4）低血糖：影响神经系统功能致眩晕等症状。

（5）心血管疾病：心脏输出量减少致脑部供血不足，导致眩晕。

（6）内分泌疾病：影响代谢和神经系统功能致眩晕。

4. 精神心理因素

（1）焦虑症、抑郁症：常伴头晕、眩晕等躯体症状。

（2）惊恐发作：急性焦虑障碍，发作时有强烈恐惧、眩晕等症状。

（四）症状

根据症状表现不同，一般将晕眩分为真性晕眩和假性晕眩。

1. 真性晕眩　是由视觉系统、本体感觉或前庭系统相关的疾病引起的晕眩，发作时有明显的外物和自身旋转感。根据发病部位的不同，真性眩晕可分为眼病性眩晕、本体觉性眩晕、前庭系统性眩晕。

2. 假性晕眩　通常由全身系统性疾病引起，如影响脑供氧能力的血液疾病、表现为血压波动的心血管疾病、心脏瓣膜或心肌病等影响心脏供血的疾病，以及中毒导致的酸碱平衡紊乱等，表现为轻重不一的头晕症状，患者感觉头重脚轻、虚浮眼花，无明显转动感。

（五）灸疗

1. 基础穴位

百会穴：在头部，前发际正中直上5寸（图3-67）。

风池穴：在颈后区，枕骨之下，胸锁乳突肌上端与斜方肌上端之间的凹陷中（图3-68）。

内关穴：在前臂前区，腕掌侧远端横纹上2寸，掌长肌腱与桡侧腕屈肌腱之间（图3-69）。

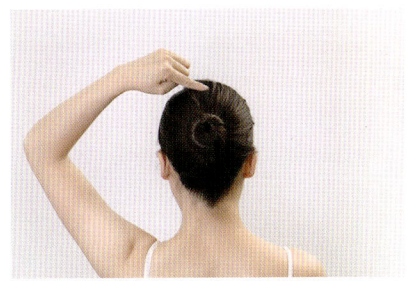 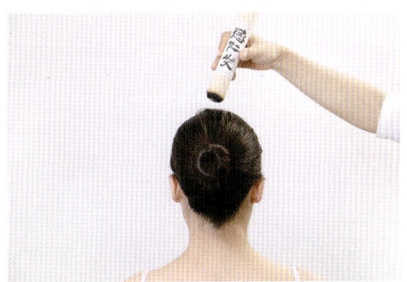

（a）定位图　　　　　　　　（b）艾灸图

图 3-67　百会穴

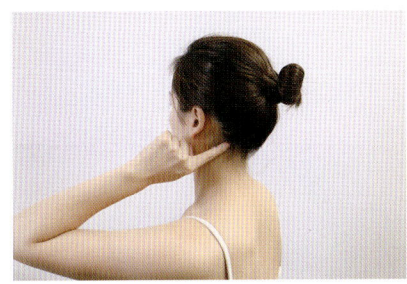 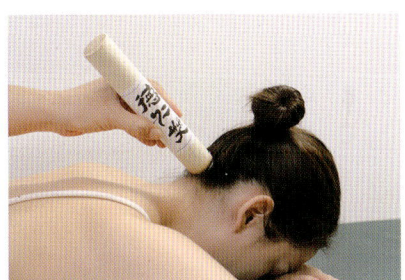

（a）定位图　　　　　　　　（b）艾灸图

图 3-68　风池穴

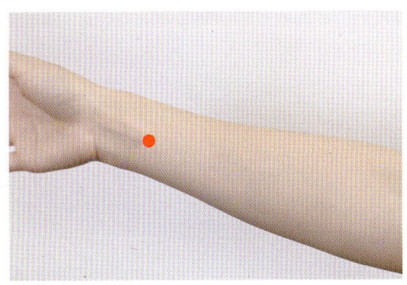 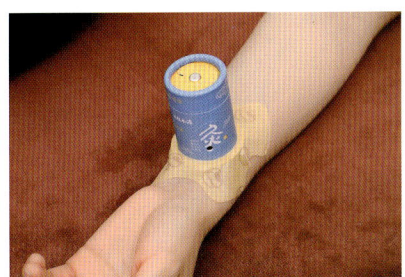

（a）定位图　　　　　　　　（b）艾灸图

图 3-69　内关穴

2.随症加穴

（1）若伴有耳鸣者选听宫穴。

听宫穴：在面部，耳屏正中与下颌骨髁状突之间的凹陷中（图 3-70）。

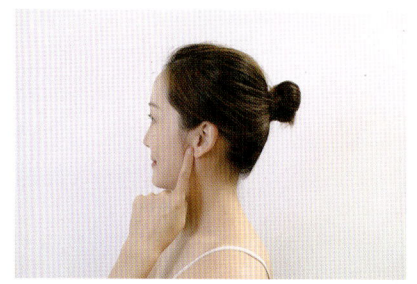 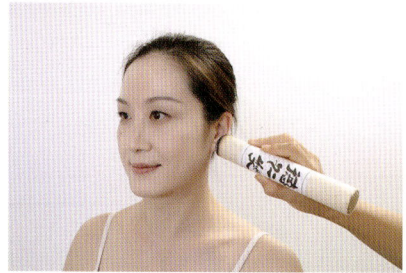

（a）定位图　　　　　　　　（b）艾灸图

图 3-70　听宫穴

（2）若伴有恶心呕吐者选中脘穴。

中脘穴：在上腹部，脐中上 4 寸，前正中线上（图 3-71）。

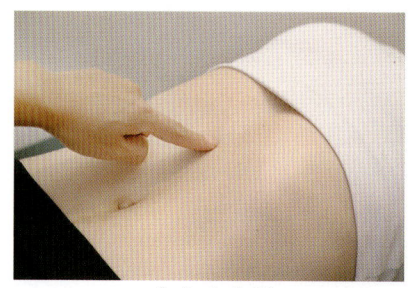 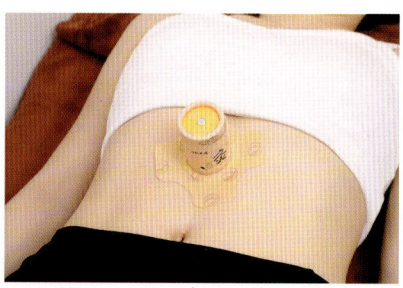

（a）定位图　　　　　　　　（b）艾灸图

图 3-71　中脘穴

（3）若伴有失眠者选神门穴。

神门穴：在腕前区，腕掌侧远端横纹尺侧端，尺侧腕屈肌腱的桡侧凹陷处（图 3-72）。

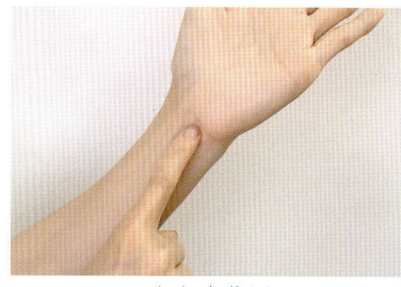 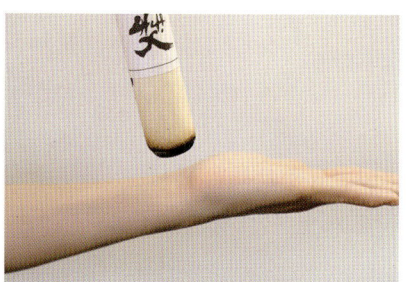

（a）定位图　　　　　　　　（b）艾灸图

图 3-72　神门穴

(4)若伴有腰膝酸软者选肾俞穴。

肾俞穴:在脊柱区,第2腰椎棘突下,后正中线旁开1.5寸(图3-73)。

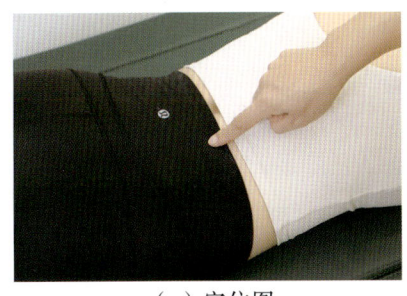
(a)定位图

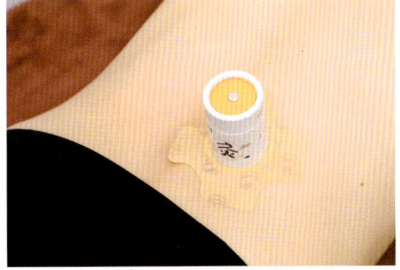
(b)艾灸图

图3-73　肾俞穴

3.灸法

(1)温和灸:点燃艾条,对准穴位,距离皮肤2~3 cm进行熏烤,以局部有温热感而无灼痛为宜。每穴艾灸10~15 min。

(2)隔姜灸:把生姜切成薄片,用针在姜片上扎若干小孔,放在穴位上,再将艾炷放在姜片上点燃施灸。每穴灸3~5壮。

(六)预防

1.减轻压力　建议应规律作息,避免劳累,适度运动,减少不良情绪、精神压力等诱发因素。

2.做好自我保护　若患者经常突发眩晕,应做好自我防护,避免突然晕倒造成的严重伤害。

八、失眠

(一)解剖与功能

1.大脑皮质　在睡眠和觉醒的调节中起着关键作用。其中,额叶、顶叶、枕叶和颞叶等不同区域参与了认知、情感和感觉等多种功能,与睡眠的调节密切相关(图3-74)。

2.下丘脑　位于大脑底部,是调节睡眠-觉醒周期的关键部位。下丘脑内的视交叉上核被认为是人体的"生物钟",它通过接收外界的光暗信号来调节人体的昼夜节律,从而影响睡眠和觉醒。

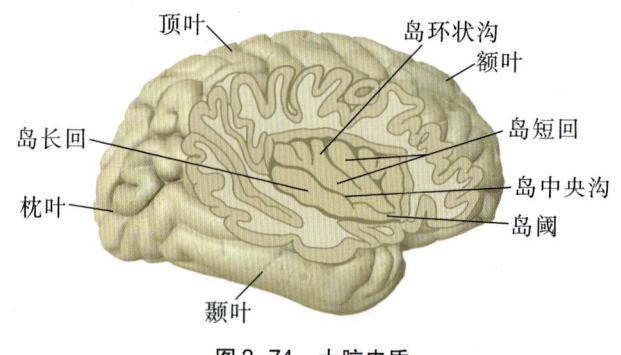

图3-74 大脑皮质

3.脑干 包含了许多与睡眠和觉醒有关的神经核团,如中脑的网状结构、脑桥的蓝斑核等。这些核团通过释放神经递质来调节大脑的兴奋和抑制状态,从而影响睡眠和觉醒(图3-75)。

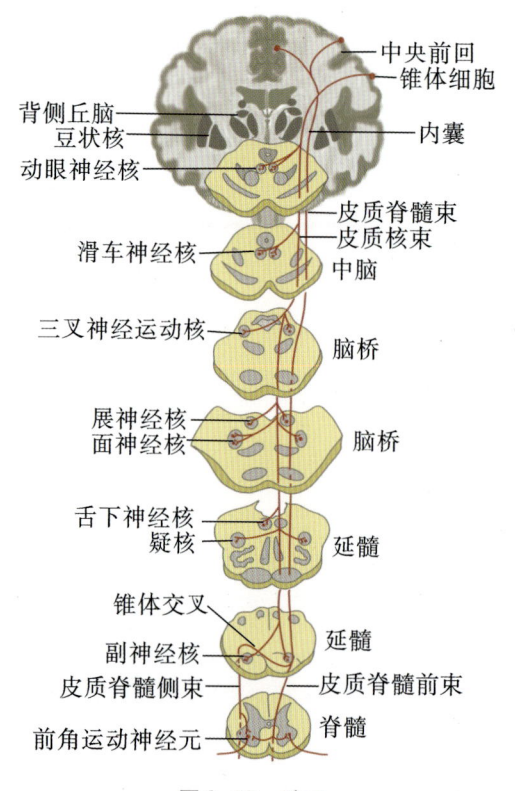

图3-75 脑干

4. 自主神经系统　分为交感神经和副交感神经。在睡眠过程中,副交感神经兴奋,身体处于放松状态,心率减慢、血压降低、呼吸平稳。而在觉醒状态下,交感神经兴奋,身体处于紧张状态,以应对各种外界刺激。

5. 神经递质　一些神经递质如血清素、多巴胺、去甲肾上腺素等在睡眠和觉醒的调节中起着重要作用。血清素被认为是促进睡眠的神经递质,而多巴胺和去甲肾上腺素则与觉醒和兴奋有关。

(二)定义

失眠是一种常见的睡眠障碍,是指尽管有适当的睡眠机会和睡眠环境,仍然对睡眠时间和/或睡眠质量不满意,且影响日间社会功能的一种主观体验。

(三)病因

失眠的诱发因素很多,包括心理、生理、环境、药物、生活行为、个性、精神及全身疾病等。

1. 心理因素　生活中发生重大事件,导致情绪激动、情绪不安,或是持续的精神紧张,都有可能导致失眠。过度关注睡眠问题而产生的焦虑不仅会加重失眠,还会造成失眠持续存在。

2. 生理因素　年龄、性别、饥饿、过饱、疲劳、女性激素水平变化等生理因素是失眠诱发因素。例如月经周期和绝经期的影响,在更年期期间,夜间出汗和潮热常常会影响睡眠,在怀孕期间也会常常会出现失眠。

3. 环境因素　睡眠环境的突然改变、强光、噪声等都有可能影响睡眠。

4. 药物因素　某些药物(如甲状腺素、阿托品等)会导致人体兴奋,干扰睡眠。

5. 生活行为因素　喝茶、喝咖啡、吸烟、饮酒、睡前看电视玩手机、入睡时间不规律、熬夜工作都可能扰乱正常作息,造成失眠。

6. 个性特征因素　过于细致的个性特征(如对健康要求过高、过分关注,追求完美,凡事习惯往坏处想等),在失眠的发生发展中也有一定作用。

7. 精神疾病　焦虑症、抑郁症、双相障碍及精神分裂症等精神疾病也常会出现失眠。

8. 其他全身疾病　身体的不适也有可能导致失眠,常见的有高血压、慢性胃肠炎、疼痛等。

(四)症状

对睡眠质量不满意导致白天正常活动受到影响。白天精神状态不佳,感到困倦、疲劳、想睡觉;工作和学习时,难以集中精力,犯错次数增加,记忆力下降;情绪上,感到紧张、不安,出现情绪低落或容易烦躁、发怒;社交、家务、职业或学习受影响等。

(五)灸疗

1. 基础穴位

神门穴:在腕前区,腕掌侧远端横纹尺侧端,尺侧腕屈肌腱的桡侧凹陷处(图3-76)。

内关穴:在前臂前区,腕掌侧远端横纹上2寸,掌长肌腱与桡侧腕屈肌腱之间(图3-77)。

三阴交穴:在小腿内侧,内踝尖上3寸,胫骨内侧缘后际(图3-78)。

涌泉穴:在足底,屈足卷趾时足心最凹陷中(图3-79)。

安眠穴:在项部,翳风穴与风池穴连线的中点(图3-80)。

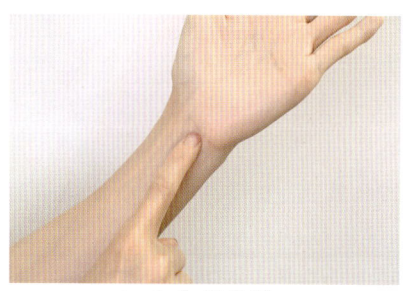
(a)定位图

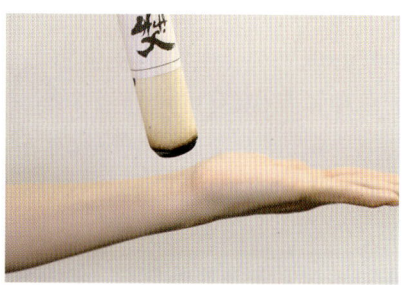
(b)艾灸图

图3-76 神门穴

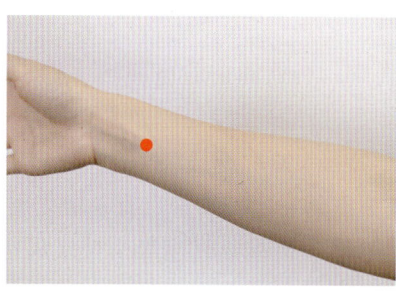
(a)定位图

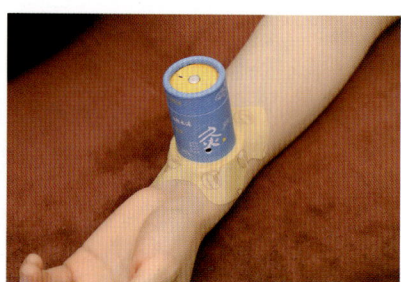
(b)艾灸图

图3-77 内关穴

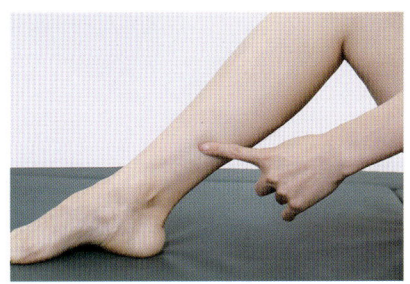
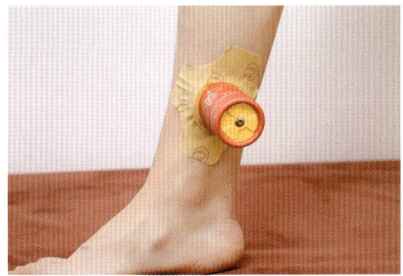

(a)定位图　　　　　　　　(b)艾灸图

图 3-78　三阴交穴

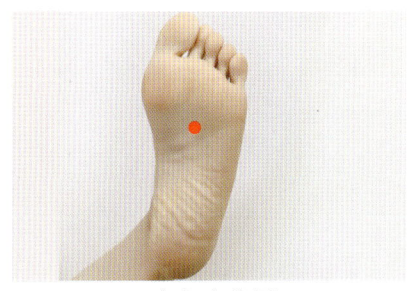
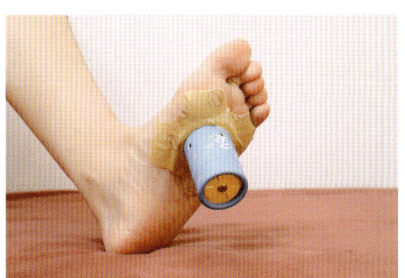

(a)定位图　　　　　　　　(b)艾灸图

图 3-79　涌泉穴

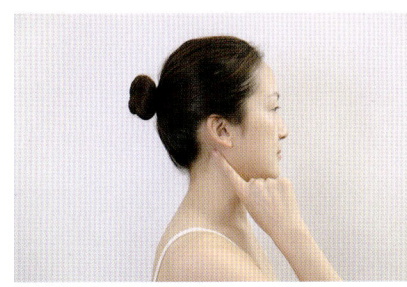
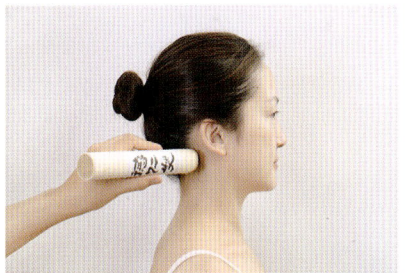

(a)定位图　　　　　　　　(b)艾灸图

图 3-80　安眠穴

2.随症穴位

(1)若伴有心烦易怒者选以下穴位。

太冲穴:在足背,第1、2跖骨间,跖骨底结合部前方凹陷中(图3-81)。

行间穴,在足背,当第1、2趾间,趾蹼缘的后方赤白肉际处(图3-82)。

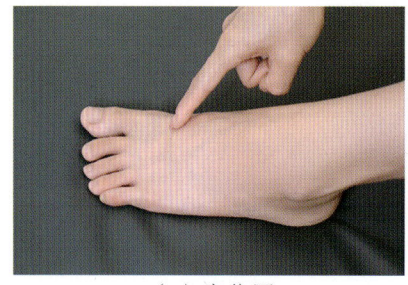 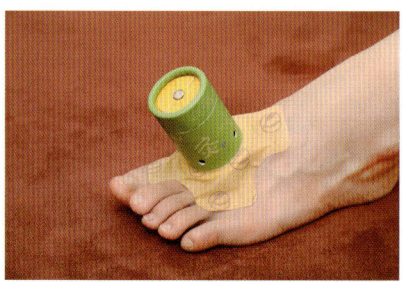

(a) 定位图　　　　　　　　　(b) 艾灸图

图 3-81　太冲穴

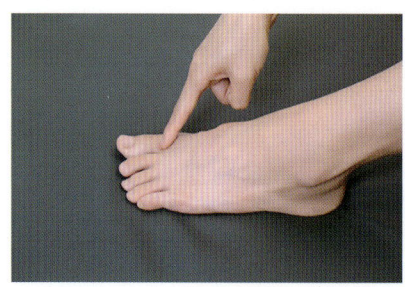 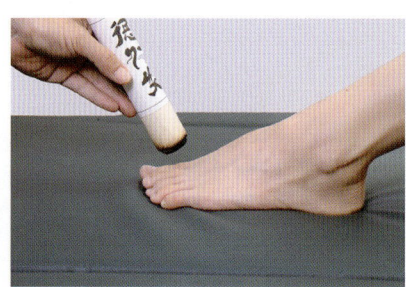

(a) 定位图　　　　　　　　　(b) 艾灸图

图 3-82　行间穴

(2) 若伴有心悸者选以下穴位。

心俞穴:在脊柱区,第 5 胸椎棘突下,后正中线旁开 1.5 寸(图 3-83)。

神堂穴:在脊柱区,第 5 胸椎棘突下,后正中线旁开 3 寸(图 3-84)。

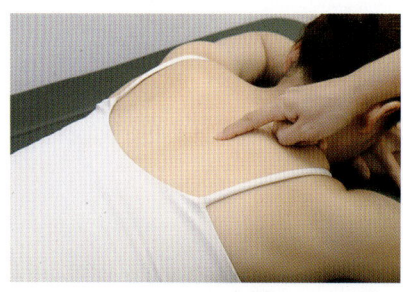 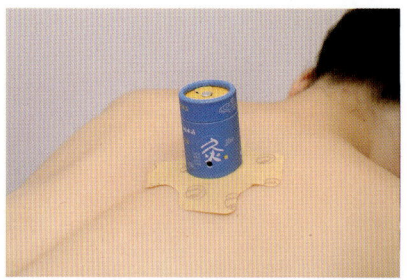

(a) 定位图　　　　　　　　　(b) 艾灸图

图 3-83　心俞穴

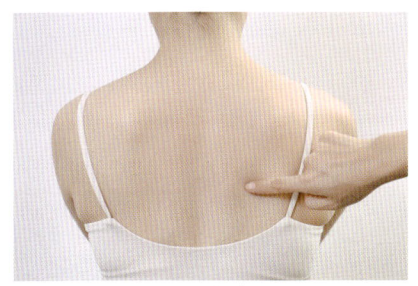 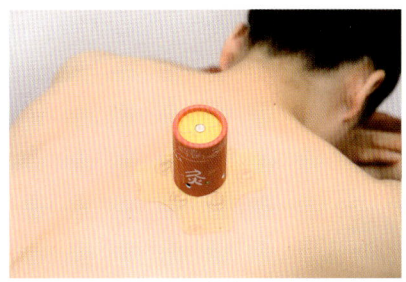

（a）定位图　　　　　　　　（b）艾灸图

图 3-84　神堂穴

(3) 若伴有健忘者选以下穴位。

志室穴：在腰区，第 2 腰椎棘突下，后正中线旁开 3 寸（图 3-85）。

悬钟穴：在小腿外侧，外踝尖上 3 寸，腓骨前缘（图 3-86）。

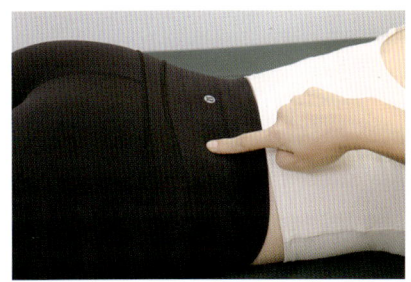 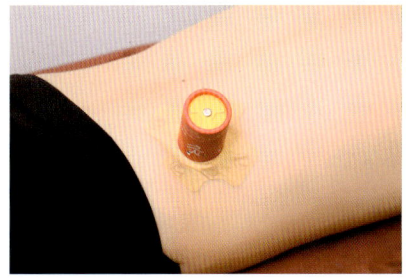

（a）定位图　　　　　　　　（b）艾灸图

图 3-85　志室穴

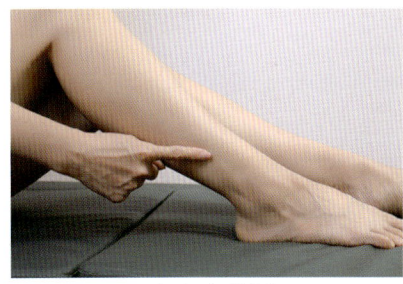 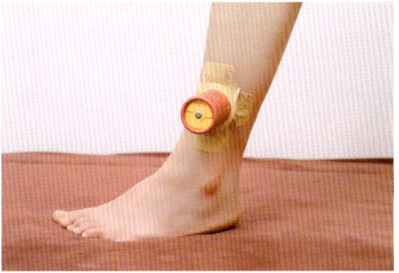

（a）定位图　　　　　　　　（b）艾灸图

图 3-86　悬钟穴

(4) 若伴有头晕者选以下穴位。

百会穴：在头部，前发际正中直上 5 寸（图 3-87）。

四神聪穴:在头部,百会前后左右各旁开1寸,共4穴(图3-88)。

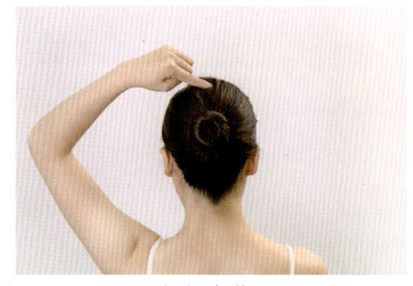
(a)定位图

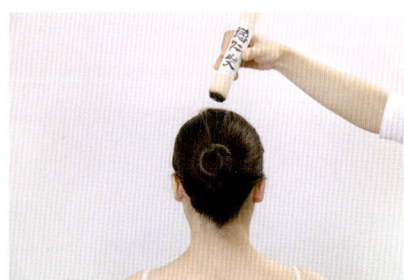
(b)艾灸图

图3-87　百会穴

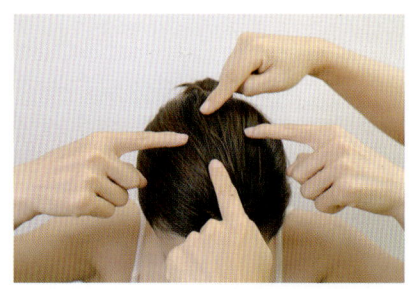
(a)定位图

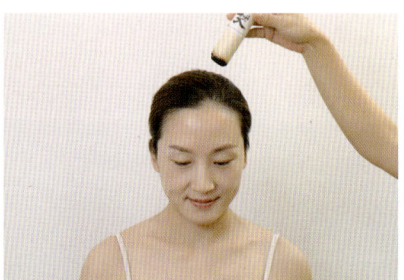
(b)艾灸图

图3-88　四神聪穴

3.灸法

(1)温和灸:点燃艾条,对准选定的穴位,距离皮肤2~3 cm进行熏烤,以局部有温热感而无灼痛为宜。每穴艾灸10~15 min。

(2)隔姜灸:把生姜切成薄片,用针在姜片上扎若干小孔,放在穴位上,再将艾炷放在姜片上点燃施灸。每穴灸3~5壮。

(六)预防

1.放松身心,避免焦虑　睡觉之前放松身心,保持腹式呼吸训练和肌肉放松训练;如果上床后20 min仍然不能入睡,不强迫自己躺在床上,起床简单活动一会儿,等到有睡意的时候再继续睡觉。

2.避免诱发因素　如避免压力过大、营造舒适的睡眠环境、纠正不良的睡眠习惯等,适当运动也有助于改善睡眠状况。

3.治疗原发病　如果是精神障碍或其他疾病导致的失眠,除了治疗失眠本身,还应该积极治疗原有疾病,才能避免失眠的持续。

九、牙痛

(一)解剖与功能

1. 牙齿结构　包括牙冠和牙根。

(1)牙冠:是牙齿暴露在口腔中的部分,由牙釉质、牙本质和牙髓组成。牙釉质是人体最坚硬的组织,对牙齿起到保护作用。牙本质位于牙釉质内部,含有许多微小的管道,当牙本质暴露时,外界刺激可通过这些管道传导至牙髓,引起疼痛。牙髓位于牙齿的中心,包含神经、血管和淋巴管等组织,是牙齿感觉的来源。

(2)牙根:是牙齿埋在牙槽骨中的部分,通过牙周膜与牙槽骨相连。牙根的表面覆盖着一层牙骨质,对牙根起到保护作用(图3-89)。

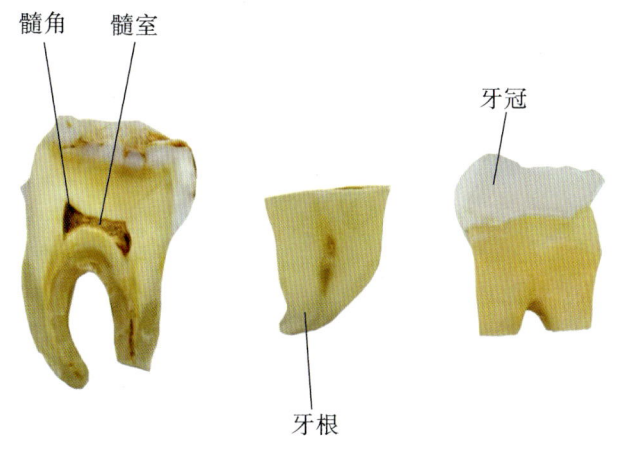

图 3-89　牙冠和牙根

2. 牙周组织　包括牙龈、牙周膜和牙槽骨。

(1)牙龈:是覆盖在牙槽骨和牙颈部的软组织,分为游离龈、附着龈和龈乳头三部分。牙龈对牙齿起到保护和支持作用,同时也是口腔黏膜的一部分,参与口腔的免疫防御功能。

(2)牙周膜:是连接牙根和牙槽骨的纤维组织,含有丰富的神经、血管和细胞成分。牙周膜对牙齿起到支持、固定和缓冲作用,同时也是牙齿感觉的重要传导组织。

(3)牙槽骨:是颌骨包围牙根的部分,是支持牙齿的重要组织。牙槽骨的形态和结构会随着牙齿的生长、发育和功能而发生变化(图3-90)。

3.神经组织　牙齿的感觉神经主要来自三叉神经的上颌支和下颌支。上颌牙齿的感觉神经来自三叉神经的上颌支,下颌牙齿的感觉神经来自三叉神经的下颌支。这些神经分支分布于牙齿、牙龈、牙周膜等组织,对疼痛、温度、压力等刺激敏感(图3-91)。

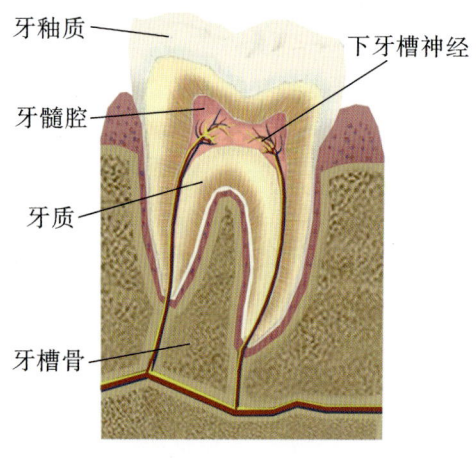

图3-90　牙槽骨

(a)上颌神经

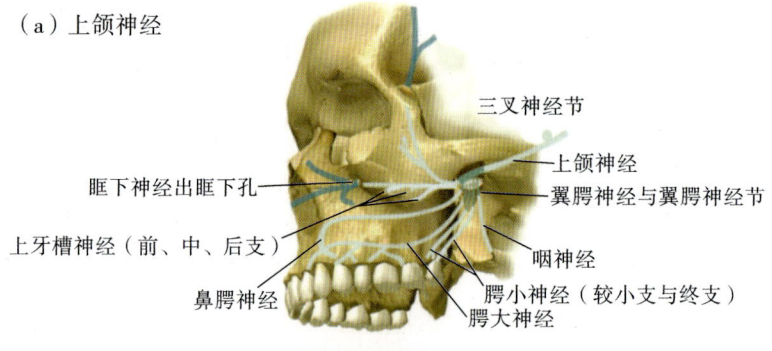

(b)下颌神经

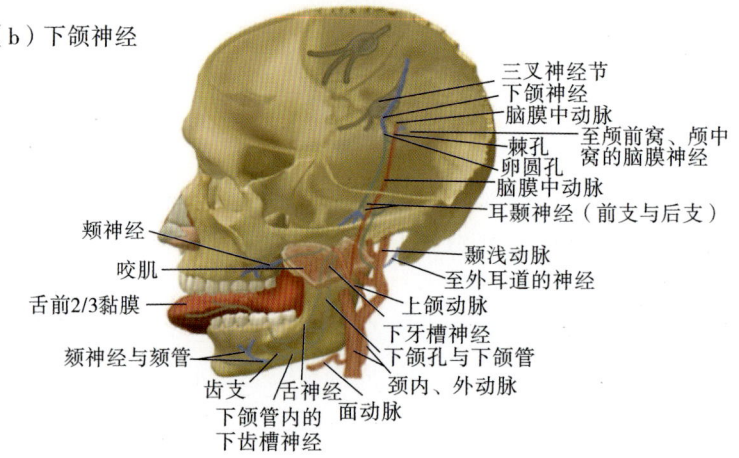

图3-91　三叉神经的上颌支和下颌支

(二)定义

牙痛是口腔疾患的常见症状之一,指发生在牙齿或牙齿周围组织因各种原因引起的疼痛,根据牙痛程度的不同可以分为急性牙痛和慢性牙痛。

(三)病因

1. 牙齿本身疾病

(1)龋齿:细菌致牙体硬组织破坏形成龋洞,龋洞深入牙本质后遇冷热酸甜食物可引发刺激性疼痛,累及牙髓可致牙髓炎。

(2)牙髓炎:多因龋齿未及时治疗,细菌感染牙髓或牙齿外伤、牙周炎引起牙髓逆行性感染,疼痛剧烈,为自发痛、阵发性痛,不能定位且夜间加重。

(3)根尖周炎:常由牙髓炎发展而来或因牙齿外伤、咬合创伤等引起,表现为咬合痛、牙齿有浮出感。

2. 牙周疾病　如牙周炎,由牙菌斑中的微生物引起牙周支持组织的慢性炎症,可出现牙龈红肿、出血、牙齿松动,严重时伴牙痛。

3. 其他因素

(1)牙齿外伤:如牙齿折断、脱位等可引起牙痛。

(2)智齿冠周炎:智齿萌出不全或阻生时,牙冠周围软组织发生炎症,可导致牙痛、张口受限等。

(3)远隔器官疾病引起的牵涉痛:如急性心绞痛、急性心肌梗死、甲状腺炎、颈动脉痛,以及颈椎疾病等均可牵涉性引起牙痛。

(四)症状

牙痛的部位和疼痛程度也跟引起牙痛的原因有关,大部分牙痛都发病急骤,疼痛可能为持续痛、刺激(如热、冷、甜的食物或饮料)痛,或刺激时加剧的持续性疼痛,疼痛剧烈时会对日常工作与生活造成严重的影响。

(五)灸疗

1. 基础穴位

合谷穴:在手背,第2掌骨桡侧的中点处(图3-92)。

颊车穴:在面部,下颌角前上方1横指(中指),当咀嚼时咬肌隆起,按之凹陷处(图3-93)。

下关穴:在面部,颧弓下缘中央与下颌切迹之间凹陷中(图3-94)。

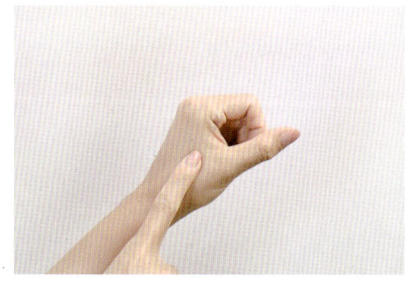
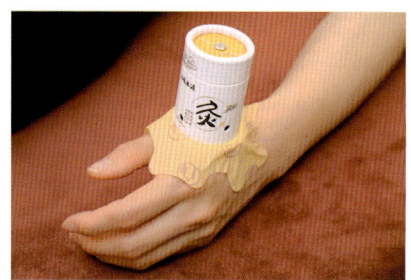

（a）定位图　　　　　　　　（b）艾灸图

图 3-92　合谷穴

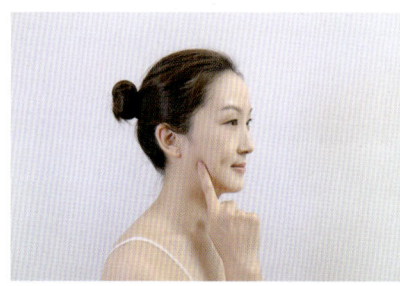
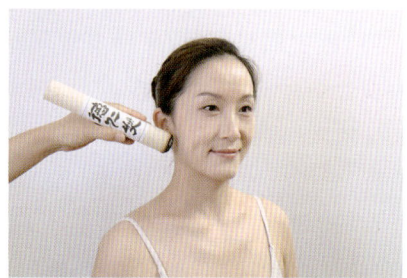

（a）定位图　　　　　　　　（b）艾灸图

图 3-93　颊车穴

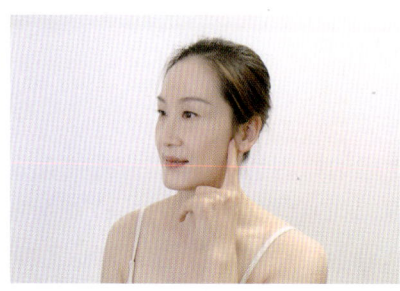
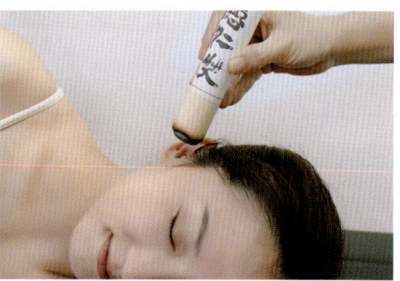

（a）定位图　　　　　　　　（b）艾灸图

图 3-94　下关穴

2.随症加穴

（1）若牙齿遇热疼痛加剧选曲池穴。

曲池穴：在肘区，尺泽与肱骨外上髁连线中点凹陷处（图3-95）。

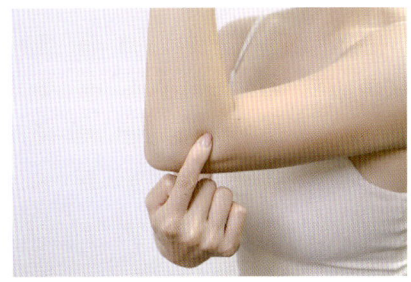
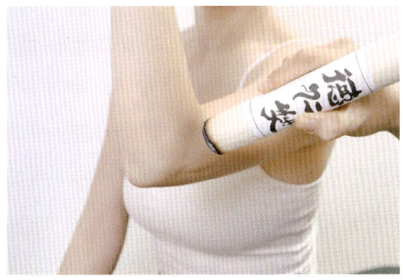

（a）定位图　　　　　　　　（b）艾灸图

图 3-95　曲池穴

（2）若牙齿遇冷疼痛加剧选足三里穴。

足三里穴：在小腿外侧，犊鼻下 3 寸，胫骨前嵴外 1 横指处（图 3-96）。

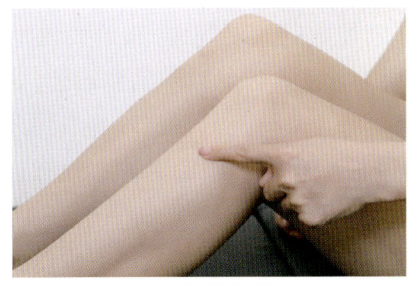
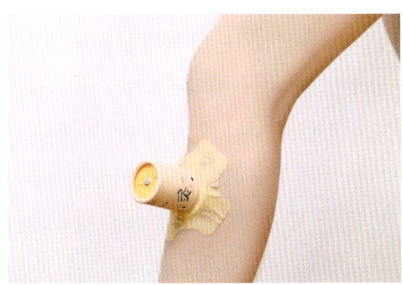

（a）定位图　　　　　　　　（b）艾灸图

图 3-96　足三里穴

（3）若牙齿隐隐作痛、时痛时止选三阴交穴。

三阴交穴：在小腿内侧，内踝尖上 3 寸，胫骨内侧缘后际（图 3-97）。

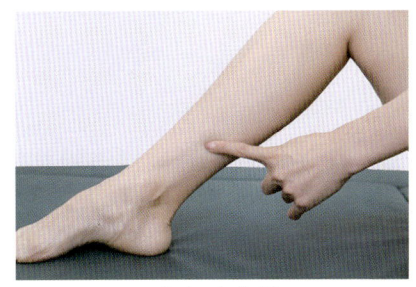
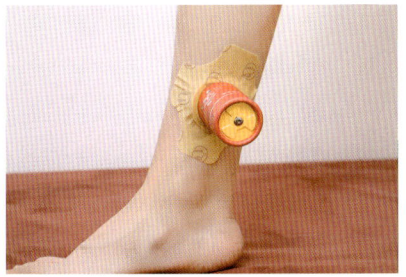

（a）定位图　　　　　　　　（b）艾灸图

图 3-97　三阴交穴

3. 灸法

（1）温和灸：点燃艾条，对准选定的穴位，距离皮肤 2～3 cm 进行熏烤，以局部有温热感而无灼痛为宜。每穴艾灸 10～15 min。

（2）隔姜灸：把生姜切成薄片，用针在姜片上扎若干小孔，放在穴位上，再将艾炷放在姜片上点燃施灸。每穴灸 3～5 壮。

（六）预防

1. 饮食方面

（1）有龋齿的患者，在日常生活中应减少含糖物质的摄入，多吃含纤维素的食物，如蔬菜等。

（2）牙外伤患者，受伤期间可多吃流食，减轻患牙的负担。同时，也要均衡饮食。

（3）牙本质过敏症患者，减少食用冷、酸、甜等食物。

2. 生活习惯　保持口腔卫生是有效控制牙源性牙痛的重要保健措施，对于龋齿和牙周炎的治疗也至关重要。养成良好的口腔清洁习惯，如选择合适的牙刷和含氟的牙膏，正确刷牙，对牙齿进行充分清洁。养成用牙线的习惯，牙线能有效清除邻面牙菌斑和嵌塞的食物。餐后用清水或漱口水漱口，定期到合格的医疗机构清洁牙齿。

3. 长期酗酒、熬夜、抽烟　不良生活习惯也会影响牙齿健康。吸烟容易加重牙周炎症，对牙痛的治疗效果有负面影响。

4. 精神压力过大　精神压力过大不仅会降低身体抵抗力，还可能让患者忽略口腔卫生；同时，可能伴有吸烟量增大、饮酒过多，也会加重牙周疾病。因此，注意缓解精神压力非常重要。

十、神经性皮炎

（一）解剖与功能

1. 解剖

（1）皮肤结构：表皮是皮肤的最外层，主要由角质形成细胞组成。在神经性皮炎中，表皮可能出现增厚、角化过度等改变。真皮位于表皮下方，含有胶原纤维、弹性纤维、血管、神经和淋巴管等组织。神经性皮炎时，真皮内的炎症细胞浸润、血管扩张等可导致皮肤瘙痒和皮疹（图3-98）。

第三章 神经疼痛症

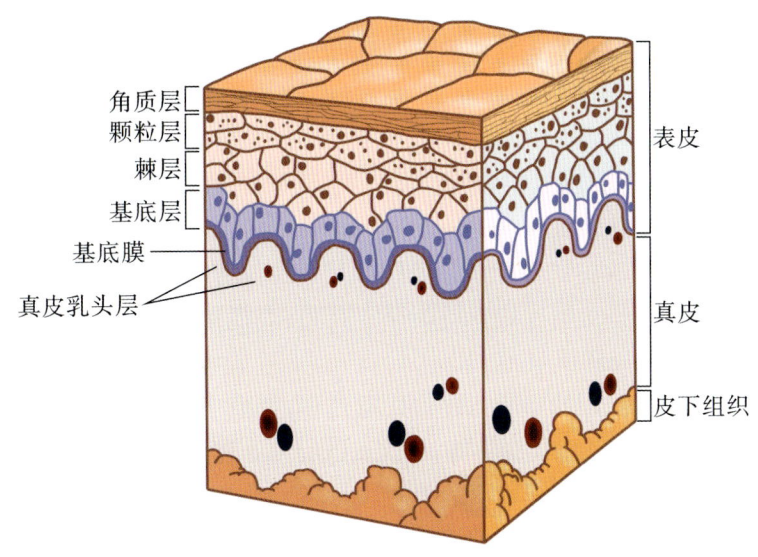

图 3-98 皮肤结构

(2)神经分布:包含感觉神经和自主神经。

感觉神经:皮肤中有丰富的感觉神经末梢,能够感受疼痛、瘙痒等刺激(图 3-99)。在神经性皮炎中,感觉神经的敏感性可能增加,导致瘙痒感加剧。

自主神经:自主神经系统也参与皮肤的调节。神经性皮炎可能与自主神经功能紊乱有关,影响皮肤的血液循环和汗腺分泌等。

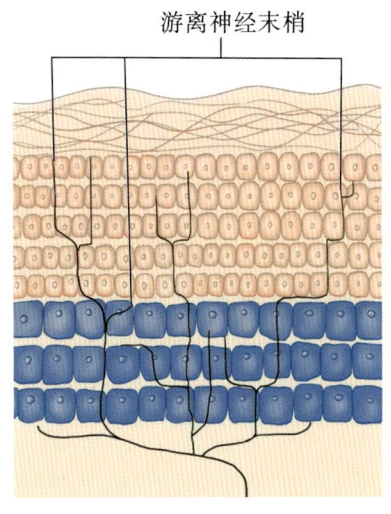

图 3-99 皮肤游离神经末梢

171

2. 功能

(1) 屏障功能:皮肤是人体的第一道防线,具有屏障功能,能够防止外界有害物质的侵入和体内水分的丢失。神经性皮炎时,皮肤的屏障功能受损,容易受到外界刺激,加重病情。

(2) 感觉功能:皮肤能够感受外界的各种刺激,如温度、压力、疼痛和瘙痒等。神经性皮炎患者常出现剧烈的瘙痒感,严重影响生活质量。

(3) 免疫功能:皮肤含有多种免疫细胞和免疫分子,参与机体的免疫防御。神经性皮炎的发生与免疫功能异常有关,炎症细胞的浸润和免疫因子的释放导致皮肤炎症反应。

(4) 代谢功能:皮肤参与人体的代谢过程,如维生素 D 的合成等。神经性皮炎可能影响皮肤的代谢功能,导致皮肤的营养和修复能力下降。

(二)定义

神经性皮炎又称"慢性单纯性苔藓",因其发病与精神神经因素密切相关,故称神经性皮炎,是由多种因素导致的一种慢性炎症性皮肤病。该病以一阵一阵的剧烈瘙痒为主要临床表现,通常多发生在脖子、手腕、手臂、手肘、小腿或尾骨部、肛门等部位,瘙痒会影响睡眠和生活质量(图 3-100)。

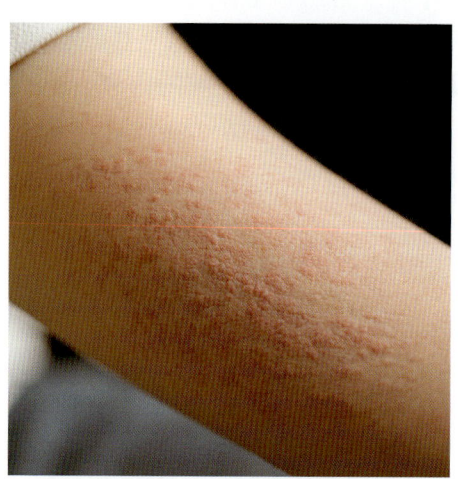

图 3-100　神经性皮炎

(三)病因

1. 内因

(1) 神经精神因素:如性情急躁、思虑过度、紧张、忧郁、劳累、睡眠不佳等。

(2) 其他疾病：如胃肠道功能障碍、内分泌障碍等，可能导致继发神经性皮炎。

2. 外因

(1) 饮食：如食用辛辣刺激食物、饮酒等。

(2) 局部刺激：如硬质衣领、毛织品、化学物质、汗水浸渍等。

(3) 物理性因素：如日晒、过度清洗、局部化学性物质刺激。

（四）症状

1. 局限性神经性皮炎

(1) 好发于颈部、背部、肘部、腰部、尾骨部、会阴和阴囊等易搔抓部位。

(2) 开始时局部先有瘙痒或摩擦等刺激，由于搔抓皮肤逐渐出现较深沟纹和隆起的典型苔藓样变。

(3) 典型皮损为正常肤色或淡红色、褐黄色扁平丘疹，丘疹大小、形状不等，可呈圆形、类圆形或不规则形，表面光滑或有少量鳞屑。多数丘疹密集成片，形成硬币至掌心大小。

(4) 患处皮肤干燥、肥厚，表面可有抓痕及色素沉着。

2. 播散性神经性皮炎

(1) 皮疹分布广泛，可累及眼皮、头皮、躯干、四肢等部位。

(2) 皮损多数呈苔藓样变，皮损及其周围常见抓痕或血痂。

(3) 自觉阵发性剧烈瘙痒，常在局部刺激、精神烦躁时加剧，在夜间尤其明显。

（五）灸疗

1. 基础穴位

曲池穴：在肘区，尺泽与肱骨外上髁连线中点凹陷处（图3-101）。

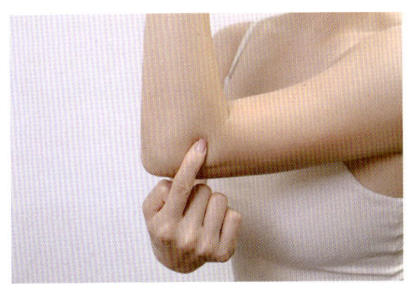 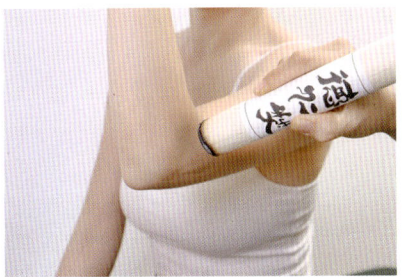

(a) 定位图　　　　　　　　　(b) 艾灸图

图3-101　曲池穴

血海穴：在股前区，髌底内侧端上2寸，股内侧肌隆起处（图3-102）。

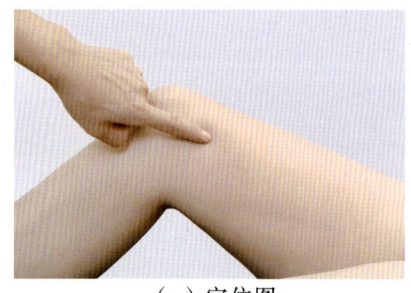
（a）定位图

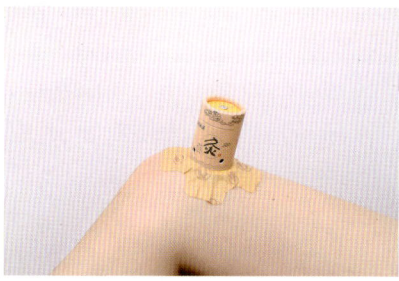
（b）艾灸图

图3-102 血海穴

膈俞穴：在脊柱区，第7胸椎棘突下，后正中线旁开1.5寸（图3-103）。
阿是穴：病变局部的痛点或皮疹处（图3-104）。

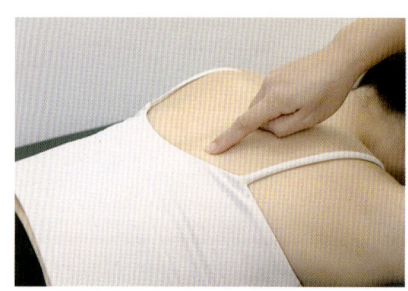
（a）定位图

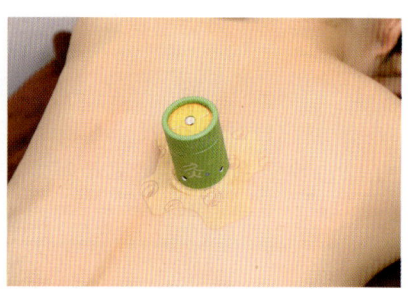
（b）艾灸图

图3-103 膈俞穴

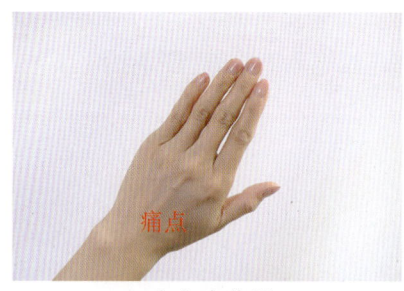
（a）定位图

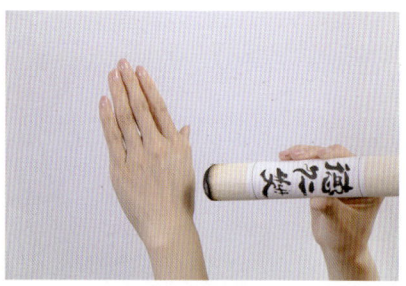
（b）艾灸图

图3-104 阿是穴

2.随症加穴

（1）若瘙痒剧烈选风市穴。

风市穴:在股部,髌底上7寸,直立垂手,掌心贴于大腿时,中指尖所指凹陷中(图3-105)。

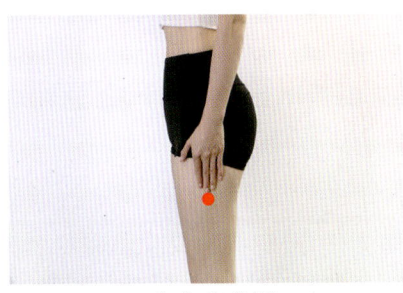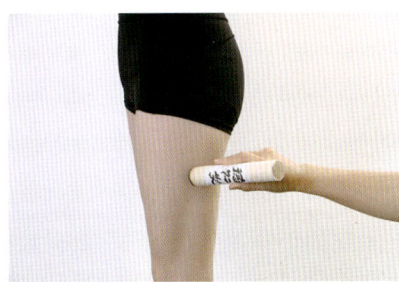

(a)定位图　　　　　　　　(b)艾灸图

图3-105　风市穴

(2)若皮损干燥选太溪穴。

太溪穴:在足内侧,内踝后方,内踝尖与跟腱之间的凹陷处(图3-106)。

(3)若睡眠差选神门穴。

神门穴:在腕前区,腕掌侧远端横纹尺侧端,尺侧腕屈肌腱的桡侧凹陷处(图3-107)。

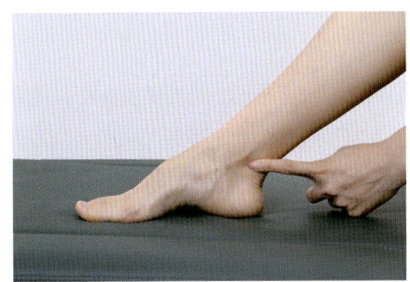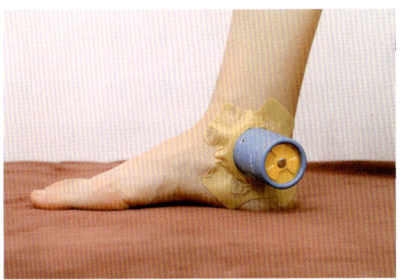

(a)定位图　　　　　　　　(b)艾灸图

图3-106　太溪穴

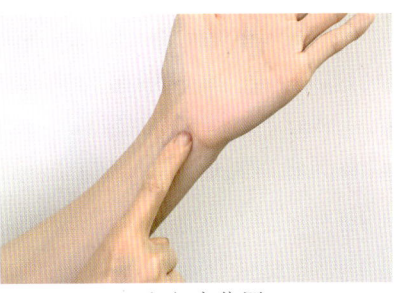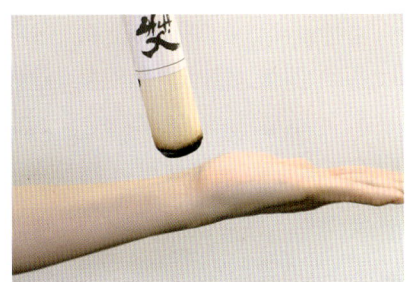

(a)定位图　　　　　　　　(b)艾灸图

图3-107　神门穴

3. 灸法

(1) 温和灸：点燃艾条，对准穴位，距离皮肤 2～3 cm 进行熏烤，以局部有温热感而无灼痛为宜。每穴艾灸 10～15 min。对于阿是穴可适当延长艾灸时间。

(2) 隔姜灸：把生姜切成薄片，用针在姜片上扎若干小孔，放在穴位上，再将艾炷放在姜片上点燃施灸。每穴灸 3～5 壮。

(六) 预防

本病尚无明确病因，目前无有效预防方法，避免接触或减少诱发因素可能降低发病风险。如保持良好的心态，避免精神压力过大及情绪紧张；穿宽松的棉质衣物，面料不宜太粗太硬。

十一、神经衰弱

(一) 解剖与功能

1. 解剖

(1) 大脑皮质：是调节人体各种生理和心理活动的最高级中枢。在神经衰弱患者中，大脑皮质的兴奋和抑制过程可能失衡，导致出现易兴奋、易疲劳等症状。

(2) 边缘系统：包括海马、杏仁核等结构，与情绪、记忆等功能密切相关。神经衰弱患者的边缘系统可能存在功能紊乱，表现为情绪不稳定、记忆力减退等。

(3) 脑干：包含许多重要的神经核团，如网状结构等，对维持觉醒状态和调节睡眠有重要作用。神经衰弱患者的脑干功能可能受到影响，出现睡眠障碍等问题。

(4) 自主神经系统：分为交感神经和副交感神经。在神经衰弱患者中，自主神经系统的平衡可能被打破，出现交感神经兴奋或副交感神经兴奋的症状，如心悸、多汗、消化不良等。

(5) 神经递质：一些神经递质如血清素、多巴胺、去甲肾上腺素等在神经系统的功能调节中起着重要作用。神经衰弱患者可能存在神经递质的失衡，导致情绪、睡眠、认知等方面的问题。

2. 功能

(1) 认知功能：包括注意力、记忆力、思维能力等。神经衰弱患者可能出现注意力不集中、记忆力减退、思维迟钝等症状，影响学习、工作和生活。

(2)情绪调节:神经系统对情绪的调节起着重要作用。神经衰弱患者常出现情绪不稳定、焦虑、抑郁等症状,可能与神经系统的功能紊乱有关。

(3)睡眠调节:良好的睡眠对于身体和大脑的恢复至关重要。神经衰弱患者往往存在睡眠障碍,如入睡困难、多梦、易醒等,影响身体健康和心理状态。

(4)身体调节:神经系统还参与身体的各种生理功能调节,如心血管系统、消化系统、内分泌系统等。神经衰弱患者可能出现心悸、胸闷、消化不良、内分泌失调等症状,均与神经系统的功能紊乱有关。

(二)定义

神经衰弱是在长期紧张和压力作用下,产生以脑和躯体功能衰弱为主要特征的一种心理疾病,主要表现为精神活动减弱,更易疲劳,注意力难以集中,常伴有情绪易激惹、烦恼、紧张、睡眠障碍及肌肉紧张性疼痛等症状。

(三)病因

1. 心理因素　长期的紧张和高压状态,以及各种突发事件、生活节奏改变等容易导致神经衰弱,如事业发展不顺利、学习不适应、经济压力过大、家庭发生大的变故等情况。

2. 脑力工作　教师、学生、公务员、公司职员等脑力工作者为该病的高发人群。

(四)症状

1. 精神活力下降　主要表现为脑力易疲劳和体力易疲劳两方面。

(1)脑力易疲劳:患者表现为只要动脑思考就会感到疲乏、反应迟钝、记忆力减退、注意力不集中,工作效率明显下降。

(2)体力易疲劳:患者出现轻微运动、活动后就会出现疲劳感,感到体力不足需要休息。

2. 兴奋症状　患者表现为精神易兴奋,持续时间较短,易疲劳,不自主的回忆和联想增多,言语和运动不增多,怕光、怕吵等,在入睡前和夜间兴奋症状加重,影响睡眠。

3. 情绪症状　患者遇事容易激动、烦躁、易怒,可能伴有一定程度的焦虑和抑郁状态,该状态持续时间不长。患者还可能存在紧张不安、担心多虑、愁眉苦脸等症状。

4. 生理功能紊乱

(1)疼痛:主要是肌肉紧张性疼痛。患者表现为头痛,四肢、腰背疼痛,可能伴有头晕、头胀等。

(2)睡眠障碍:主要是入睡困难。患者表现为多梦、易惊醒、睡眠浅、醒后不易再入睡、睡眠质量差、睡眠感缺少;还表现为白天嗜睡,又不能真正入睡,易浮想联翩。

5.其他　患者可能表现为消化不良、腹胀、头晕眼花、心慌胸闷、耳鸣、多汗、性功能障碍、月经紊乱等症状。

(五)灸疗

1.基础穴位

百会穴:在头部,前发际正中直上5寸(图3-108)。

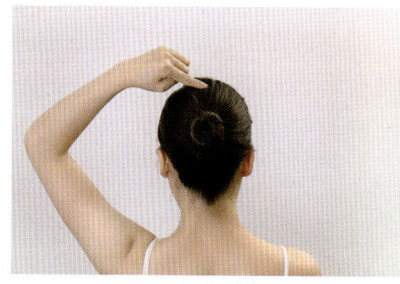
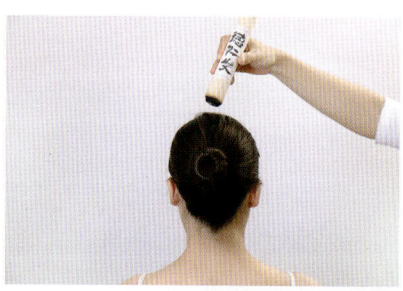

(a)定位图　　　　　　(b)艾灸图

图3-108　百会穴

神门穴:在腕前区,腕掌侧远端横纹尺侧端,尺侧腕屈肌腱的桡侧凹陷处(图3-109)。

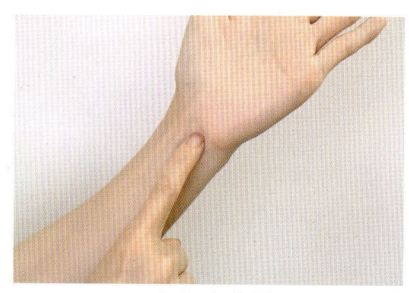
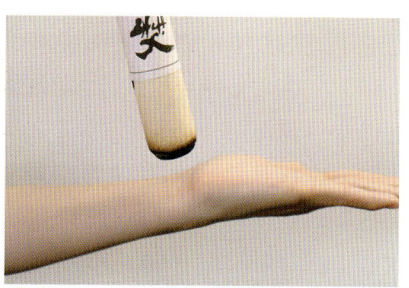

(a)定位图　　　　　　(b)艾灸图

图3-109　神门穴

内关穴:在前臂前区,腕掌侧远端横纹上2寸,掌长肌腱与桡侧腕屈肌腱之间(图3-110)。

足三里穴：在小腿外侧，犊鼻下3寸，胫骨前嵴外1横指处，犊鼻与解溪连线上（图3-111）。

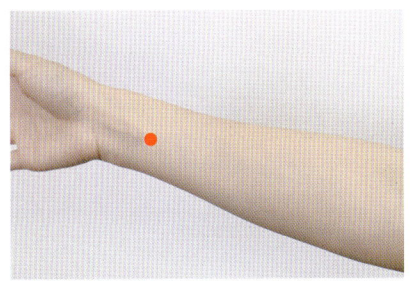

(a) 定位图　　　　　　　(b) 艾灸图

图3-110　内关穴

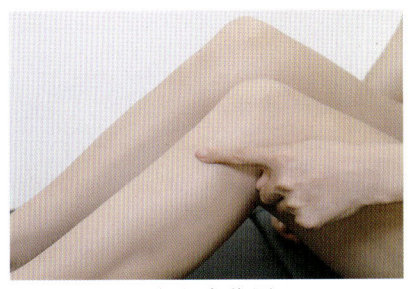
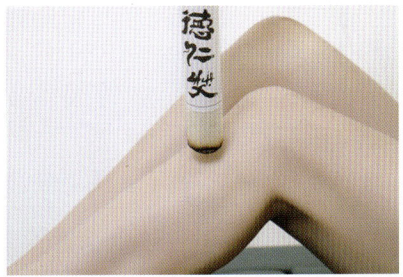

(a) 定位图　　　　　　　(b) 艾灸图

图3-111　足三里穴

2. 随症加穴

(1) 若失眠多梦选涌泉穴。

涌泉穴：在足底，屈足卷趾时足心最凹陷中（图3-112）。

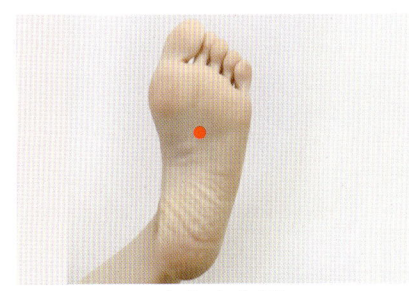
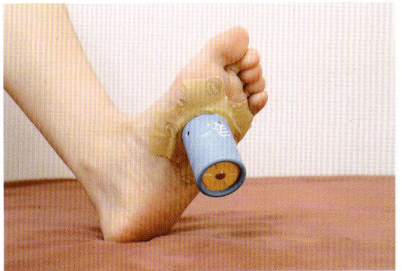

(a) 定位图　　　　　　　(b) 艾灸图

图3-112　涌泉穴

(2)若心悸健忘选心俞穴。

心俞穴:在脊柱区,第5胸椎棘突下,后正中线旁开1.5寸(图3-113)。

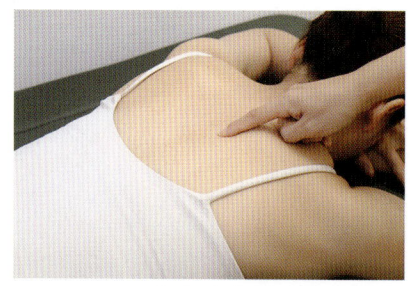
(a)定位图

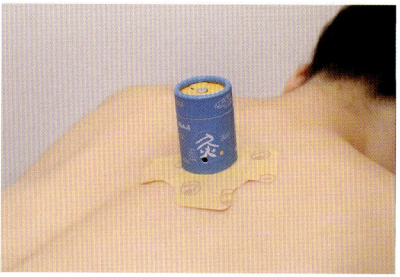
(b)艾灸图

图3-113　心俞穴

(3)若头晕耳鸣选太溪穴。

太溪穴:在足内侧,内踝后方,内踝尖与跟腱之间的凹陷处(图3-114)。

(4)若情绪抑郁选太冲穴。

太冲穴:在足背,第1、2跖骨间,跖骨底结合部前方凹陷中(图3-115)。

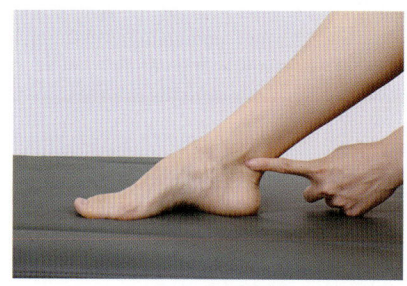
(a)定位图

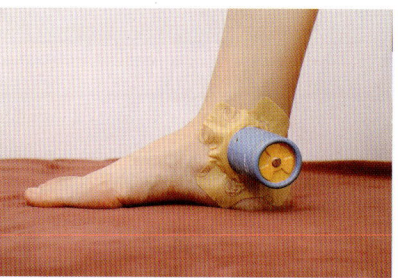
(b)艾灸图

图3-114　太溪穴

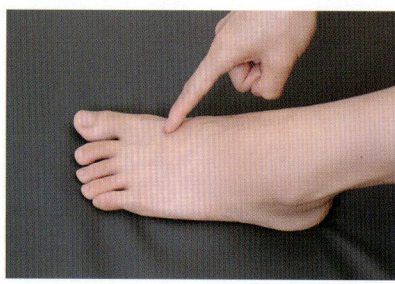
(a)定位图

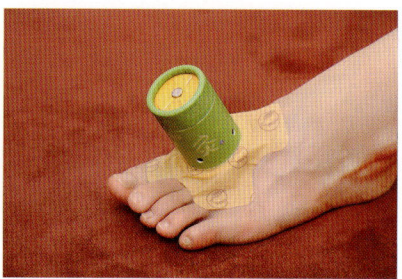
(b)艾灸图

图3-115　太冲穴

3. 灸法

（1）温和灸：点燃艾条，对准选定的穴位，距离皮肤 2～3 cm 进行熏烤，以局部有温热感而无灼痛为宜。每穴艾灸 10～15 min。

（2）隔姜灸：把生姜切成薄片，用针在姜片上扎若干小孔，放在穴位上，再将艾炷放在姜片上点燃施灸。每穴灸 3～5 壮。

（六）预防

该病的病因不是十分明确，没有明确的预防方式，可以做的是适当减轻压力，保持精神乐观，不要紧张、焦虑、烦恼，更不能盲目恐惧、害怕、丧失信心。

十二、三叉神经痛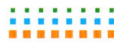

（一）解剖与功能

1. 解剖　三叉神经为混合性脑神经，含有一般躯体感觉和特殊内脏运动两种纤维。

（1）三叉神经节：位于颅中窝颞骨岩部尖端的三叉神经压迹处，此节由假单极神经元组成，其中枢突集中成粗大的三叉神经感觉根，由脑桥基底部与小脑中脚交界处入脑（图 3-116）。周围突组成三叉神经三大分支，即眼神经、上颌神经和下颌神经。

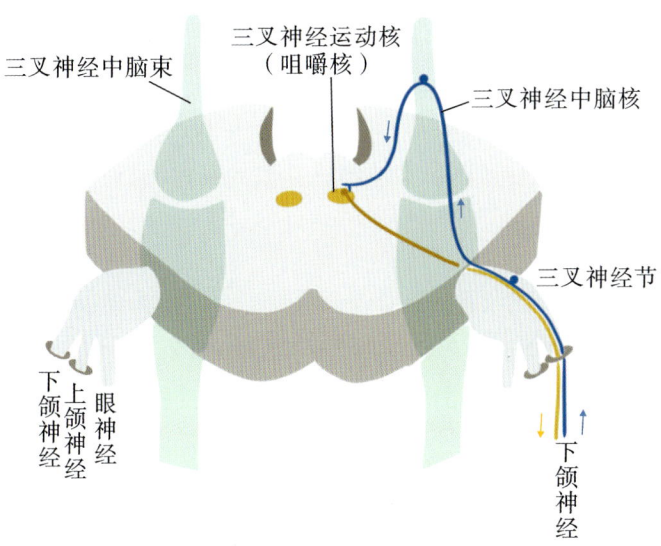

图 3-116　三叉神经节

(2)眼神经:经眶上裂入眶,分布于眼裂以上额顶部、上睑和鼻背皮肤,以及眼球、泪腺、结膜和部分鼻腔黏膜。

(3)上颌神经:经圆孔出颅,分布于眼裂与口裂之间的面部皮肤、上颌牙齿及牙龈、鼻腔和口腔黏膜。

(4)下颌神经:经卵圆孔出颅,是三叉神经中最大的分支,分布于口裂以下的面部皮肤、下颌牙齿及牙龈、舌前2/3及口腔底部黏膜,以及耳颞区和口裂以下的咀嚼肌等(图3-117)。

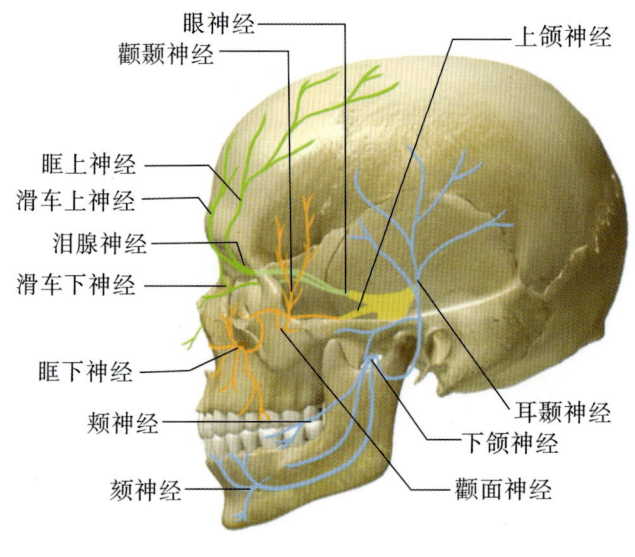

图3-117 三叉神经

(5)运动根:较细,紧贴三叉神经感觉根的下内侧,进入下颌神经,支配咀嚼肌等运动。

2.功能

(1)感觉功能:三叉神经主要负责头面部的感觉,包括痛觉、温度觉、触觉等。三叉神经能感知外界的各种刺激,如触摸、疼痛、冷热等,将这些感觉信息传递到大脑,使我们能够对周围环境做出相应的反应(图3-118、图3-119)。

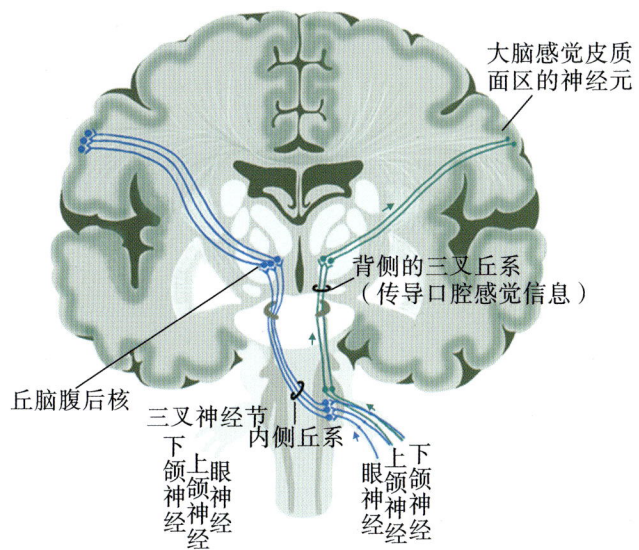

图 3-118　头面部精细触觉传导通路

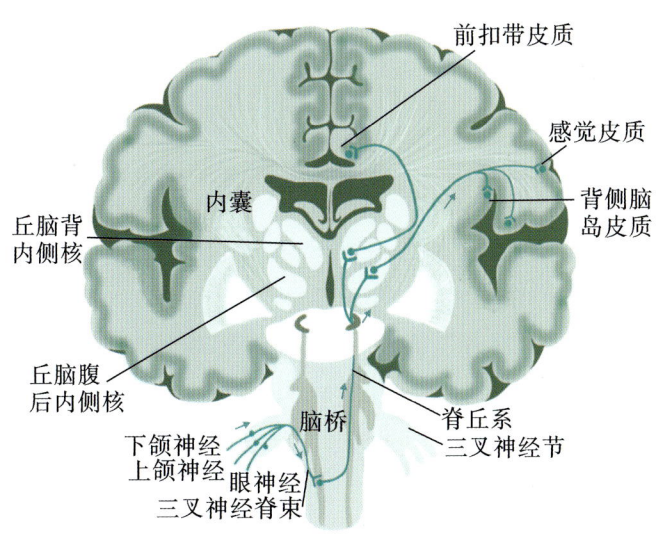

图 3-119　痛、温觉传导通路

（2）运动功能：三叉神经的运动纤维支配咀嚼肌、颞肌、翼内肌和翼外肌等，参与咀嚼、张口、闭口等运动，对食物的咀嚼和吞咽起着重要作用。

（二）定义

三叉神经痛是一种在面部三叉神经分布区域内出现的剧烈疼痛性疾

病。其表现为突然发作的电击样、刀割样或针刺样疼痛,疼痛程度极为剧烈,常因轻微的面部刺激如洗脸、刷牙、咀嚼等而触发,疼痛一般持续数秒至数分钟后突然停止,间歇期可完全正常,但随着病情发展,发作频率逐渐增加。

(三)病因

1. 原发性三叉神经痛　该病是临床上最常见的类型,找不到确切病因,被普遍接受的说法是血管(动脉或静脉)压迫三叉神经导致其出现功能障碍。一般有以下诱发因素。

(1)神经损伤:牙科或外科手术损伤三叉神经。

(2)遗传倾向:可能有多个基因共同参与,在某些因素刺激下出现症状。

(3)精神压力:发病前经历过一些生活事件,如离婚、亲人去世、家庭关系不和睦等。

(4)免疫因素:基因、情绪、精神压力等都能引起免疫功能异常,引发该病。

2. 继发性三叉神经痛　由颅内外各种器质性病变(比如邻近部位的肿瘤、炎症、外伤)引起的三叉神经继发性损害而导致的三叉神经痛。

(四)症状

1. 原发性三叉神经痛

(1)临床表现:三叉神经分布区域内反复发作的短暂性呈电击样、刀割样和撕裂样剧痛,突发突止,每次疼痛持续数秒至数十秒,间歇期完全正常。发作严重时有同侧面肌抽搐、面部潮红、流泪和流涎等。

(2)伴随症状:常伴有患侧的脸红、出汗、皮肤温度增高、流涎、瞳孔散大、流泪、流涕、鼻黏膜充血、唾液分布增多、肿胀等。

2. 继发性三叉神经痛

(1)临床表现:疼痛发作时间通常较长,可持续15 min或更长时间,发作频度从1个月几次至1天数次不等。

(2)伴随症状:常伴有三叉神经麻痹的表现,如面部感觉减退,患侧咀嚼肌瘫痪、咬合无力、角膜反射迟钝等。

(五)灸疗

1. 基础穴位

下关穴:在面部,颧弓下缘中央与下颌切迹之间凹陷中(图3-120)。

合谷穴:在手背,第2掌骨桡侧的中点处(图3-121)。

风池穴:在颈后区,枕骨之下,胸锁乳突肌上端与斜方肌上端之间的凹陷中(图3-122)。

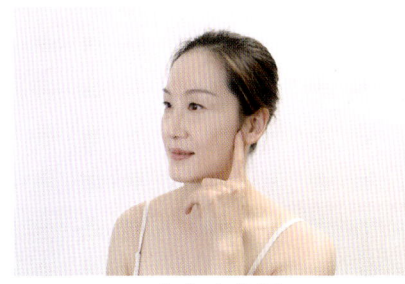

(a)定位图

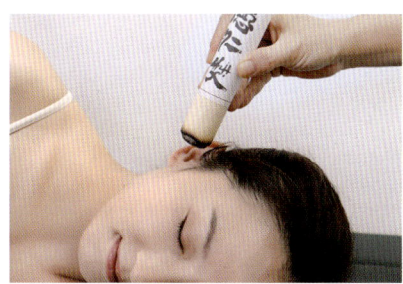

(b)艾灸图

图3-120　下关穴

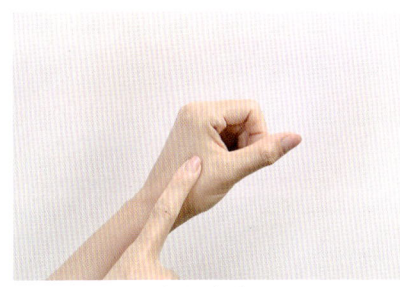

(a)定位图

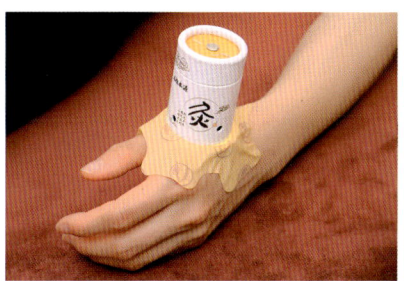

(b)艾灸图

图3-121　合谷穴

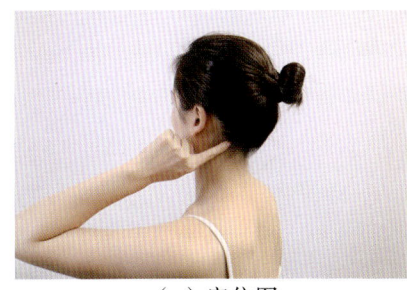

(a)定位图

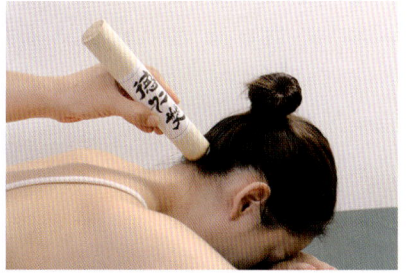

(b)艾灸图

图3-122　风池穴

2.随症加穴

(1)若眼支疼痛选以下穴位。

太阳穴:在头部,眉梢与目外眦之间,向后约1横指的凹陷处(图3-123)。

攒竹穴:在面部,眉头凹陷中,额切迹处(图3-124)。

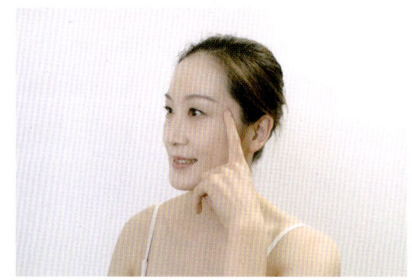
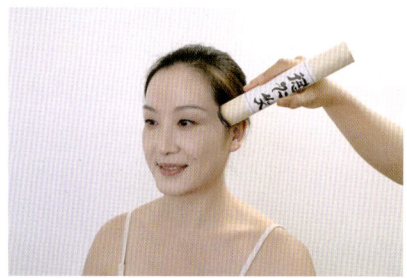

(a)定位图　　　　　　　　(b)艾灸图

图 3-123　太阳穴

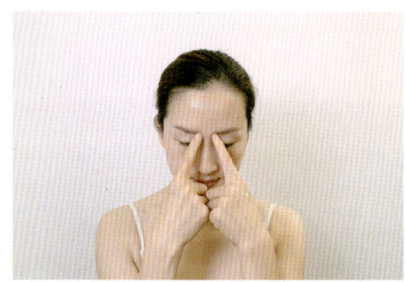
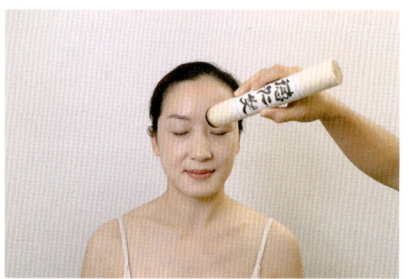

(a)定位图　　　　　　　　(b)艾灸图

图 3-124　攒竹穴

(2)若上颌支疼痛选以下穴位。

四白穴:在面部,眶下孔处(图 3-125)。

巨髎穴:在面部,瞳孔直下,平鼻翼下缘处,鼻唇沟外侧(图 3-126)。

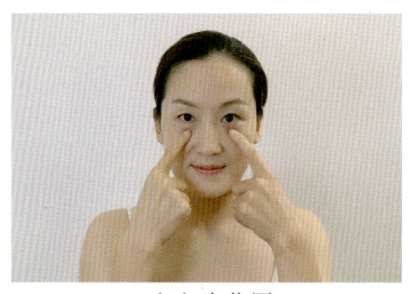
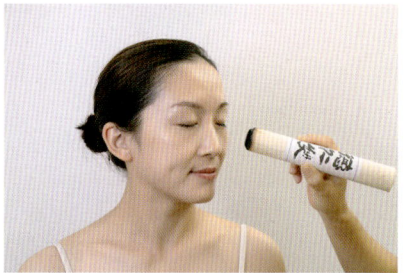

(a)定位图　　　　　　　　(b)艾灸图

图 3-125　四白穴

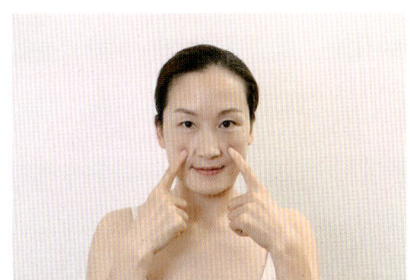 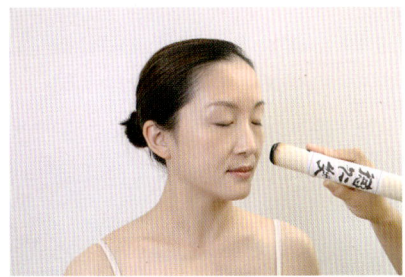

（a）定位图　　　　　　　　（b）艾灸图

图 3-126　巨髎穴

（3）若下颌支疼痛选以下穴位。

颊车穴：在面部，下颌角前上方一横指（中指），咀嚼时咬肌隆起，按之凹陷处（图 3-127）。

承浆穴：在面部，颏唇沟的正中凹陷处（图 3-128）。

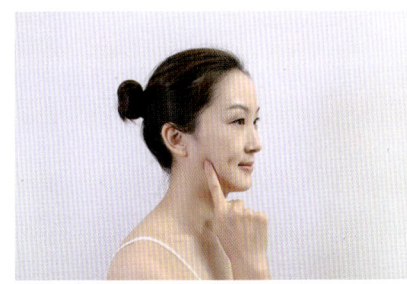 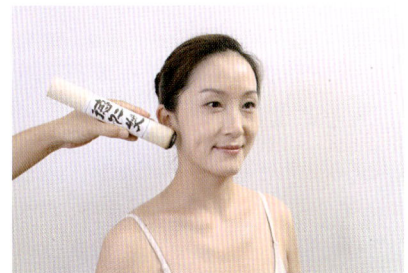

（a）定位图　　　　　　　　（b）艾灸图

图 3-127　颊车穴

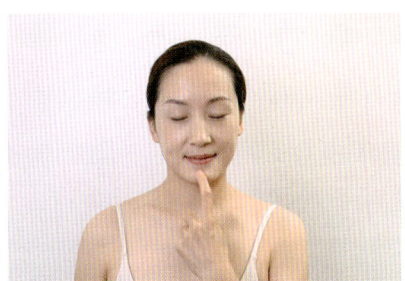 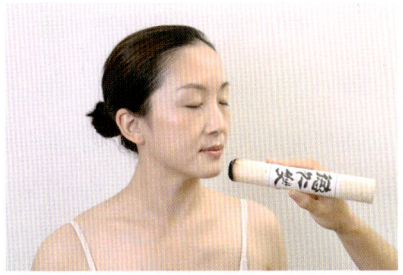

（a）定位图　　　　　　　　（b）艾灸图

图 3-128　承浆穴

3. 灸法

（1）温和灸：点燃艾条，对准选定的穴位，距离皮肤 2～3 cm 进行熏烤，以局部有温热感而无灼痛为宜。每穴艾灸 10～15 min。

（2）隔姜灸：把生姜切成薄片，用针在姜片上扎若干小孔，放在穴位上，再将艾炷放在姜片上点燃施灸。每穴灸 3～5 壮。

（六）预防

1. 选择健康生活方式　三叉神经痛患者治疗期间要选择健康的生活方式，避免过度劳累，不熬夜，生活作息规律，保持心情轻松，不过度紧张，避免精神刺激。

2. 注意面部保暖　避免风吹，特别是空调的直吹。

3. 避免各种外部刺激　在刷牙洗脸时动作要轻柔，不要用太热、太冷的水洗脸或刷牙，避免食用辛辣刺激的食物，选择绵软的食物，咀嚼时不要过于用力。

4. 避免酒精摄入　尽量不饮酒，酒精可能会使高血压升高或使情绪激动，加重三叉神经痛症状。

5. 注意饮食　饮食要有规律，宜选择质软、易咀嚼食物。不宜食用刺激性、过酸过甜食物等。

6. 适当参加体育运动　锻炼身体，增强体质。

十三、变应性鼻炎

（一）解剖与功能

1. 解剖

（1）鼻腔结构包括外鼻、鼻腔和鼻窦。

外鼻：由骨和软骨构成支架，外覆皮肤。外鼻的主要功能是保护鼻腔和过滤空气中的灰尘等杂质（图 3-129）。

鼻腔：由鼻中隔分为左右两部分。鼻腔内有鼻黏膜，包括嗅区黏膜和呼吸区黏膜。鼻黏膜表面有纤毛，可摆动以清除鼻腔内的分泌物和异物。

鼻窦：是鼻腔周围颅骨内的含气空腔，包括上颌窦、筛窦、额窦和蝶窦。鼻窦可调节鼻腔的温度、湿度，并对声音产生共鸣作用（图 3-130）。

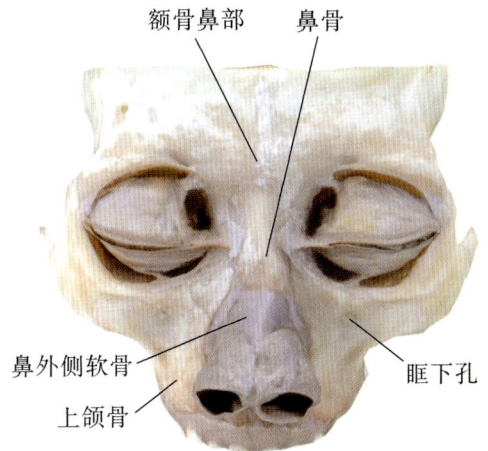

图 3-129　外鼻

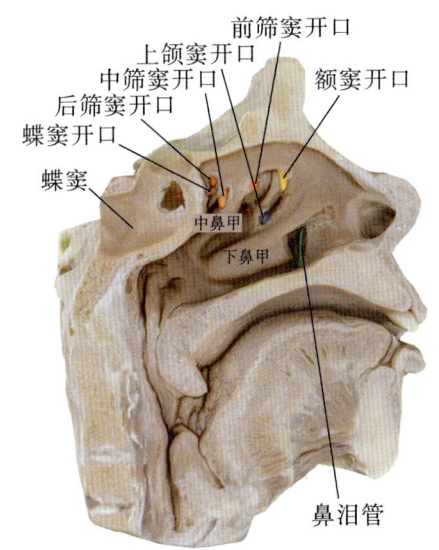

图 3-130　鼻窦

（2）鼻的神经支配：包括嗅神经、感觉神经和蝶腭神经等。

嗅神经：主要负责嗅觉功能，分布于鼻腔的嗅区黏膜（图 3-131）。

感觉神经：包括三叉神经的眼支和上颌支，分布于鼻腔的大部分区域，负责鼻腔的感觉功能，如疼痛、温度觉和触觉等。

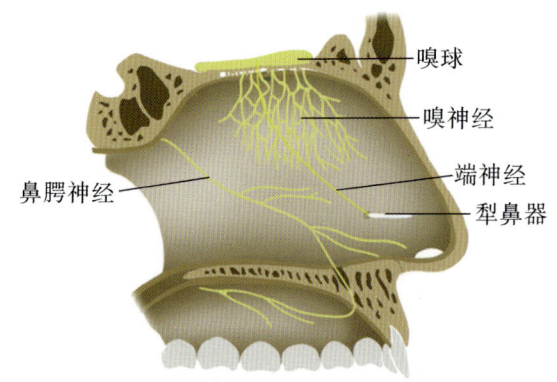

图 3-131　嗅神经

蝶腭神经：蝶腭神经节（副交感神经）发出许多分支，分布于鼻腔、鼻窦及咽等部位。它在变应性鼻炎的发病过程中起着重要作用，可调节鼻腔黏膜的血管舒缩、腺体分泌等功能（图 3-132）。当受到变应原刺激时，蝶腭神经可引起鼻腔黏膜的充血、水肿、分泌物增多等反应。

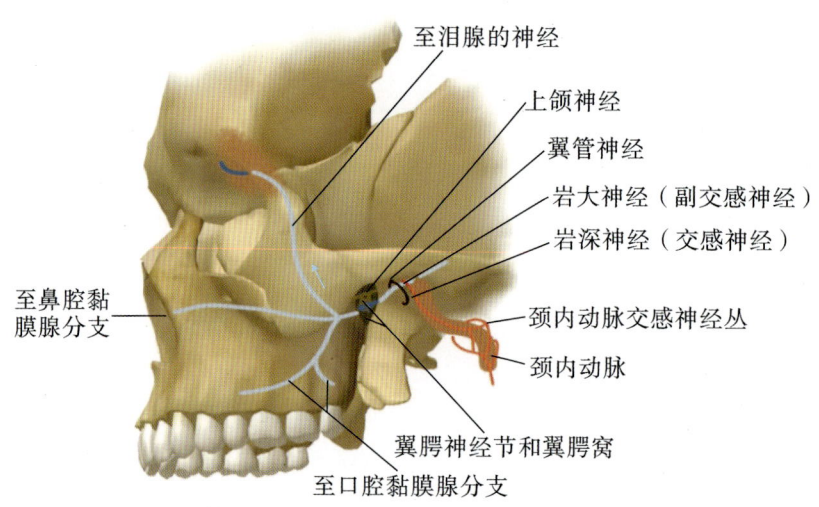

图 3-132　蝶腭神经节（翼腭神经节）

交感神经：鼻腔黏膜受交感神经支配。交感神经兴奋时，可使鼻腔黏膜血管收缩，减少腺体分泌。在变应性鼻炎患者中，由于变应原的刺激，可能导致交感神经功能相对不足，无法有效调节鼻腔黏膜的血管和腺体功能，从而出现鼻腔黏膜充血、水肿、分泌物增多等症状。

2.功能

(1)呼吸功能：鼻腔是呼吸道的起始部分，主要功能是温暖、湿润和过滤吸入的空气。鼻黏膜表面的纤毛和黏液可以阻挡空气中的灰尘、细菌和病毒等有害物质，保护下呼吸道免受感染。

(2)嗅觉功能：鼻腔的嗅区黏膜含有嗅觉感受器，能够感受空气中的气味分子，产生嗅觉。

(3)免疫功能：鼻黏膜含有丰富的免疫细胞和免疫分子，如淋巴细胞、巨噬细胞、抗体等，能够对吸入空气中的变应原等有害物质产生免疫反应，保护机体免受过敏和感染的侵害。

(4)共鸣功能：鼻窦的存在可以调节鼻腔的共鸣，使声音更加清晰和响亮。

(二)定义

变应性鼻炎又称过敏性鼻炎，是指易感个体接触变应原后，主要由免疫球蛋白E(IgE)介导，机体的免疫活性细胞和细胞因子等参与的，以发作性喷嚏、流涕和鼻塞为主要症状的鼻黏膜慢性炎症性疾病。

(三)病因

1.遗传因素　变应性鼻炎的多种表现都受到较强的遗传控制，是一种有多基因遗传倾向的疾病。

2.基因及转录因子　已发现多个基因及相关转录因子参与本病的发病过程，包括IgE相关候选基因、重要的转录因子、细胞因子及T细胞表面抗原等候选致病基因。

3.环境因素　从表观遗传学的角度也可进一步揭示环境因素对变应性鼻炎发病的影响。研究提示，近30年来生态环境的改变可通过各种遗传学机制对呼吸道黏膜免疫系统的先天免疫及获得性免疫进行调控，使得患者对变应原的易感性增加。

(四)症状

1.鼻痒　多数患者有鼻痒，有时还可伴有软腭、眼和咽部发痒。

2.阵发性喷嚏　每天常有多次阵发性喷嚏发作，每次少则三到五个，多则十几个，甚至更多。

3.水样鼻涕　擤鼻次数增多。

4.鼻塞　两侧均有鼻塞，但轻重程度不一。对花粉过敏者鼻黏膜水肿明显,鼻塞比较重,部分患者还可表现为嗅觉减退。

(五)灸疗

1. 基础穴位

迎香穴:在面部,鼻翼外缘中点旁,鼻唇沟中(图3-133)。

印堂穴:在头部,两眉毛内侧端中间的凹陷中(图3-134)。

肺俞穴:在脊柱区,第3胸椎棘突下,后正中线旁开1.5寸(图3-135)。

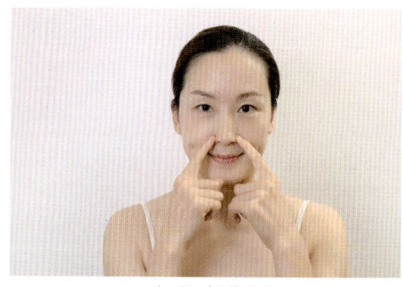 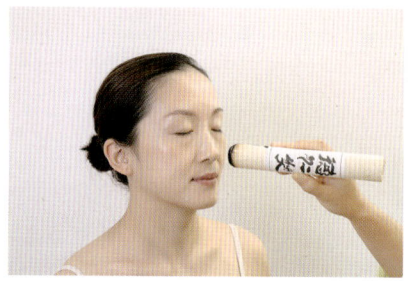

(a)定位图　　　　　　　(b)艾灸图

图3-133　迎香穴

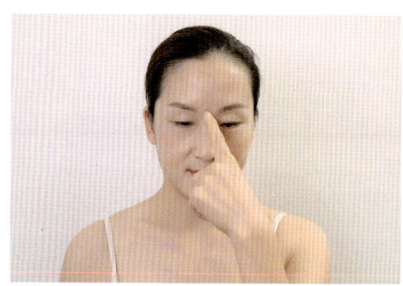 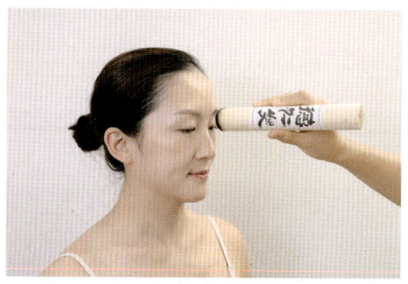

(a)定位图　　　　　　　(b)艾灸图

图3-134　印堂穴

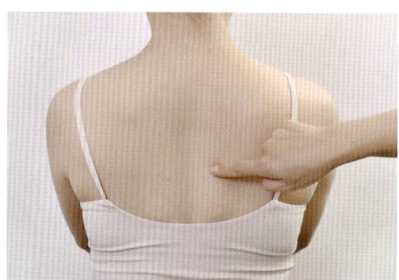 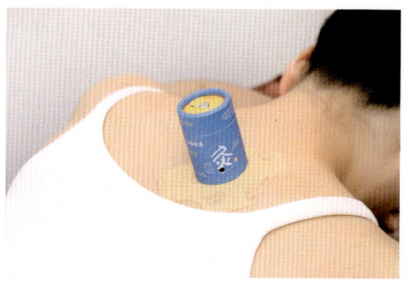

(a)定位图　　　　　　　(b)艾灸图

图3-135　肺俞穴

2.随症加穴

(1)若流清涕严重选足三里穴。

足三里穴:在小腿外侧,犊鼻下3寸,胫骨前嵴外1横指处,犊鼻与解溪连线上(图3-136)。

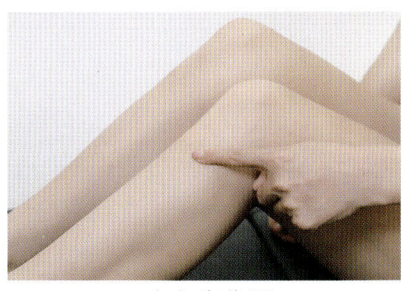

(a)定位图　　　　　　　　(b)艾灸图

图3-136　足三里穴

(2)若鼻塞严重选上星穴。

上星穴:在头部,前发际正中直上1寸(图3-137)。

(3)若鼻痒严重选风池穴。

风池穴:在颈后区,枕骨之下,胸锁乳突肌上端与斜方肌上端之间的凹陷中(图3-138)。

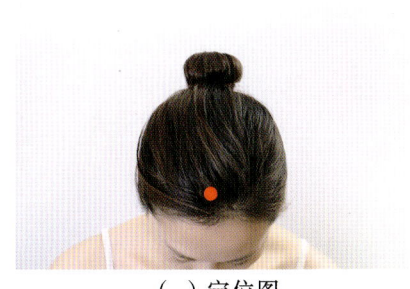
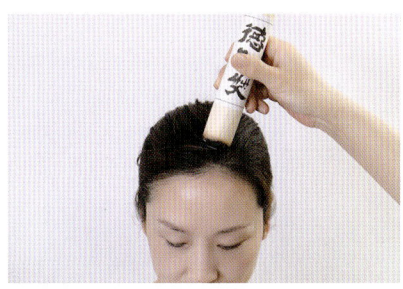

(a)定位图　　　　　　　　(b)艾灸图

图3-137　上星穴

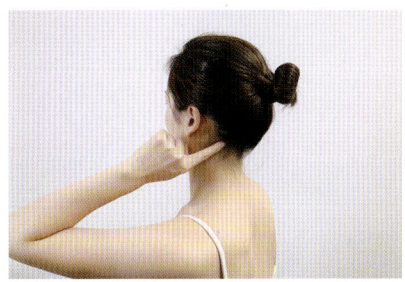
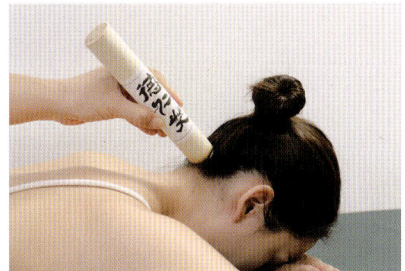

(a)定位图　　　　　　　　(b)艾灸图

图3-138　风池穴

3.灸法

(1)温和灸:点燃艾条,对准选定的穴位,距离皮肤 2~3 cm 进行熏烤,以局部有温热感而无灼痛为宜。每穴艾灸 10~15 min。

(2)隔姜灸:把生姜切成薄片,用针在姜片上扎若干小孔,放在穴位上,再将艾炷放在姜片上点燃施灸。每穴灸 3~5 壮。

(六)预防

本病无法预防,但可通过避免接触变应原减少疾病的发作。如对花粉过敏者减少出门,佩戴口罩、眼镜等;对尘螨过敏者应保持室内环境清洁、干爽,减少尘螨;对动物毛屑过敏者不养宠物;遵医嘱服药,或选用其他治疗方式。

十四、面肌痉挛

(一)解剖与功能

1.解剖　面神经是混合性脑神经,含有运动、感觉和副交感神经纤维(图 3-139)。

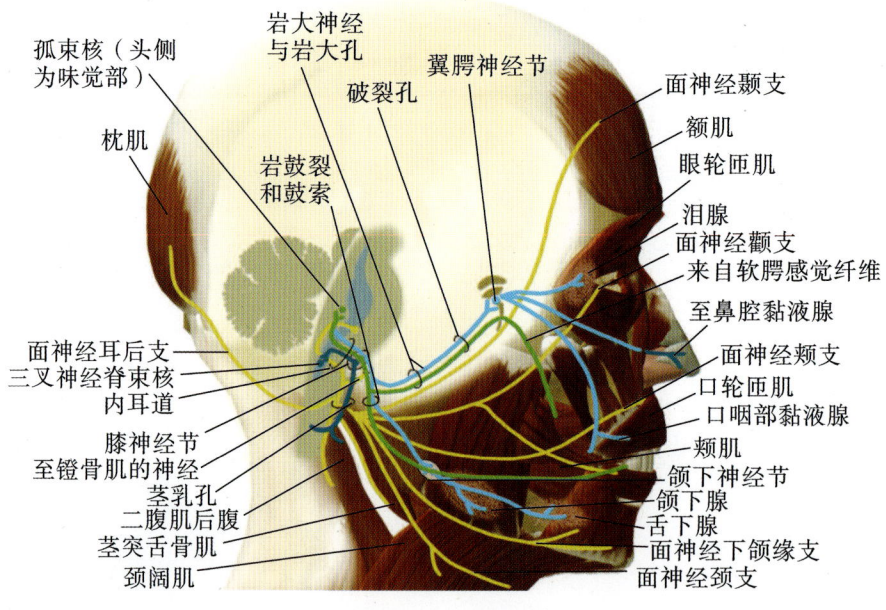

图 3-139　面神经

(1)面神经核:位于脑桥下部,发出的运动纤维支配面部表情肌、颈阔肌、镫骨肌和二腹肌后腹等。

（2）面神经管：面神经从脑桥发出后，进入内耳门，穿过内耳道底进入面神经管，先水平走行，后垂直下行，出茎乳孔。面神经管内有面神经、中间神经（含有感觉和副交感神经纤维）和迷路动脉等（图3-140）。

（3）分支：①颞支，支配额肌和眼轮匝肌等。②颧支，支配眼轮匝肌和颧肌等。③颊支，支配颊肌、口轮匝肌和其他口周围肌。④下颌缘支，支配下唇诸肌。⑤颈支，支配颈阔肌（图3-141）。

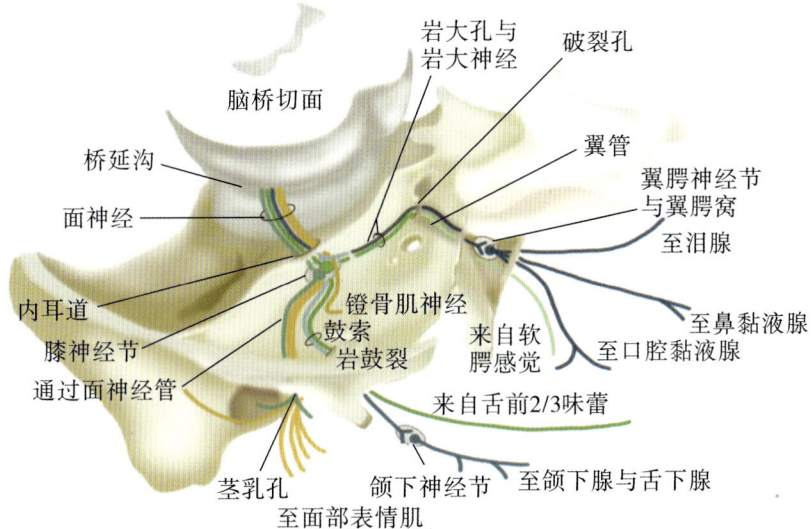

图3-140　面神经管

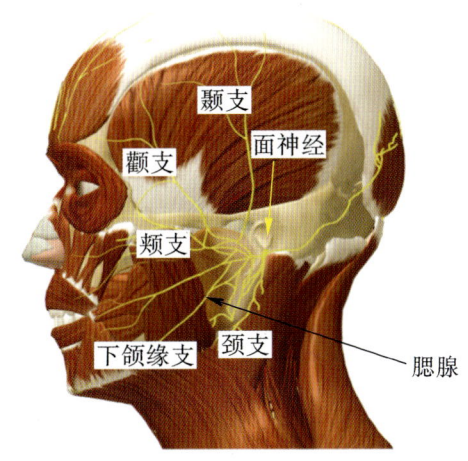

图3-141　面神经分支

2.功能

(1)运动功能:主要支配面部表情肌,可产生各种面部表情,如微笑、皱眉、闭眼等。此外,还支配镫骨肌,参与听觉反射;支配二腹肌后腹等,参与咀嚼运动。

(2)感觉功能:中间神经中的感觉纤维主要传导舌前2/3的味觉。

(3)副交感神经功能:面神经中的副交感神经纤维支配泪腺、下颌下腺和舌下腺等,调节这些腺体的分泌。

(二)定义

面肌痉挛主要以一侧面部肌肉阵发性的不自主抽搐为特点,多局限于单侧,故又称为半面痉挛,是一种临床常见的缓慢进展的周围神经疾病。在情绪激动或紧张时症状又会进一步加重,但是体格检查无其他神经系统病变。

(三)病因

1.血管压迫 主要是邻近的小脑下前动脉、小脑下后动脉、椎动脉、基底动脉或粗大静脉血管,压迫面神经根所致,这部分患者占80%~90%。

2.占位性病变 桥小脑角区的肉芽肿、肿瘤及囊肿压迫面神经也可引起面肌痉挛,这部分患者约占0.8%。

(四)症状

面肌痉挛发病初期,多表现为眼轮匝肌间歇性抽搐,即"眼角跳动"。

随病情进展,逐渐缓慢扩散至一侧面部的其他面肌(口轮匝肌和面部表情肌),甚至可累及同侧颈阔肌,其中以口角肌肉的抽搐最为明显。

严重者可引起面部疼痛,出现睁眼困难、口角歪斜以及耳内搏动样杂音。少数患者在病程晚期可伴有患侧面肌轻度瘫痪。

抽搐的程度轻重不等,短则数秒,长则十余分钟,有间歇期。发病初期,抽搐较轻,间歇期较长;随着症状加重,间歇期逐渐缩短。疲倦、情绪激动或紧张、面部自主运动(如用力闭眼、鼓腮等)时,抽搐程度会加剧,入睡后停止。

(五)灸疗

1.基础穴位

翳风穴:在颈部,耳垂后方,乳突下端前方凹陷中(图3-142)。

四白穴:在面部,眶下孔处(图3-143)。

地仓穴:在面部,口角旁开0.4寸(图3-144)。

合谷穴:在手背,第2掌骨桡侧的中点处(图3-145)。

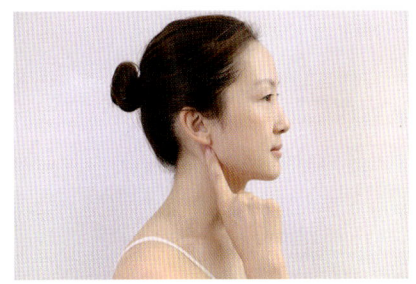 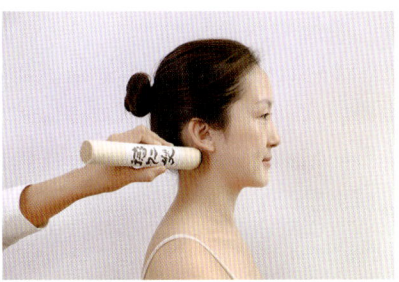

（a）定位图　　　　　　　　　（b）艾灸图

图 3-142　翳风穴

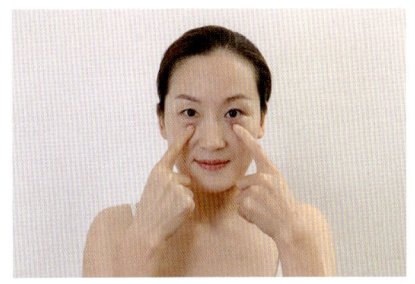 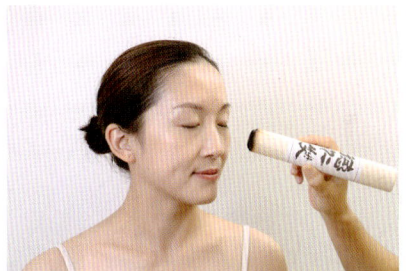

（a）定位图　　　　　　　　　（b）艾灸图

图 3-143　四白穴

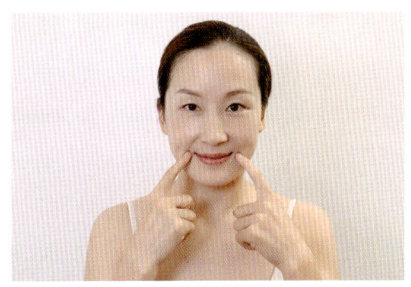 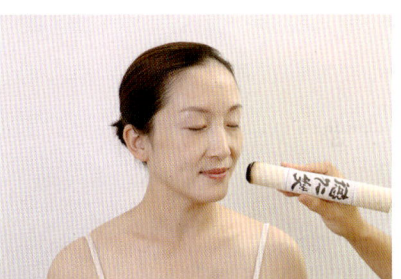

（a）定位图　　　　　　　　　（b）艾灸图

图 3-144　地仓穴

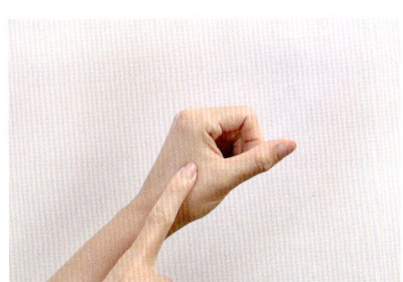 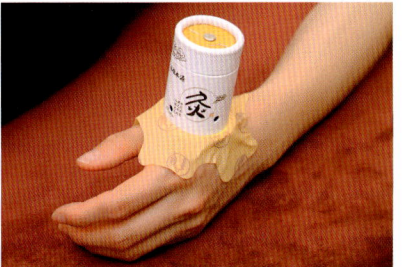

（a）定位图　　　　　　　　　（b）艾灸图

图 3-145　合谷穴

2. 随症加穴

（1）若眼周肌肉痉挛选以下穴位。

攒竹穴：在面部，眉头凹陷中，额切迹处（图3-146）。

阳白穴：在头部，眉上1寸，瞳孔直上（图3-147）。

（2）若口角肌肉痉挛选以下穴位。

承浆穴：在面部，颏唇沟的正中凹陷处（图3-148）。

水沟穴：在面部，人中沟的上1/3与中1/3交点处（图3-149）。

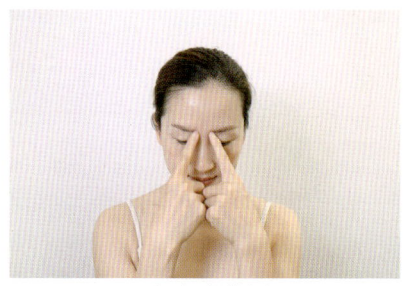 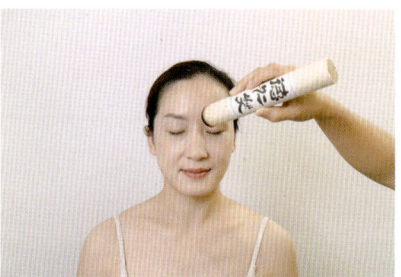

（a）定位图　　　　　　　　（b）艾灸图

图3-146　攒竹穴

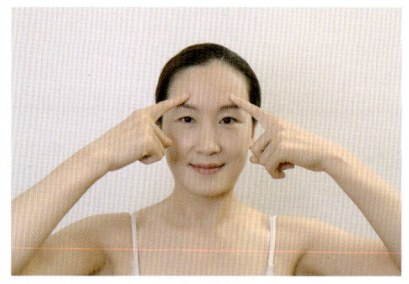 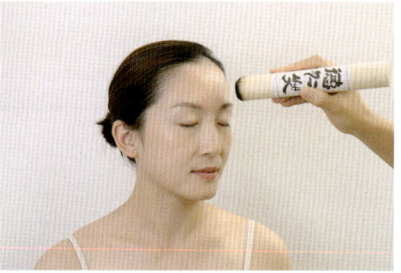

（a）定位图　　　　　　　　（b）艾灸图

图3-147　阳白穴

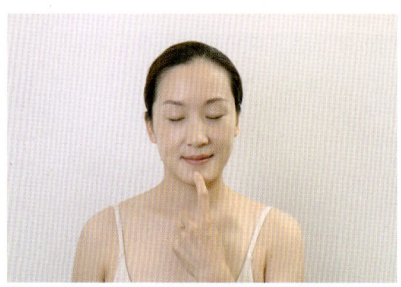 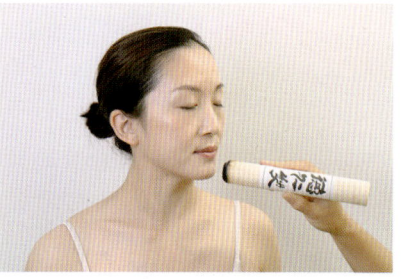

（a）定位图　　　　　　　　（b）艾灸图

图3-148　承浆穴

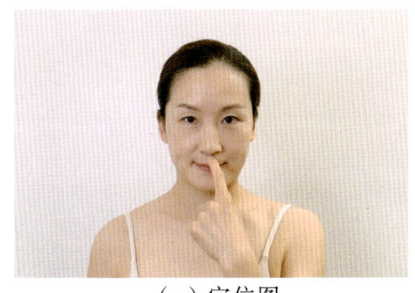 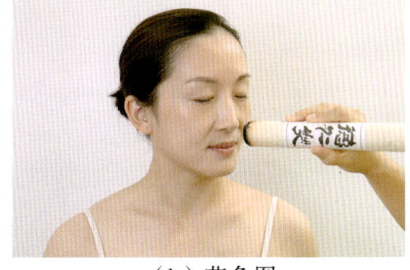

（a）定位图　　　　　　　　（b）艾灸图

图 3-149　水沟穴

3. 灸法

（1）温和灸：点燃艾条，对准选定的穴位，距离皮肤 2～3 cm 进行熏烤，以局部有温热感而无灼痛为宜。每穴艾灸 10～15 min。

（2）隔姜灸：把生姜切成薄片，用针在姜片上扎若干小孔，放在穴位上，再将艾炷放在姜片上点燃施灸。每穴灸 3～5 壮。

（六）预防

1. 注意保暖　做好面部防寒。
2. 清淡饮食　少食辛辣刺激的食物，减少烟酒摄入。
3. 注意锻炼　选择合适的运动方式，适当运动，增强免疫力。
4. 放松心情　保持精神愉快，避免身体过度劳累。

十五、面神经麻痹

（一）解剖与功能

1. 解剖　面神经是混合性脑神经，含有运动、感觉和副交感神经纤维。

（1）面神经核：位于脑桥下部，发出的运动纤维支配面部表情肌、颈阔肌、镫骨肌和二腹肌后腹等。

（2）面神经管：面神经从脑桥发出后，进入内耳门，穿过内耳道底进入面神经管，先水平走行，后垂直下行，出茎乳孔。面神经管内有面神经、中间神经（含有感觉和副交感神经纤维）和迷路动脉等。

（3）分支：①颞支，支配额肌和眼轮匝肌等。②颧支，支配眼轮匝肌和颧肌等。③颊支，支配颊肌、口轮匝肌和其他口周围肌。④下颌缘支，支配下唇诸肌。⑤颈支，支配颈阔肌。

2. 功能

（1）运动功能：主要支配面部表情肌，可产生各种面部表情，如微笑、皱眉、闭眼等。此外，还支配镫骨肌，参与听觉反射；支配二腹肌后腹等，参与咀嚼运动。

（2）感觉功能：中间神经中的感觉纤维主要传导舌前 2/3 的味觉。

（3）副交感神经功能：面神经中的副交感神经纤维支配泪腺、下颌下腺和舌下腺等，调节这些腺体的分泌。

（二）定义

面神经麻痹是一种常见的疾病，也称为面瘫，是面神经受损导致面肌瘫痪的一种神经缺损症状。面神经从颅内中枢发出，最后分布在面部，支配面肌运动。面神经通路较长，其中任何一处的面神经运动神经元受损，均可导致面神经麻痹。

（三）病因

1. 感染　亨特综合征、莱姆病、脑炎（真菌、细菌、病毒）、中耳炎、乳突炎、迷路炎、腮腺炎等。

2. 卒中　脑梗死、脑出血等。

3. 炎症免疫　特发性面神经麻痹、吉兰-巴雷综合征、多发性硬化等。

4. 肿瘤　脑干肿瘤、面神经鞘瘤、听神经瘤、脑膜瘤、桥小脑角肿瘤等。

5. 外伤　颞骨骨折、面部外伤、医源性损伤、新生儿产伤等。

6. 其他　糖尿病性神经病变。

（四）症状

1. 中枢性面神经麻痹　病灶对侧下部面肌瘫痪。表现为鼻唇沟变浅、口角歪斜、讲话漏风等，但额纹存在，皱眉、闭眼等动作无异常；病灶对侧的面部随意动作丧失，但仍有哭、笑等表情。

2. 周围性面神经麻痹　病灶同侧上部及下部面肌瘫痪。表现为眼裂变大、鼻唇沟变浅、口角歪斜、讲话漏风、流涎，不能顺利完成皱眉、闭眼、吹口哨等动作，丧失同侧面部表情。

少数患者可出现口唇与颊部的不适感。最常见的特发性面神经麻痹患者，在用力闭眼时，眼球向外上方转动，露出白色巩膜，称为贝尔现象。

（五）灸疗

1. 基础穴位

阳白穴：在头部，眉上 1 寸，瞳孔直上（图 3-150）。

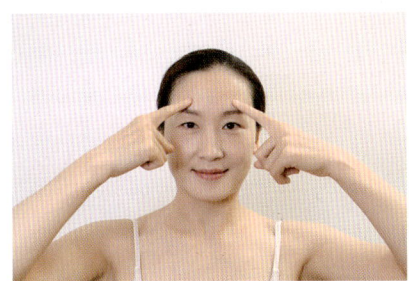 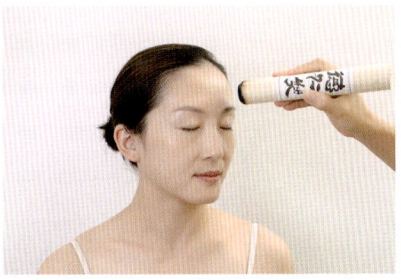

(a)定位图　　　　　　　　(b)艾灸图

图 3-150　阳白穴

四白穴：在面部，眶下孔处（图 3-151）。

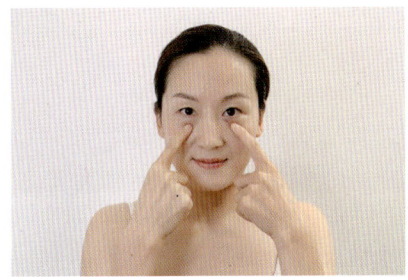 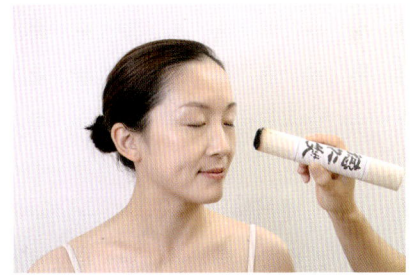

(a)定位图　　　　　　　　(b)艾灸图

图 3-151　四白穴

地仓穴：在面部，口角旁开 0.4 寸（图 3-152）。

颊车穴：在面部，下颌角前上方一横指（中指），咀嚼时咬肌隆起，按之凹陷处（图 3-153）。

合谷穴：在手背，第 2 掌骨桡侧的中点处（图 3-154）。

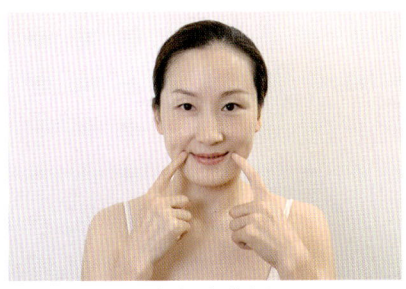 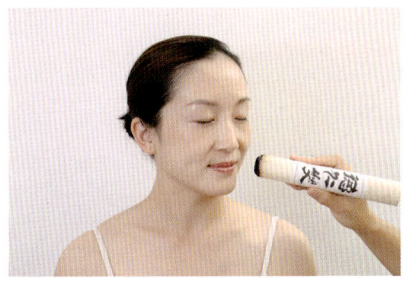

(a)定位图　　　　　　　　(b)艾灸图

图 3-152　地仓穴

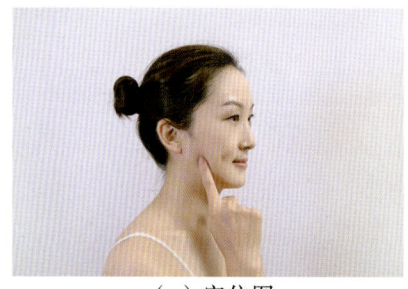 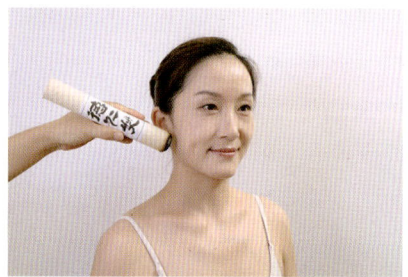

(a)定位图　　　　　　　　(b)艾灸图

图 3-153　颊车穴

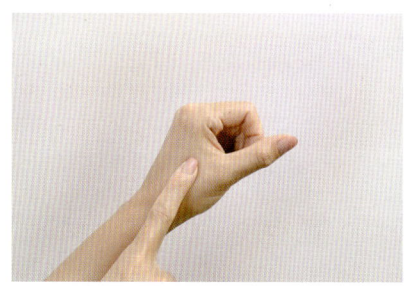 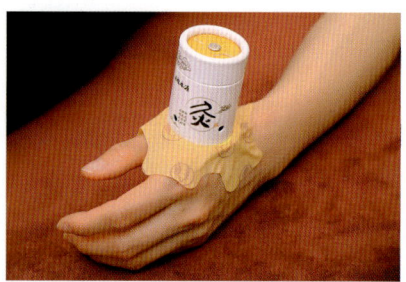

(a)定位图　　　　　　　　(b)艾灸图

图 3-154　合谷穴

2.随症加穴

(1)若眼睑闭合不全选以下穴位。

攒竹穴:在面部,眉头凹陷中,额切迹处(图 3-155)。

丝竹空穴:在面部,眉梢凹陷处(图 3-156)。

(2)若口角歪斜选以下穴位。

承浆穴:在面部,颏唇沟的正中凹陷处(图 3-157)。

水沟穴:在面部,人中沟的上 1/3 与中 1/3 交点处(图 3-158)。

(3)若耳后疼痛选翳风穴。

翳风穴:在颈部,耳垂后方,乳突下端前方凹陷中(图 3-159)。

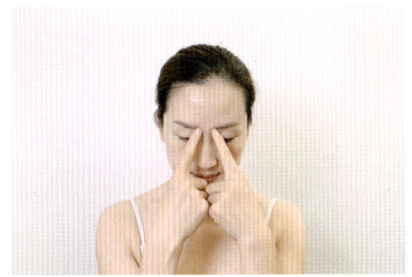 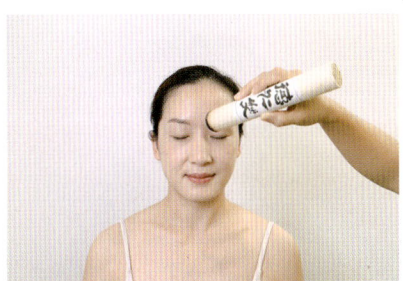

(a) 定位图　　　　　　　　(b) 艾灸图

图 3-155　攒竹穴

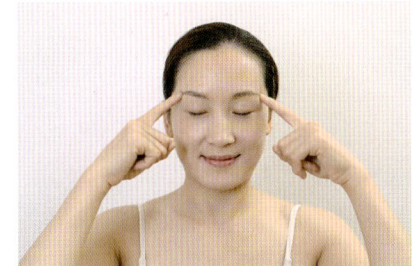 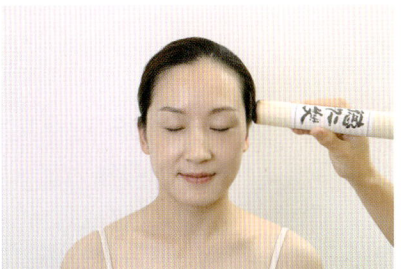

(a) 定位图　　　　　　　　(b) 艾灸图

图 3-156　丝竹空穴

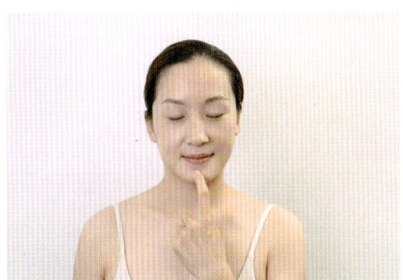 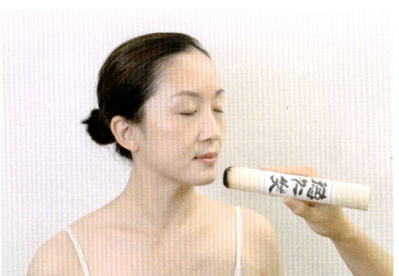

(a) 定位图　　　　　　　　(b) 艾灸图

图 3-157　承浆穴

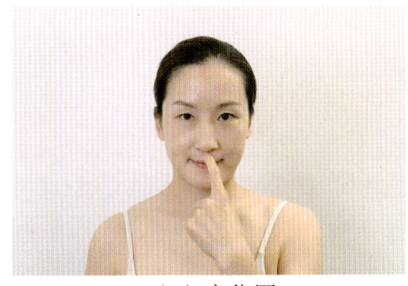 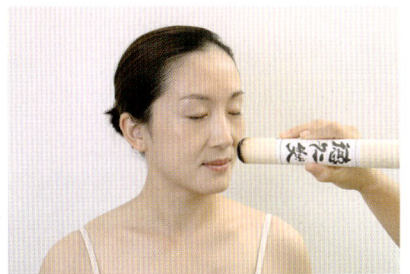

(a) 定位图　　　　　　　　(b) 艾灸图

图 3-158　水沟穴

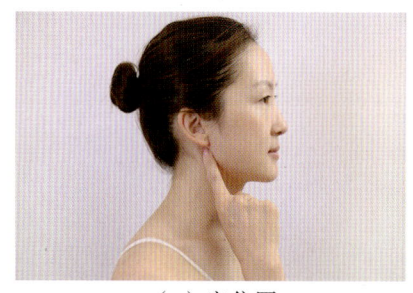 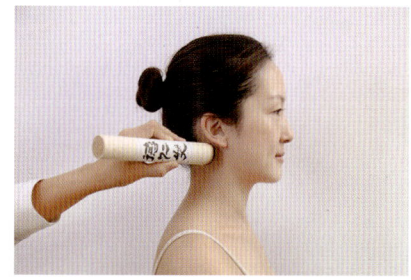

（a）定位图　　　　　　（b）艾灸图

图3-159　翳风穴

3.灸法

（1）温和灸：点燃艾条，对准选定的穴位，距离皮肤2~3 cm进行熏烤，以局部有温热感而无灼痛为宜。每穴艾灸10~15 min。

（2）隔姜灸：把生姜切成薄片，用针在姜片上扎若干小孔，放在穴位上，再将艾炷放在姜片上点燃施灸。每穴灸3~5壮。

（六）预防

1.避免受刺激　应注意避免面部长期接受冷风刺激。保持开心愉悦的心态，生活作息规律，多进行体育锻炼，加强自身免疫力，学会自我保健，调理自身状态。

2.病因预防　对其他引起面神经麻痹的疾病，可以进行针对性的病因预防：①保持良好的生活方式，控制体重；②低盐低脂饮食，戒烟戒酒；③高血压患者坚持控制高血压，防止血压波动过大；④糖尿病患者严格控制血糖，预防糖尿病性神经病变。

十六、肋间神经痛

（一）解剖与功能

1.解剖　肋间神经是胸神经的前支，共12对。从胸段脊髓发出后，经肋骨下缘的肋间神经沟前行，在肋骨角处发出外侧皮支，分布于胸腹壁的皮肤和肌肉。肋间神经主要走行在肋间内、外肌之间，其分支包括外侧皮支、前皮支等。每一对肋间神经支配相应的肋间肌以及胸腹壁的皮肤感觉（图3-160）。

第三章 神经疼痛症

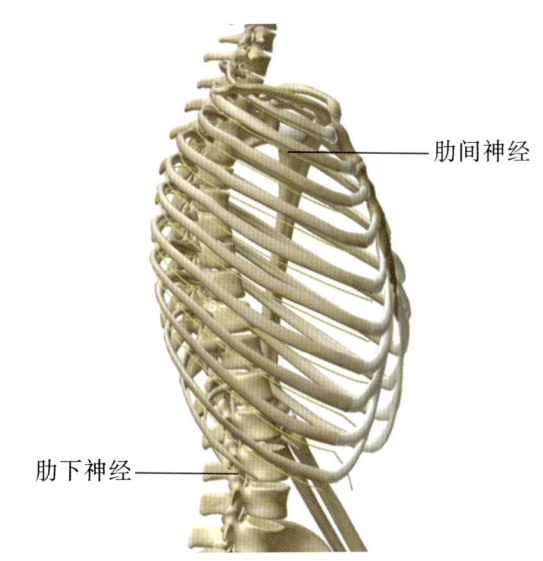

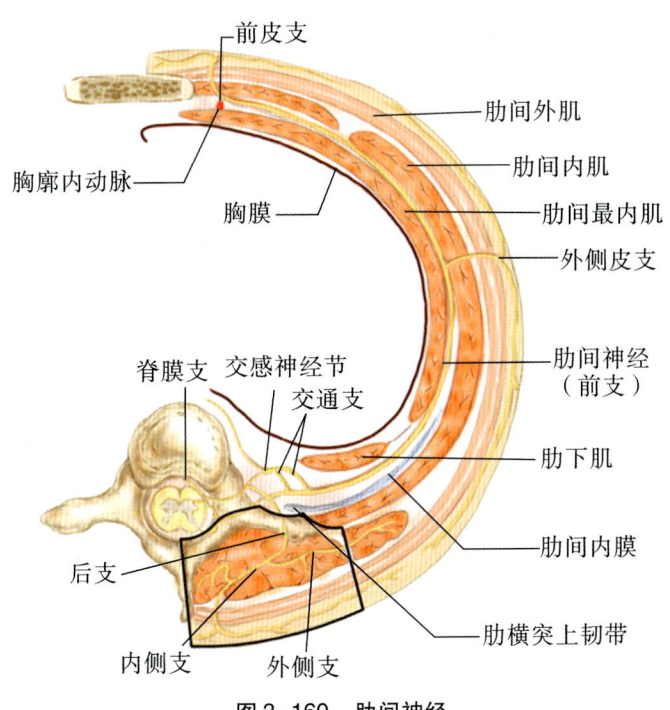

图 3-160 肋间神经

2. 功能

（1）感觉功能：主要负责胸腹壁特定区域的感觉，包括痛觉、温度觉、触觉等。当受到刺激时，能将感觉信息传递到中枢神经系统，让人体感知到疼痛等异常感觉。

（2）运动功能：肋间神经通过支配肋间肌参与呼吸运动。肋间外肌收缩时可提肋助吸气，肋间内肌收缩时可降肋助呼气。虽然肋间神经不是直接控制呼吸运动的主要神经，但对呼吸的正常进行起到一定的辅助作用。

（二）定义

肋间神经痛是指肋间神经由于不同原因的损害，而产生的一个或多个肋间神经支配区的疼痛症状，表现为阵发性或持续性疼痛，多在胸部或腹部呈条带状分布。

（三）病因

1. 胸椎病变　胸椎侧弯畸形、胸椎椎间盘突出、胸椎骨质增生、老年性脊柱关节炎、类风湿关节炎、强直性脊柱炎、胸椎结核、胸肋关节错位等。

2. 感染或非感染炎症　感染性胸神经根炎、胸段脊膜炎、带状疱疹病毒感染等。

3. 外伤　胸椎损伤、肋骨骨折、胸部手术后继发顽固性胸痛。

4. 胸部软组织损伤压迫刺激　肋间部软组织的纤维织炎、神经周围瘢痕压迫、肿瘤压迫刺激等。

5. 末梢神经炎　肾炎、糖尿病、中毒性末梢神经损害所致的末梢神经炎。

6. 物理或化学性损害　乙醇中毒，对神经有害性药物如氯丙嗪、青霉素等直接注射到神经上，意外触电和放射性损伤（X线、镭、钴照射）等。

（四）症状

肋间神经痛发病时，可见疼痛由后向前，沿相应的肋间隙放射呈半环形，疼痛呈刺痛或烧灼样痛。咳嗽、深呼吸或打喷嚏时疼痛加重，疼痛多发于一侧的某支肋间神经。

（五）灸疗

1. 基础穴位

支沟穴：在前臂后区，腕背侧远端横纹上3寸，尺骨与桡骨间隙中点（图3-161）。

阳陵泉穴：在小腿外侧，腓骨头前下方凹陷中（图3-162）。

太冲穴:在足背,第1、2跖骨间,跖骨底结合部前方凹陷中(图3-163)。
丘墟穴:在踝区,外踝的前下方,趾长伸肌腱的外侧凹陷中(图3-164)。
悬钟穴:在小腿外侧,外踝尖上3寸,腓骨前缘(图3-165)。

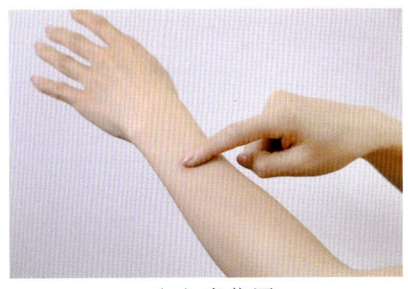

(a)定位图　　　　　　　　(b)艾灸图

图3-161　支沟穴

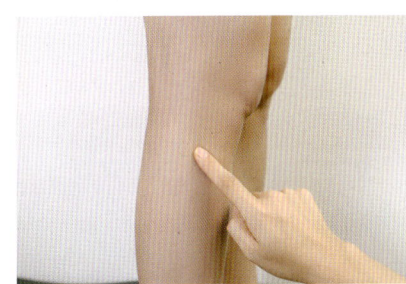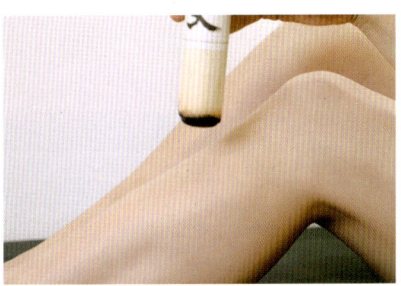

(a)定位图　　　　　　　　(b)艾灸图

图3-162　阳陵泉穴

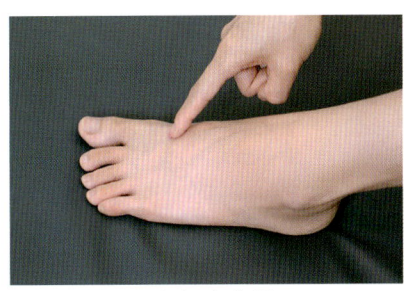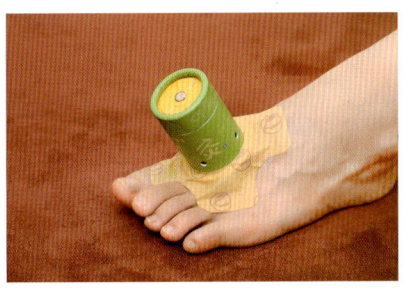

(a)定位图　　　　　　　　(b)艾灸图

图3-163　太冲穴

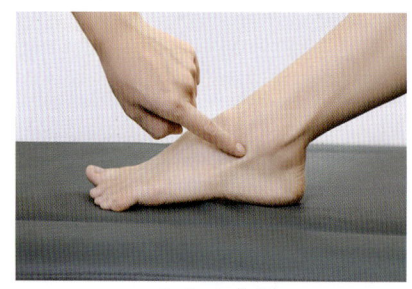 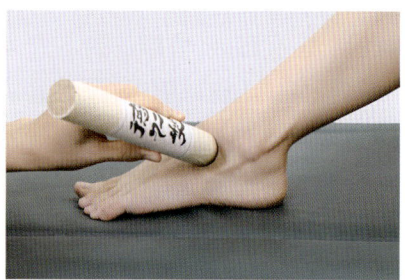

（a）定位图　　　　　　　　　（b）艾灸图

图 3-164　丘墟穴

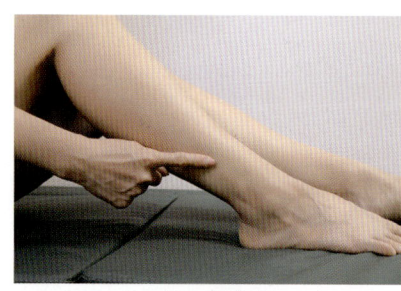 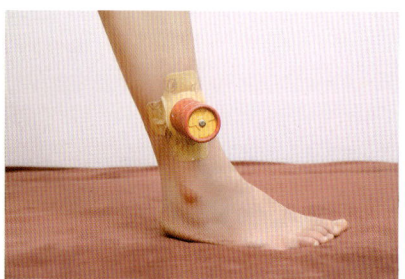

（a）定位图　　　　　　　　　（b）艾灸图

图 3-165　悬钟穴

2. 随症加穴

(1) 若疼痛沿肋间走行选以下穴位。

相应的夹脊穴（根据疼痛部位选择相应节段的夹脊穴）(图3-166)。

(2) 若疼痛伴有胸闷选内关穴。

内关穴：在前臂前区，腕掌侧远端横纹上2寸，掌长肌腱与桡侧腕屈肌腱之间（图3-167）。

(3) 若疼痛伴有口苦选行间穴。

行间穴：在足背，当第1、2趾间，趾蹼缘的后方赤白肉际处（图3-168）。

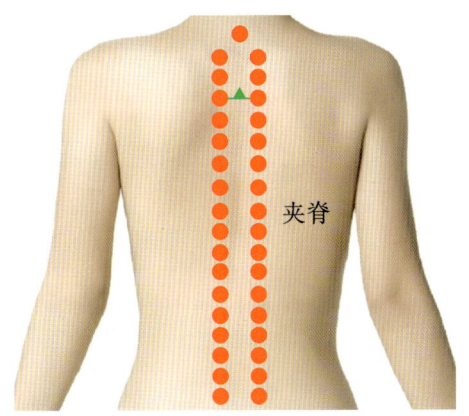

图 3-166　夹脊穴

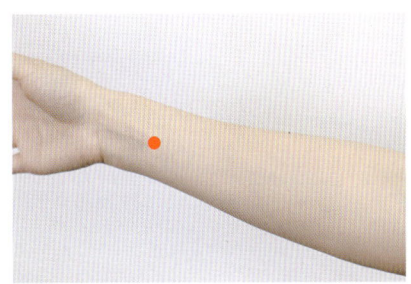

（a）定位图

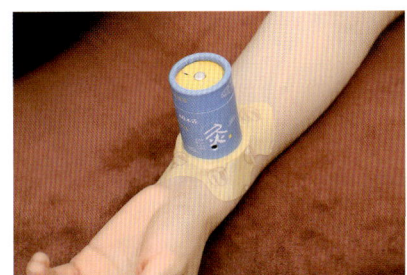

（b）艾灸图

图 3-167　内关穴

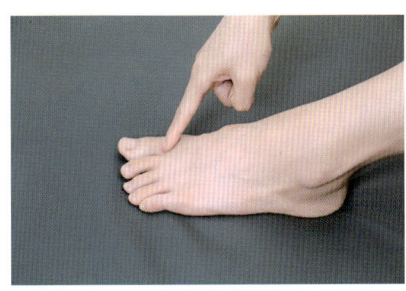

（a）定位图

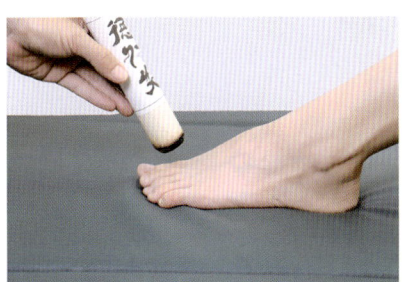

（b）艾灸图

图 3-168　行间穴

3. 灸法

（1）温和灸：点燃艾条，对准选定的穴位，距离皮肤 2~3 cm 进行熏烤，以局部有温热感而无灼痛为宜。每穴艾灸 10~15 min。

（2）隔姜灸：把生姜切成薄片，用针在姜片上扎若干小孔，放在穴位上，再将艾炷放在姜片上点燃施灸。每穴灸3~5壮。

（六）预防

主要措施为预防原发病。若已出现肋间神经痛，应及早就医治疗，以免演变成慢性神经病理性疼痛。

参考文献

[1] 张杰,徐国成.中医学[M].北京:高等教育出版社,2018.
[2] 郭长青,陶晓雁,杨淑娟.图解艾灸疗法[M].北京:中国医药科技出版社,2012.
[3] 张奇文.中国灸法[M].北京:中国中医药出版社,2016.
[4] 李茹.图解艾灸小常识[M].成都:四川科学技术出版社,2023.
[5] 刘乃刚.经络穴位标准图册[M].南京:江苏凤凰科学技术出版社,2021.
[6] 徐高磊.周围神经卡压与解剖学分析[M].郑州:郑州大学出版社,2019.
[7] FELTEN D L,JOZEFOWICZ R F.奈特人体神经解剖彩色图谱[M].崔益群,主译.北京:人民卫生出版社,2006.
[8] JOHN GIBBONS.神经系统功能解剖:物理治疗师实用指南[M].朱毅,苏彬,陈斌,主译.北京:北京科学技术出版社,2022.
[9] 崔慧先,李瑞锡.局部解剖学[M].9版.北京:人民卫生出版社,2018.
[10] 胡理.疼痛认知神经科学[M].北京:科学出版社,2021.
[11] 杨俏田,冯玉春,孟学仁.中医疼痛治疗学[M].太原:山西科学技术出版社,1999.